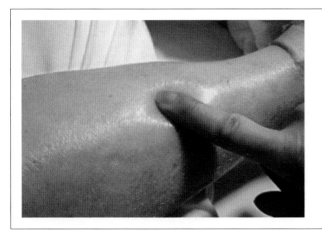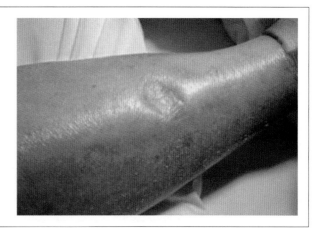

図 2.16　症例 1
[岸本憲明（写真提供：綾織誠人），臨床栄養，**125**，245（2014）]

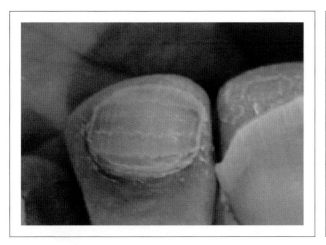

図 2.17　症例 2
[宮澤　靖，臨床栄養，**125**，688（2014）]

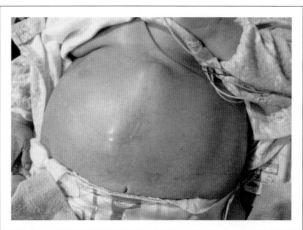

図 2.18　症例 3
[増井良則，足立洋希，栁内秀勝，臨床栄養，**126**，525（2015）]

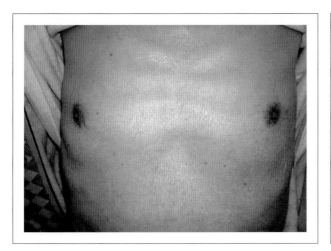

図 2.19　症例 3
[森脇久隆，白木　亮，臨床栄養，**110**，798（2007）]

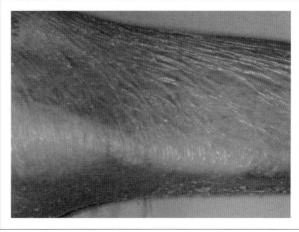

図 2.20　症例 4
[宮澤　靖，臨床栄養，**125**，688（2014）]

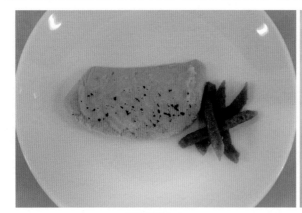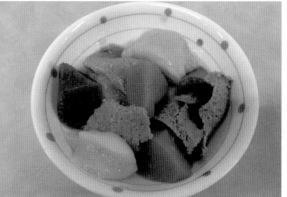

鮭の西京焼き 　　　　　　　　　　　肉じゃが

図 2.23　なめらか食

A. 常食

朝 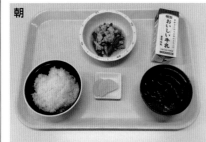　昼 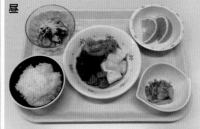　夕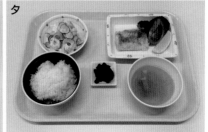

B. 全粥食

朝 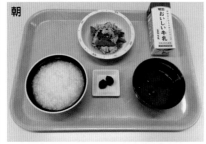　昼 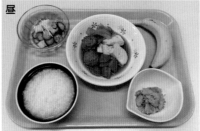　夕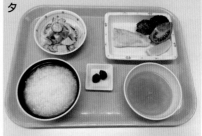

C. 5分粥食

朝 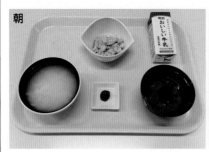　昼 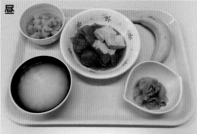　夕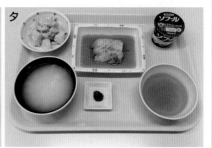

図 3.2　常食，全粥食，5分粥食

[調理者：内田かおり（元名古屋学芸大学管理栄養学部管理栄養学科　助手）]

栄養科学シリーズ
NEXT
Nutrition, Exercise, Rest

臨床栄養学実習

塚原丘美・木戸慎介／編

第3版

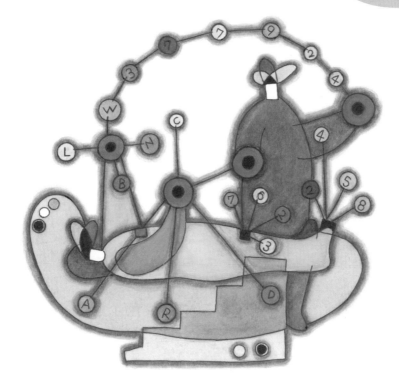

講談社

シリーズ総編集

木戸　康博　京都府立大学　名誉教授
宮本　賢一　龍谷大学農学部食品栄養学科　教授

実験・実習編担当委員

岡崎　　眞　畿央大学健康科学研究所　客員研究員
片井加奈子　同志社女子大学生活科学部食物栄養科学科　教授
加藤　秀夫　県立広島大学　名誉教授
桑波田雅士　京都府立大学大学院生命環境科学研究科　教授

執筆者一覧

新井　英一　静岡県立大学食品栄養科学部栄養生命科学科　教授（2.7）
市　　育代　お茶の水女子大学基幹研究院自然科学系　准教授（3.3）
大西　律子　中部大学応用生物学部食品栄養科学科　講師（3.4）
岡垣　雅美　京都府立医科大学附属病院医療技術部栄養課　栄養士長（3.7）
栢下　　淳　県立広島大学地域創生学部地域創生学科　教授（2.8）
北島　幸枝　東京医療保健大学医療保健学部医療栄養学科　准教授（3.16）
木戸　慎介＊　近畿大学農学部食品栄養学科　准教授（3.12）
熊谷　琴美　愛知学院大学健康科学部健康栄養学科　講師（3.19）
甲田　道子　中部大学応用生物学部食品栄養科学科　准教授（3.18）
小島真由美　修文大学健康栄養学部管理栄養学科　講師（3.17）
小林ゆき子　京都府立大学大学院生命環境科学研究科　講師（2.9）
多賀　昌樹　和洋女子大学家政学部健康栄養学科　准教授（3.15）
立花　詠子　名古屋学芸大学管理栄養学部管理栄養学科　准教授（2.2, 2.3, 2.5）
辰巳佐和子　滋賀県立大学人間文化学部生活栄養学科　教授（2.4）
塚原　丘美＊　名古屋学芸大学管理栄養学部管理栄養学科　教授（1.1, 1.2A, 2.1, 3.1, 3.11）
徳永佐枝子　東海学園大学健康栄養学部管理栄養学科　教授（3.14）
中東　真紀　認定栄養ケア・ステーション鈴鹿　代表（3.8）
西村佳代子　岐阜大学医学部附属病院栄養管理室　室長（3.9）
花本美奈子　認定栄養ケア・ステーション LINK　代表（3.5）
林　明日香　愛知学泉大学家政学部管理栄養学科　教授（3.13）
東山　幸恵　愛知淑徳大学健康医療科学部健康栄養学科　教授（2.6）
平山　雄大　金沢学院短期大学食物栄養学科　講師（3.6）
弘津　公子　山口県立大学看護栄養学部栄養学科　教授（1.2BC）
村上　泰子　福山大学生命工学部生命栄養科学科　准教授（3.10）
山本　浩範　仁愛大学人間生活学部健康栄養学科　教授（3.2）

（五十音順，＊印は編者，かっこ内は担当節・項）

第3版　まえがき

　2002 年の栄養士法改正により管理栄養士・栄養士養成では，臨床分野が重視されるようになり，疾病に対する食事療法を理解することだけでなく，総合的な傷病者の栄養管理として大きく捉えられることが必要になった．これを受けて，本シリーズでは『臨床栄養学』とは別に『臨床栄養管理学（総論）（各論）』を刊行し，これに準じた実習書として 2010 年に『臨床栄養管理学実習』を発刊した．2015 年，日本栄養改善学会より「管理栄養士養成課程におけるモデルコアカリキュラム 2015」が発信され，この変更に応じて，本シリーズは臨床栄養学を 1 冊にまとめた『新・臨床栄養学』を 2017 年に刊行し，これに準じた実習書として，『臨床栄養管理学実習』の改題・改訂版である『臨床栄養学実習 第 2 版』を作成した．臨床栄養学の講義用教科書と重複するような内容は記載していない．このたび本書を『第 3 版』として改訂したが，『新・臨床栄養学 第 2 版』も同時に実習時に教科書として利用していただきたい．

　臨床栄養学実習は，講義の内容を身を持って体験するだけでなく，栄養管理の考え方やテクニックを習得するような，より実践的な内容でなければならない．入院患者の栄養管理は，患者の栄養評価に始まり，栄養管理計画作成，献立作成，調理，配膳，さらに栄養食事指導まで多岐にわたる．しかし，さまざまな症例の栄養管理計画を作成するためには，これらの栄養管理プロセスの流れを理解し実践できることが必須である．このような栄養管理プロセスの一連の流れを十分に理解できるように，2 章（総論）ではその流れのどの部分を実習しているのか，3 章（各論）では栄養評価から献立作成までのこの流れを重視して，それぞれレポートを作成していただきたい．

　一方，傷病者に対する栄養管理計画を作成するためには，病態を理解して適切な栄養管理を見つけ出すために「人体の構造と機能及び疾病の成り立ち」が理解されていなければならない．また，その栄養投与を行うためには「食品（加工）学」や「調理学」の知識だけでなく「給食管理」や「日本食品標準成分表」の知識も必要になってくる．さらに特別なステージにあれば「応用栄養学」の知識も必要になってくる．このように，栄養管理計画はこれまでに学習したことの多くを活かして作成しなければならない．これは学生自身が，考え，結論を導き出す訓練を行う良い機会である．そこで，実習の多くに最終的な結論は記載せず，グループ討議を多く取り入れた．学生同士が相談しながら結論を出し，発表し，活発にディスカッションしていただきたい．このような問題解決能力やプレゼンテーション能力はこれからの管理栄養士に切望される能力である．

　最後に，本書刊行にあたり多大な尽力をいただいた（株）講談社サイエンティフィク神尾朋美氏に深く感謝申し上げる．

　2023 年 1 月

編者　塚原　丘美
　　　木戸　慎介

https://www.kspub.co.jp/ よりワークシートをダウンロードいただけます．

栄養科学シリーズ NEXT
【実験・実習編】の新期刊行にあたって

　「栄養科学シリーズ NEXT」は，"栄養 Nutrition・運動 Exercise・休養 Rest"を柱に，平成 10 年から刊行を開始したテキストシリーズです．平成 14 年度からはじまった現在のカリキュラムや教員配置により，管理栄養士養成教育はたいへん改善されました．また，平成 21 年には，特定非営利活動法人日本栄養改善学会により，管理栄養士が備えるべき能力に関して「管理栄養士養成課程におけるモデルコアカリキュラム」が策定されました．本シリーズではこれにも準拠するべく改訂を重ねています．

　この度，NEXT 草創期のシリーズ総編集である中坊幸弘先生，山本茂先生の意思を引き継いだ新体制により，時代のニーズと栄養学の本質を礎にして，「栄養科学シリーズ NEXT」の一つとして「実験・実習編」を引き続き刊行していくこととなりました．管理栄養士の業務は，「栄養の指導」です．「栄養の指導」は，「食事管理」と「栄養管理」に大別できます．管理栄養士の養成では，「食事管理」に加え「栄養管理」に重点を置いた教育がなされ，その上で，管理栄養士の国家試験受験資格が得られるしくみになっています．

　「実験・実習編」では，養成施設での基礎実験・実習を充実させるとともに，養成施設で学ぶ技術と現場で利用する技術の乖離を埋める内容に心がけ，現場で役に立つ内容としました．また，管理栄養士教育の目標を達成するための内容を盛り込み，他の専門家と協同してあらゆる場面で健康を担う食生活・栄養の専門職の養成を目指すことに心がけました．

　本書で学ばれた学生たちが，新しい時代を担う管理栄養士として活躍されることを願っています．

シリーズ総編集　木戸　康博

宮本　賢一

3.　各論：各疾患ごとの栄養管理.......................... 61

1. 臨床栄養管理に 必要な技能

1.1 管理栄養士として必要な技能

A. 基本的な技能

　臨床分野の管理栄養士は医療チームの一員であり，管理栄養士でなければならない高い専門性が求められる．つまり，患者に対する栄養評価，栄養管理計画，栄養食事指導などの栄養管理プロセスは，他の医療スタッフにはできない管理栄養士の専門性を活かしたものでなければならない．この時に必要な管理栄養士の専門的知識と技能には次の4項目が挙げられる．

①栄養素の生理・生化学機能，消化・吸収および体内代謝に関する知識

②食物や食品の物性，加工技術および調理に関する知識と技能

③食物摂取の内容からみた栄養素摂取量および栄養状態の評価

④大量調理における給食管理および衛生管理に関する知識と技能

　さらにこの基本的な能力に加えて，それぞれの職域ごとに特別な能力が必要である．管理栄養士の職場は行政，病院，福祉施設，集団健康管理団体，学校，事業所，研究教育機関などさまざまである．同じ臨床分野であっても，1.2節に述べる病院や施設の種類によって必要な技能は異なる．

　これらの管理栄養士としての専門的能力を遺憾なく発揮するためには，さらに企画（プランニング）力，コミュニケーション力およびプレゼンテーション力の3本柱が必要になる．管理栄養士のどんな職域であっても，個有の専門性とこの3本柱が備われば質の高い業務が可能となる．

B. 求められる技能

a. 企画（プランニング）力・企画調整力

　管理栄養士が行う栄養食事指導（栄養教育）や保健指導とは，対象者自身が治療に取り組むことができるように，対象者の食生活の計画を立てることである．すなわち，管理栄養士にはこのプランニング力が必要である．その対象者は小児から高齢者までさまざまなライフステージにあり，また，計画は年単位の長期間にわたることもある．

さらに計画内容はもちろん一律ではなく，対象者の状態，性格，取り巻く環境などあらゆることを考慮したものでなければならない．そのために，食事・栄養だけでなく社会に対する幅広い知識や想像力が求められ，これにはさまざまな経験が必要である．経験が少ない若年の管理栄養士や臨地実習に向かう学生は，学習し訓練を積む必要がある．

また，管理栄養士は地域住民，児童・生徒，高齢者，傷病者などさまざまな状態の対象者に対して，料理教室や健康教室などの集団教室（イベント）などを企画する．そのためには企画テーマや内容などの新しいアイデアを生み出す能力が必要であり，さらにその目的や達成目標を明確にし，事前の計画・準備から事後評価まで取り仕切るリーダーシップも必要である．多くの場合，他の職種・部署との連絡調整が必要になり，実際には事務的な作業も必要になる．管理栄養士にはこのような企画調整力が求められる．近年，病院内の栄養サポートチーム（NST）事務局を管理栄養士が担当している施設が多い．したがって，NSTメンバーの連絡調整や活動内容は管理栄養士の手腕によって左右される．

b. コミュニケーション力

栄養食事指導や保健指導などで，健康な人から傷病者，その家族まで，また小児から高齢者までの初対面の対象者と意思疎通を図り，指導内容を理解してもらい，行動変容を起こさせる特別な技能が必要である．姿勢，表情，あいづちなどの傾聴技能を基本として，言葉遣い，話すスピード，声の大きさなどの話すテクニックなどのコミュニケーション力が必要である．この対象者とのコミュニケーション力は管理栄養士にとってますます重要になってくる．また，他の医療職スタッフとうまくコミュニケーションをとることも医療チームの一員として極めて重要である．

c. プレゼンテーション力

集団栄養食事指導などでは，病態は同じであっても，年齢，性別，環境，思想などがさまざまな多人数に，伝えたいことを同時に理解してもらわなければならない．常に聴く側の立場に立って，客観的な視点を持ち，すべての対象者の様子を把握しながら対応しなければならない．また，栄養教諭による学校の授業なども同様に，どのように話せば理解しやすいかを常に考えていなければならない．管理栄養士にはこのようなプレゼンテーション力が求められる．学会や研究会などで行う発表にもこの能力が必要であり，この発表によって栄養療法の効果，管理栄養士のかかわりなどを他の医療スタッフに示すことができ，栄養療法の科学性と重要性を啓発できる．このことは従来の管理栄養士には弱い部分であったが，これからは強く求められる．

管理栄養士養成カリキュラムにおける「実習」は講義内容を身をもって体験するだけでなく，専門的技術を習得する時間でもある．しかし，その時間数は少なく，学外での実習（臨地実習）の時間数も非常に少ない．そのために，「臨床栄養学実習」だけでなく管理栄養士としての専門的実習では，栄養管理プロセスのどの部分の実習をしているのか，またどんな技術を習得するために行っているのかをいつも明確にして実習に取り組まねばならない．

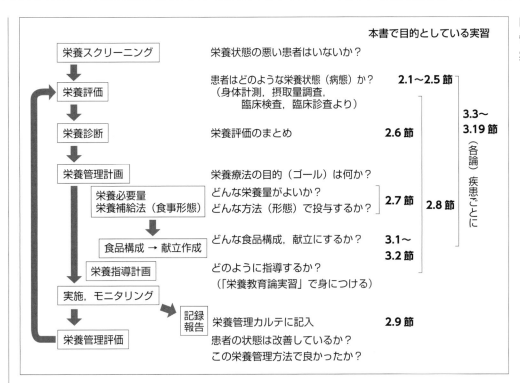

図 1.1 臨床における栄養管理プロセスと臨床栄養学実習の項目

本書では，図 1.1 の臨床での栄養管理プロセスに沿って実習を行う．おもに総論（2章）では各項目の意義や手技を学習・習得し，各論（3章）ではそれぞれの病態に応じて具体的な栄養管理計画の作成方法を学習する．実習中のグループ討議や発表などで，先に述べた企画力，コミュニケーション力，プレゼンテーション力を修得する．

1.2 職域別管理栄養士に必要な技能

A. 一般病院における技能

一般病院における管理栄養士の役割は，患者一人ひとりの疾病の治療，健康の維持・増進のための栄養環境を適正に確立することである．そのためには患者の栄養状態，病態および身体機能などの身体的特徴だけでなく，心理・社会的状況をふまえた栄養管理が必要である．また，病院内の栄養部門におけるマネジメント能力も不可欠である．

a. 栄養管理プロセスの実施

一人ひとりの病態に応じた栄養管理プロセスを実施し，患者の QOL（生活の質）向上にできるかぎり貢献できる栄養管理を心がける．入院中だけでなく，退院後も継続して行う栄養・食事療法についても栄養指導（教育）を実施する．外来通院患者に対するおもな役割は栄養食事指導（教育）で，単なる栄養・食事療法だけでなく，心理・社会的背景も考慮した栄養サポートを実施する．

具体的には，入院患者の適正栄養量を満たす食事や経腸栄養剤の提供では，体格，病態や身体機能の特徴を把握するために栄養評価を実施する，必要な栄養量を算出し，身体機能に合った食形態を分析し，それらに見合った食事や栄養を提供することでその効果の判定を行う．患者に対しては，病院が提供する食事や栄養の特徴，目的について説明する．それを理解してもらうことで，患者自身が退院後，自らの栄養・食事療法の実践能力を育てる栄養教育につなげることが病院管理栄養士の大きな役割である．

病院管理栄養士は，図 1.1 の流れに沿った業務を行う．栄養評価と栄養管理計画の作成は，身体特徴（体格など），傷病時の生理的変化や栄養代謝などに基づいて検討し，問診，身体計測，臨床検査データなどから必要な情報を収集して総合的に検討する．この過程は個々に合わせた適切な栄養補給や栄養教育を行うための第一段階であり最も重要である．栄養評価により，栄養不良が疾病治療の妨げとなる可能性がみられる場合は，積極的に栄養介入を行う．他の医療スタッフの情報も集めて栄養管理計画を作成する．多職種連携が必要な場面は多数あり，医師，歯科医師をはじめ，看護師，薬剤師，理学療法士，作業療法士，言語聴覚士などとの情報交換を円滑に進めるために必要な栄養記録を作成し，カンファレンス体制を整える．また，医療従事者の一員として，栄養管理プロセスを実施するにあたり，患者を尊重し，生命の尊厳，博愛と奉仕の気持ちをもち，守秘義務を厳守する．

b. 栄養補給法

栄養補給法は，経口栄養法，経管栄養法，静脈栄養法に大別される．その時点での患者の病態や消化管機能などにより選択する．適切な各栄養素量や水分量が確保できる献立や，濃厚流動食（経腸栄養剤）を決定する．栄養素の摂取が十分でない患者の栄養管理には，食事摂取量や体重の変化も重要な指標となる．特に，栄養管理が治療上重要と考えられる治療食患者や低栄養患者，および咀嚼・嚥下機能に問題のある患者の栄養管理体制を十分に整える．

栄養食事指導（教育）は，入院患者や外来通院患者を対象に実施する．集団栄養指導と個人栄養指導がある．集団栄養指導は，患者や家族の孤独感解消や栄養・食事療法の継続に対する動機づけに活用すると効果的である．個人栄養指導では，患者のプライベートな環境や心理的ストレスなどを個別に分析し，問題点を抽出してオリジナルの計画を立案する．

「栄養管理計画書」は，入院患者に対する個々の栄養評価に基づき適正栄養量や食形態を検討し，適切な食事を提供するため，また退院後の栄養・食事療法を適切に実施できるよう患者やその家族に栄養教育を行い，総合的な栄養管理を実施するために作成する．栄養管理は，管理栄養士が医療チームと協働して行う業務である．チーム医療の中で，管理栄養士は栄養管理・栄養治療にかかわる分野のリーダーシップを取ることが必要となる．

c. 給食経営管理

給食経営管理のおもなものは，給食管理，施設・設備管理，衛生管理，人事管理などである．給食管理のうち，食事提供は栄養部門の中心業務であり，献立作成，食材

購入，調理，盛付，配膳，下膳，食器洗浄などの業務に分けられる．さまざまな病態に対応しつつ，1日3食が提供される病院食は，学校給食とは異なる管理の視点も必要となる．患者にとって最適な食事となるよう，献立作成と献立に適した食材の品質管理が重要となる．献立に対する適正な食材，食材の鮮度，腐敗や破損の有無などの基本的事項はもちろんのこと，在庫管理では過剰や不足の有無，入れ替え，回転率，災害時の対策なども考慮する．また，人事管理は組織を円滑に運営遂行するために最も重要である．スムーズな運営にあたっては，栄養管理方針や目的に沿った組織作りを行い，業務を分担し責任者を決定する．特に調理師と栄養士・管理栄養士の良好な人間関係を保つには各業務の特徴についての相互理解と互いの専門性の尊重が重要となる．給食業務を外部へ委託する場合でも，管理栄養士としての管理業務を行う．

B. 介護保険施設（介護老人福祉施設，介護老人保健施設，介護療養型医療施設，介護医療院）における技能

　介護保険制度を利用できる入所施設（介護保険施設）は，介護老人福祉施設（特別養護老人ホーム），介護老人保健施設，介護療養型医療施設（2023年末に完全廃止），介護医療院がある．介護保険施設におけるサービスは，施設サービスとされる．介護保険制度における「栄養管理」は，栄養管理プロセスに基づいた栄養ケア（「栄養ケア・マネジメント」）を行うことが義務づけられている．特に，管理栄養士は多職種とともに栄養ケア計画を作成し，それを利用者個人に提供する施設サービスを明示した個別援助計画の中に位置づける必要がある．さらに，2021年度の介護報酬の改定に伴い，介護保険施設では栄養ケア・マネジメントの体制強化のために，管理栄養士の配置を位置付け，状況に応じた栄養管理の計画的実施を求めている．また，この取り組みを科学的介護情報システム(Long-term care Information system For Evidence：LIFE ライフ)を用いて，国（厚生労働省）へ提出し，科学的介護の取り組みを推進することとなった．

多職種による栄養ケアの課題（低栄養関連課題）	口腔関係	口腔関係	□口腔衛生　□摂食嚥下
		安定した正しい姿勢が自分で取れない	□
		食事に集中することができない	□
		食事中に傾眠や意識混濁がある	□
		歯（義歯）のない状態で食事をしている	□
		食べ物を口腔内に溜め込む	□
		固形の食べ物を咀しゃく中にむせる	□
		食後，頬の内側や口腔内に残渣がある	□
		水分でむせる	□
		食事中・食後に咳をすることがある	□
		その他・気が付いた点	
	その他	褥瘡・生活機能関係	□褥瘡　□生活機能関係
		消化器官関係	□嘔気・嘔吐　□下痢　□便秘
		水分関係	□浮腫　□脱衣
		代謝関係	□感染　□発熱
		心理・精神・認知症関係	□閉じこもり　□うつ　□認知症
		医薬品	□薬の影響
特記事項			
綜合評価			□改善　□改善傾向　□維持 □改善が認められない
計画変更			□無　□有

表 1.1　多職種による栄養ケアの課題（低栄養関連課題）
栄養・摂食嚥下スクリーニング・アセスメント・モニタリング（施設）様式例一部改変

今後は，介護サービスの PDCA が科学的根拠を持ってなされる時代が到来することになる．栄養ケアの多くは，嚥下障害，褥瘡，認知症，摂食機能低下並びに低栄養の管理である．中でも，認知症の周辺症状により摂食困難となった利用者に対して，どのように食べて頂くか（栄養補給を行うか）が主要な取り組みである．表 1.1 に多職種による栄養ケアの課題（低栄養関連の課題）を示す．このように，食事中の摂食・嚥下に関する課題を関連する職種の視点で検討し，記録する必要がある．そのためには，食事に係る多職種（看護師・介護士・言語聴覚士・作業療法士・歯科衛生士・歯科医師・医師など）と連携し，利用者を中心とした食事提供が求められる．そのためには，利用者を理解した栄養管理を計画し，高齢者や家族とうまくコミュニケーションがとれることが必須である．

C. 在宅栄養管理（訪問栄養食事指導）における技能

近年，「介護」，「医療」，「予防」といった専門的なサービスと，その前提としての「住まい」と「生活支援・福祉サービス」が相互に連携しながら在宅の生活を支える「地域包括ケアシステム」の構築が急がれている．

訪問栄養食事指導は，病院や施設での栄養指導とは異なり，療養者の自宅で，より実践的な栄養食事指導を展開することが特徴となる．管理栄養士の行う在宅での訪問栄養食事指導には，居宅療養管理指導（介護保険制度）と在宅患者訪問栄養食事指導（医療保険）がある．2 つの違いを，表 1.2 に示す．制度上の違いはあるが，訪問管理栄養士が指導を行う対象者の大半は，「高齢者」あるいは「要介護者」となる．訪問栄養食事指導では，対象者が要介護認定を受けている場合，介護保険のサービスが優先される．そこで，介護保険サービスを基本とした多職種による個別援助計画（居宅サービス計画）の作成が必要となる．

一方，褥瘡を有する要介護者の場合，医療保険の在宅患者訪問褥瘡管理指導を併せて受けることも可能となる．在宅患者訪問褥瘡管理指導では，在宅褥瘡対策チーム（医師・看護師・管理栄養士）によるカンファレンスが行われ，計画的な指導管理が実施される．

在宅における栄養・食事指導は，家庭（台所）環境や患者（家族）の調理技能に応じて具体的な指導ができなければならない．たとえば，食事の内容や調理指導，食事介助の方法，買い物の仕方まで指導を行う．すなわち，栄養アセスメント，計画，実施（指導）を短時間で実施し，モニタリング，報告までの一連の栄養管理プロセスを 1 人で担える能力が必要である．

表 1.2　訪問栄養食事指導の保険適応と内容

名称	居宅療養管理指導（介護保険）		在宅患者訪問栄養食事指導（医療保険）	
要介護認定	あり		なし	
算定額	① 544 単位[*1]（同一建物居住者1名の場合）	② 524 単位（同一建物居住者1名の場合）	① 530 点[*2]（在宅療養者）	② 510 点（居住系施設入居者）
	①と②の違いを説明する必要がある 当該施設の管理栄養士とそれ以外		③ 750 点（在宅患者褥瘡管理指導料）	
実施機関	居宅療養管理指導事業所		医療機関	
管理栄養士の所属など	居宅療養管理事業所に所属する常勤または非常勤の管理栄養士並びに栄養士会が運営する栄養ケア・ステーションにより確保した管理栄養士		主治医と同一の医療機関に所属する常勤または非常勤の管理栄養士並びに栄養士会が運営する栄養ケア・ステーションにより確保した管理栄養士	
医師の指示事項	共同で作成した栄養ケア計画に基づき指示などを行う		少なくとも熱量・熱量構成，たんぱく質量，脂質量・脂質構成（不飽和脂肪酸／飽和脂肪酸比）について具体的指示を含める	
実施内容	・関連職種と共同で栄養ケア計画を作成する ・栄養管理に係る情報提供，指導または助言を 30 分以上行う ・栄養ケア・マネジメントの手順に従って行う ・栄養状態のモニタリングと評価を行う		・食品構成に基づく食事計画案または具体的な献立を示した食事指導せんを交付する ・具体的な指導を 30 分以上行う ・褥瘡管理指導では，在宅褥瘡対策チーム（医師・看護師・管理栄養士）が患者に対する栄養ケア・マネジメントを行う．なお，チームの中には在宅褥瘡管理者がいなければならない	
対象者	・通院または通所が困難な利用者で，医師が厚生労働大臣が別に定める特別食を提供する必要性を認めた場合または当該利用者が低栄養状態にあると医師が判断した場合に対象となる ・指導対象者は，利用者または家族		・①については在宅で療養を行っている通院が困難な患者，②については居住系施設[*3]入居者等であり通院が困難な患者であって別に医師が定める特別食を提供する必要性を認めた場合に対象となる．③については，外来受診が不可能な在宅褥瘡管理の対象者[*4] ・指導対象者は，患者または家族	
対象となる食事	腎臓病食，肝臓病食，糖尿病食，胃潰瘍食，貧血食，膵臓病食，脂質異常症食，痛風食，てんかん食（難治性），心臓疾患などに対する減塩食，特別な場合の検査食（単なる流動食および軟食を除く），十二指腸潰瘍に対する潰瘍食，消化管術後に対する潰瘍食，クローン病および潰瘍性大腸炎による腸管機能の低下に対する低残渣食，高度肥満症に対する治療食，高血圧に対する減塩食			
	経管栄養のための流動食，嚥下困難者（そのために摂取不良となった者も含む）のための流動食，低栄養状態に対する食事		フェニールケトン尿症食，楓糖尿病食，ホモシスチン尿症食，ガラクトース血症食，治療乳，無菌食，がん患者への治療食，摂食機能または嚥下機能が低下した患者の治療食，低栄養状態にある患者への治療食	
給付限度	月 2 回			

「栄養ケア・マネジメント」の用語は本書の栄養管理プロセスに同じ．

*1　1 単位＝ 10 円，　*2　1 点＝ 10 円

*3　居住系施設入居者＝養護老人ホーム，特別養護老人ホーム，軽費老人ホーム（ケアハウスなど），有料老人ホーム，高齢者用賃貸住宅，高齢者向け優良賃貸住宅，適合高齢者専用賃貸住宅．特定施設：地域密着型特定施設，外部サービス利用型特定施設に入居もしくは入所している者．認知症対応共同生活介護事業所（認知症高齢者グループホーム），短期入所生活介護事業所（ショートステイ），小規模多機能型居宅介護事業所（宿泊サービスのみ）

*4　DESIGN-R 分類 d2 以上の褥瘡（真皮までの損傷）があり，かつア〜カの状態のいずれかに該当する患者．
　　ア：ショック状態の者，イ：重度の末梢循環不全の者，ウ：麻薬などの鎮痛・鎮静剤の持続的な使用が必要である者，エ：強度の下痢が続く状態である者，オ：極度の皮膚脆弱である者，カ：褥瘡に関する危険因子があってすでに褥瘡を有する者
　　DESIGN-R：depth, exudate, size, inflammation/infection, granulation, necrotic tissue, pocket, rating

2. 総論：栄養管理プロセス

2.1 栄養評価1　身体計測

> **ねらい**：身体計測の手技を学習し，機器の測定結果や標準値と比較検討する．
> **準備するもの**：身長計，体重計，BIA法による体脂肪計（できれば2種），スメドレー式握力計，アルコール綿，膝下高計測器，メジャー（インサーテープ），栄研式キャリパー，アディポメーター，JARD2001（データシート）

　身体計測は，患者の栄養状態を最も簡単に測定できる基本的手技である．また経済的かつ非侵襲的でもあるため，長期にわたり経時的に評価する場合に有用である．現在ではさまざまな機器を使って身体の構成成分は簡単に測定できる．身体の構成成分（筋肉量，脂肪量など）は，身体計測によって推測することも可能である．血液検査などのデータから判断するのとは違い，身体計測では患者に接することで，直接，患者の状態を感じ取ることができる利点もある．

身長	cm
体重	kg
体脂肪量	kg
筋肉量	kg
BMI	kg/m²
SMI	kg/m²
握力（記録用）	
右1	kg
右2	kg
左1	kg
左2	kg
握力（平均値）	kg
膝下高	cm
推定身長	cm

課題2-1　身長，体重，体脂肪量，筋肉量，握力の測定，身長の推定

(1) 身長，体重，体脂肪量を測定する．体格指数（BMI）と骨格筋指数（SMI）を計算する．

$$BMI = 体重(kg) / \{身長(m)\}^2 \quad （標準体重は BMI = 22 kg/m^2）$$
$$SMI = 両腕・両脚の筋肉量計(kg) / \{身長(m)\}^2$$

(2) 握力を測定する．

　直立姿勢で行う．握力計のレバーに力を入れずに握り，人差し指第2関節が90度になる位置に調節する（毎回調節する）．そのまま腕を自然に下げた状態でレバーを握る．この時，身体が曲がらないように，衣服や身体に触れないようにする．

　右，左，右，左の順で左右2回ずつ測定し，左右それぞれのよい方の記録を平均する．

(3) 膝下高測定より身長を推測し，実測値と比較する（図2.1）．

　膝下高（cm）からの推計身長計算式（日本人の推定式：宮沢ら（2004））

男性：身長(cm) ＝ 64.02 ＋ 2.12 ×膝下高(cm) － 0.07 ×年齢

女性：身長(cm) ＝ 77.88 ＋ 1.77 ×膝下高(cm) － 0.10 ×年齢

注：膝は垂直に曲げ，かかとに近いところに測定器をかけるように注意する．つま先だと正確に測れない．

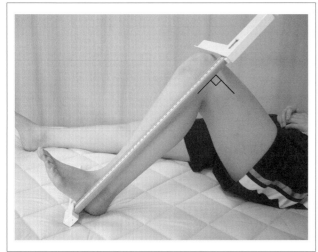

図 2.1　膝下高の測定

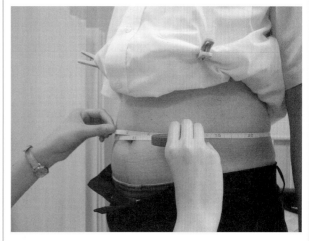

図 2.3　腹囲の測定

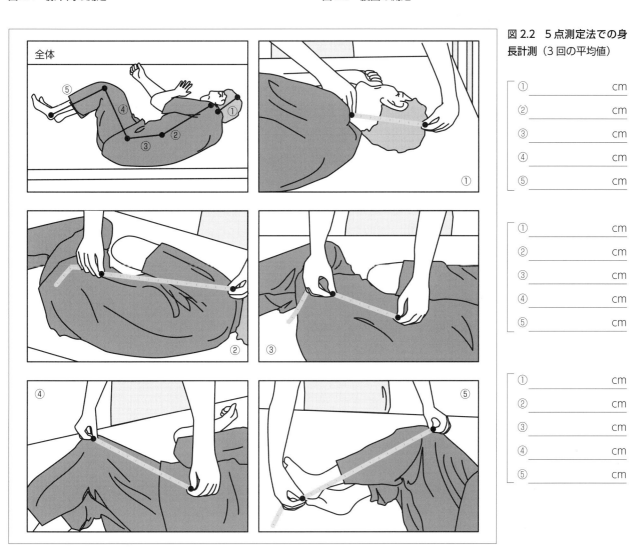

図 2.2　5 点測定法での身長計測（3 回の平均値）

①	_____ cm
②	_____ cm
③	_____ cm
④	_____ cm
⑤	_____ cm

①	_____ cm
②	_____ cm
③	_____ cm
④	_____ cm
⑤	_____ cm

①	_____ cm
②	_____ cm
③	_____ cm
④	_____ cm
⑤	_____ cm

5点法身長 　　cm	(4) 5点法より身長を推測し，実測値と比較する（図2.2）.

側臥位で足を曲げている被験者の<u>頭部先端→首付根</u>の長さをメジャーで測定し，そのまま連続して<u>肩→腸骨→大転子→膝中央→踵先</u>の長さを測定する．3回測定した平均値をその値とする（考察のために測定した値はすべて記録すること）.

課題2-2　腹囲の測定

(1) メジャーを用いて腹囲を測定する.

腹囲　　cm	腹囲は臍の位置を自然体で測定する（図2.3）.測定時にメジャーがたるんだり，あるいはくい込まないように，また斜めにならないように注意する．呼吸によってメジャーが動く程度の締め具合がよく，呼気時に測定する．最初は被験者の前と後ろから2名で測定してもよい.

男性 ≧ 85 cm，女性 ≧ 90 cm：内臓脂肪蓄積の可能性

課題2-3　下腿と上腕の周囲長および皮下脂肪厚の測定

CC　　cm	(1) グループ全員の下腿周囲長（CC）を測定する（図2.4）.

ベッドに仰臥位になった被験者の膝が垂直になるように膝を立て，ふくらはぎ最大値を測定する.

AC　　cm	(2) グループ全員の上腕周囲長（AC）を測定する（図2.5，図2.6）.

利き腕でない上腕の肩峰（図2.5のA点）から尺骨の肘頭（図2.5のB点）の中間点（中点）に目印をつけ，メジャー（インサーテープ）で測定する.

(3) 上腕三頭筋皮下脂肪厚（TSF）および肩甲骨下部皮下脂肪厚（SSF）を測定する（図2.7～図2.10）.

TSF（アディポメーター） 　　mm 　　mm 　　mm TSF（栄研式キャリパー） 　　mm 　　mm 　　mm	簡易型皮下脂肪厚測定器（アディポメーター：(株)ダイナボット）と栄研式キャリパーの両方でそれぞれの皮下脂肪厚を測定する．図2.8に示すように測定器（キャリパー）を持っていない手の指全体で，筋肉と皮下脂肪がしっかりと分離するようにつまみ上げ，その厚さをキャリパーで測定する．アディポメーターでは圧力線を合わせることで同じ力でつまむことができる. 測定はすべて3回行い，その平均値を測定値とする（考察のために測定した値はすべて記録すること）.同じ被験者を5人（グループ全員）が測定して結果を比較する.

(4) 上腕筋囲（AMC）および上腕筋面積（AMA）を算出する.

(2)で測定したACと（3）で測定したTSFを用いて算出する.

$$AMC(cm) = AC - \pi \times TSF / 10$$

$$AMA(cm^2) = (AMC) \times (AMC) / 4\pi \quad (\pi = 3.14)$$

(5) 測定した皮下脂肪厚より体脂肪率を推定する.

体脂肪率(%) = (4.57/D - 4.142) × 100

体密度(成人男性)：D = 1.0913 - 0.00116 × S

体密度(成人女性)：D = 1.0897 - 0.00133 × S

皮下脂肪厚(mm)：S = TSF + SSF

SSF（アディポメーター）
　　mm
　　mm
　　mm

SSF（栄研式キャリパー）
　　mm
　　mm
　　mm

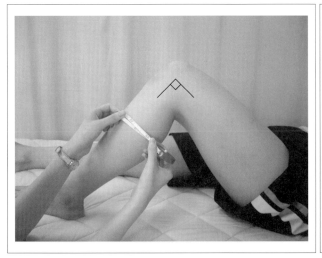

図 2.4　下腿周囲長の測定

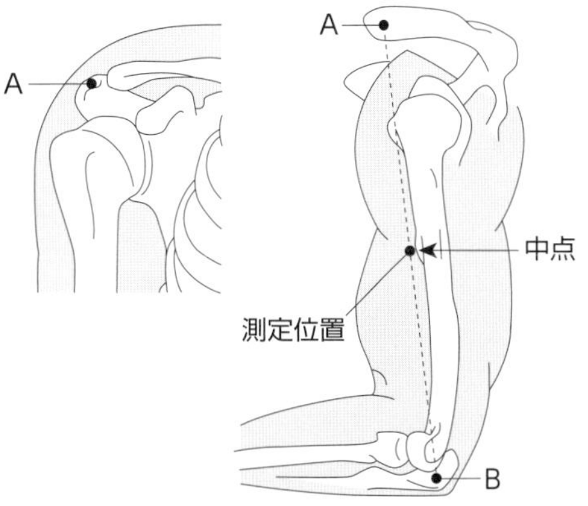

図 2.5　上腕周囲長の測定位置

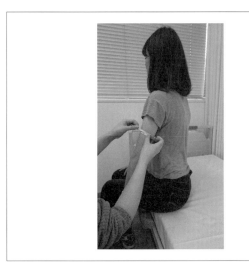

図 2.6　上腕周囲長の測定

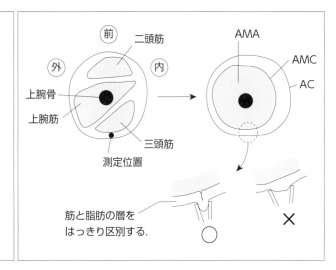

図 2.7　上腕三頭筋皮下脂肪厚（TSF）の測定位置

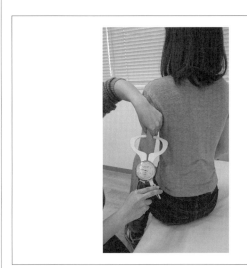

図 2.8　キャリパーによる TSF の測定

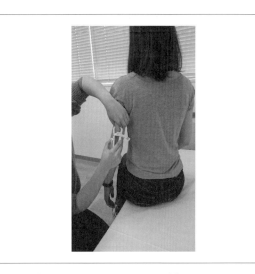

図 2.9　アディポメーターによる TSF の測定

図 2.10　肩甲骨下部皮下脂肪厚の測定位置

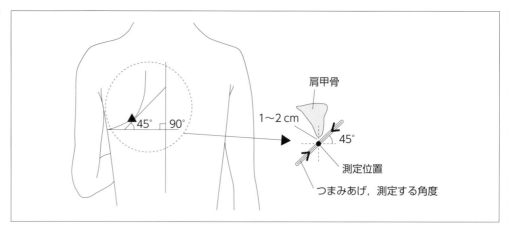

肩甲骨

1〜2 cm

45°

45°　90°

測定位置

つまみあげ，測定する角度

考察のポイント

① TSF や AMC などの身体計測基準値はあまり存在しないので，現在では「JARD2001」（図 2.11）などを使用して実測値の評価を行うことが多い．この基準値ではパーセンタイル値を用いるので，これにならって測定値を評価する．皮下脂肪測定では器具による違い，測定者の手技による違い，被験者による違いなど，グループ全員の一覧表を作成し，測定値を見比べて皮下脂肪測定のポイントは何か考察する．

②身体計測値や標準値の算出方法などを調べる．

③生体電気インピーダンス（BIA）法で測定した体脂肪量と皮下脂肪厚から求めた体脂肪量を比べ，さまざまな機器による体脂肪量の測定方法や算出方法などについて考察する．

図 2.11　日本人の新身体計測基準値（JARD 2001）の抜粋
[栄養評価と治療，**19 suppl.**，p.60，メディカルレビュー社（2002）]

I ——パーセンタイルによる各身体計測データとグラフ表示　（8）上腕筋囲 (cm)
I Anthropometric reference data and graph by percentiles (8) Midarm Muscle Circumference (AMC)

全体 total

	有効 n	平均値 mean	中央値 median	標準偏差 SD	最小値 minimum	最大値 maximum	パーセンタイル percentiles					
							5	10	25	75	90	95
計	5336	21.97	21.86	3.16	10.00	35.00	17.03	18.02	19.73	24.14	26.04	27.18

男性 male

	有効 n	平均値 mean	中央値 median	標準偏差 SD	最小値 minimum	最大値 maximum	パーセンタイル percentiles					
							5	10	25	75	90	95
計(total)	2689	23.67	23.73	2.76	10.00	35.00	18.86	20.22	22.03	25.43	27.02	28.07
18〜24歳	143	23.51	23.23	2.79	14.00	31.00	18.83	20.43	21.72	25.29	27.47	28.01
25〜29歳	206	23.82	23.69	2.84	12.00	32.00	19.07	20.56	22.24	25.52	27.49	28.79
30〜34歳	220	24.36	24.41	2.67	17.00	32.00	19.85	20.72	22.72	25.99	27.86	28.59
35〜39歳	213	24.19	24.10	2.79	17.00	35.00	19.92	21.24	22.29	25.83	27.55	29.03
40〜44歳	174	24.30	24.36	2.62	17.00	32.00	20.09	21.24	22.58	25.87	27.69	28.82
45〜49歳	181	24.09	24.00	2.60	15.00	31.00	19.98	20.65	22.43	25.98	27.39	28.60
50〜54歳	182	23.78	23.82	2.70	16.00	31.00	19.26	20.29	22.06	25.57	26.96	28.20

2.2 栄養評価2 エネルギー消費量　　180分

> **ねらい**：間接カロリーメーターによるエネルギー消費量の測定と評価．また，活動によるエネルギー消費量の算出を学習する．
>
> **準備するもの**：間接カロリーメーター，日本食品標準成分表

　入院患者や外来患者への栄養投与量を設定する場合，患者の栄養状態を把握する必要がある．その中でエネルギー投与量を設定するためには患者のエネルギー代謝の状態（エネルギー出納が正か負か，基礎代謝量が亢進しているか低下しているか，おもなエネルギー基質は何なのかなど）を把握する必要がある．

　これまでエネルギー消費量は体重や体表面積から計算されてきた．しかし，間接カロリーメーターが臨床の場に取り入れられ，エネルギー消費量を測定できるようになった．さらに，携帯用簡易熱量計が開発され，在宅管理の患者でもエネルギー消費量の測定が可能になった．

　そこで，実際に間接カロリーメーターを用いたエネルギー消費量の測定手技と特徴を学習する．実測したエネルギー消費量と推定式より算出したエネルギー消費量とを比較検討する．また，行動記録より推測したエネルギー消費量とエネルギー摂取量から，エネルギーの出納について考察する．

課題2-4　間接カロリーメーターでのエネルギー消費量の測定と，エネルギー基質の推測

（1）間接カロリーメーターを用いてグループ代表者のエネルギー消費量を測定する（図2.12）．

　マスク法またはフード法にて数分間測定し，そのうち安定した値の平均値をエネル

エネルギー消費量	kcal／分
O_2 消費量	mL／分
CO_2 産生量	mL／分
RQ	

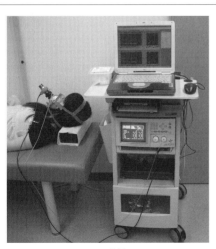
マスク法

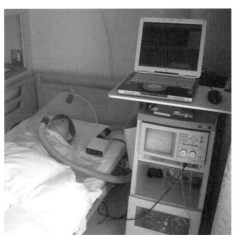
フード法

図2.12　間接カロリーメーターによる測定

ギー消費量とする．また，同時期の酸素消費量，二酸化炭素産生量，および呼吸商（RQ）を求める．本来，間接カロリーメーターでの基礎代謝量の測定は，早朝空腹時に仰臥状態にて1時間ほど測定する．実習では測定前にできるだけ安静にしておき，15分測定して安定している数値（目安10〜15分の5分間）の平均値を用いる．

（2）エネルギー基質を算出する．

　測定した値から，燃焼したエネルギー基質の比率を計算する．

　1日尿中窒素排泄量を測定しておく必要があるが，測定できない場合は仮に200 mg/kg/日として計算をする．

【エネルギー基質の求め方】（①〜③は必要に応じて表 2.1 を利用する）

①尿中窒素排泄量から，たんぱく質消費量（g/分）を算出する．（たんぱく質換算係数は6.25とする）．また，そのたんぱく質異化によるエネルギー消費量（kcal/分）を求める．

②算出したたんぱく質の燃焼に必要な酸素量（mL/分）と，二酸化炭素産生量（mL/分）を求める．

③間接カロリーメーターで測定した値と②で求めた値から，糖質，脂質（非たんぱく質）の燃焼に要した酸素量（mL/分）と産生した二酸化炭素量（mL/分）を求め，非たんぱく質呼吸商（NPRQ）を求める．

④NPRQから酸化糖質量（g/分）および酸化脂質量（g/分）を求める（表2.2）．

⑤糖質と脂質によるエネルギー消費量（kcal/分）を求める．

⑥エネルギー基質の比率（糖質（%），たんぱく質（%），脂質（%））を求める．

① たんぱく質消費量 ___ g/分 / エネルギー消費量 ___ kcal/分
② たんぱく質の O₂ ___ mL/分 / CO₂ ___ mL/分
③ 非たんぱく質の O₂ ___ mL/分 / CO₂ ___ mL/分 / NPRQ ___
④ 糖質 ___ g/分 / 脂質 ___ g/分
⑤ 糖質 ___ kcal/分 / 脂質 ___ kcal/分
⑥ 糖質 ___ % / たんぱく質 ___ % / 脂質 ___ %

表 2.1 栄養素の体内燃焼時の諸係数（Lowy による）

	糖質	脂質	たんぱく質
酸素消費量（L/g）	0.829	2.019	0.966
二酸化炭素産生量（L/g）	0.829	1.427	0.774
熱産生量（kcal/g）	4.12	9.46	4.32
呼吸商	1.000	0.707	0.801
酸素1Lあたりの熱産生量（kcal）	5.05	4.69	4.49

表 2.2 非たんぱく質呼吸商と非たんぱく質性エネルギー量（Lowy による）

非たんぱく質呼吸商（NPRQ）	酸化糖質量（g）	酸化脂質量（g）	発生エネルギー量（kcal）	非たんぱく質呼吸商（NPRQ）	酸化糖質量（g）	酸化脂質量（g）	発生エネルギー量（kcal）
0.707	0.000	0.502	4.686	0.86	0.622	0.249	4.875
0.71	0.016	0.497	4.690	0.87	0.666	0.232	4.887
0.72	0.055	0.482	4.702	0.88	0.708	0.215	4.899
0.73	0.094	0.465	4.714	0.89	0.741	0.197	4.911
0.74	0.134	0.450	4.727	0.90	0.793	0.180	4.924
0.75	0.173	0.433	4.739	0.91	0.836	0.162	4.936
0.76	0.213	0.417	4.751	0.92	0.878	0.145	4.948
0.77	0.254	0.400	4.764	0.93	0.922	0.127	4.961
0.78	0.294	0.384	4.776	0.94	0.966	0.109	4.973
0.79	0.334	0.368	4.788	0.95	1.010	0.091	4.985
0.80	0.375	0.350	4.801	0.96	1.053	0.073	4.998
0.81	0.415	0.334	4.813	0.97	1.098	0.055	5.010
0.82	0.456	0.317	4.825	0.98	1.142	0.036	5.022
0.83	0.498	0.301	4.838	0.99	1.185	0.018	5.035
0.84	0.539	0.284	4.850	1.00	1.232	0.000	5.047
0.85	0.580	0.267	4.862				

測定できない場合　　以下の数値を用いて，エネルギー基質を求める．

62歳男性，身長172 cm　体重72 kg
$\dot{V}O_2$　　266 mL/分　　REE（/日）1,735 kcal/日
$\dot{V}CO_2$　213 mL/分　　REE（/分）1.20 kcal/分
RQ　　　0.80

課題2-5　基礎エネルギー消費量（基礎代謝量，BEE）の推定

（1）推定式を用いる．

　　W：体重（kg）　　H：身長（cm）　　A：年齢（歳）　を示す

BEE　　　　　kcal/日

①ハリス-ベネディクトの式

　　男性：BEE（kcal/日）＝（66.47）＋（13.75×W）＋（5.0×H）－（6.75×A）

　　女性：BEE（kcal/日）＝（655.1）＋（9.56×W）＋（1.85×H）－（4.68×A）

BEE　　　　　kcal/日

②国立健康・栄養研究所の式（Ganpuleの式）

　　男性：BEE（kcal/日）＝（0.0481×W＋0.0234×H－0.0138×A－0.4235）
　　　　　　　　　　　　×1000／4.186

　　女性：BEE（kcal/日）＝（0.0481×W＋0.0234×H－0.0138×A－0.9708）
　　　　　　　　　　　　×1000／4.186

BEE　　　　　kcal/日

（2）基礎代謝基準値を用いる．

　　BEE（kcal/日）＝ 基礎代謝基準値（kcal/kg/日）×体重（kg）

　　（表2.3　日本人の食事摂取基準2020年版より）

表2.3　性，年齢別の基礎代謝基準値および基礎代謝量
*妊婦，授乳婦は除く
[日本人の食事摂取基準（2020年版）より]

年齢（歳）	男				女*			
	参照体位		基礎代謝基準値（kcal/kg/日）	基礎代謝量（kcal/日）	参照体位		基礎代謝基準値（kcal/kg/日）	基礎代謝量（kcal/日）
	身長（cm）	体重（kg）			身長（cm）	体重（kg）		
1〜2	85.8	11.5	61.0	700	84.6	11.0	59.7	660
3〜5	103.6	16.5	54.8	900	103.2	16.1	52.2	840
6〜7	119.5	22.2	44.3	980	118.3	21.9	41.9	920
8〜9	130.4	28.0	40.8	1,140	130.4	27.4	38.3	1,050
10〜11	142.0	35.6	37.4	1,330	144.0	36.3	34.8	1,260
12〜14	160.5	49.0	31.0	1,520	155.1	47.5	29.6	1,410
15〜17	170.1	59.7	27.0	1,610	157.7	51.9	25.3	1,310
18〜29	170.0	64.5	23.7	1,530	158.0	50.3	22.1	1,110
30〜49	171.0	68.1	22.5	1,530	158.0	53.0	21.9	1,160
50〜64	169.0	68.0	21.8	1,480	155.8	53.8	20.7	1,110
65〜74	165.2	65.0	21.6	1,400	152.0	52.1	20.7	1,080
75以上	160.8	59.6	21.5	1,280	148.0	48.8	20.7	1,010

課題2-6　1日の行動記録によるエネルギー消費量の計算

（1）実習日までに，特定の1日の起床時から就寝時に至るまで，5分間隔程度で行動
　　記録（タイムスタディ）を作成する（図2.13）．
　　同時に，摂取した食事（間食を含む）をすべて記録する．

（2）行動記録から，p.17の例1に従って1日のエネルギー消費量の計算をする．
　　また摂取した食事から1日のエネルギー摂取量を日本食品標準成分表より計算する．

エネルギー消費量　　　　　kcal/日
エネルギー摂取量　　　　　kcal/日

図 2.13 行動記録例

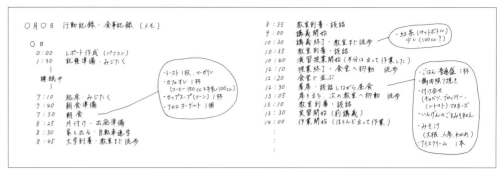

表 2.4 メッツ一覧表

*試合の場合
[健康づくりのための身体活動基準 2013 および改訂版「身体活動のメッツ（METs）表」より作成]

	メッツ	活動の例
生活活動	1.0	睡眠
	1.3	座って静かにテレビを見る，本や新聞を読む（座位），列に並ぶ（立位），ヘアーカット，ネイルアートをしてもらう，自動車・バス・電車の乗車
	1.5	オフィスワーク，化学実験，パソコン作業，読書，デスクワーク，音楽鑑賞，映画鑑賞，入浴（座位），食事をする
	1.8	立位（会話，電話，読書），皿洗い
	2.0	ゆっくりした歩行（平地，非常に遅い＝53 m/分未満，散歩または家の中），料理や食材の準備（立位，座位），洗濯，子どもを抱えながら立つ，洗車・ワックスがけ，身支度をする（手を洗う，髭を剃る，歯を磨く，化粧をする），着替えをする，シャワーを浴びる，タオルで拭く（立位）
	2.2	子どもと遊ぶ（座位，軽度）
	2.3	ガーデニング（コンテナを使用する），動物の世話，ピアノの演奏
	2.5	植物への水やり，子どもの世話，仕立て作業，自動車の運転
	2.8	ゆっくりした歩行（平地，遅い＝53 m/分），子ども・動物と遊ぶ（立位，軽度）
	3.0	普通歩行（平地，67 m/分，犬を連れて），電動アシスト付き自転車に乗る，家財道具の片付け，子どもの世話（立位），台所の手伝い，大工仕事，梱包，ギター演奏（立位）
	3.3	カーペット掃き，フロア掃き，掃除機，電気関係の仕事：配線工事，身体の動きを伴うスポーツ観戦
	3.5	歩行（平地，75〜85 m/分，ほどほどの速さ，散歩など），楽に自転車に乗る（8.9 km/時），階段を下りる，軽い荷物運び，車の荷物の積み下ろし，荷づくり，モップがけ，床磨き，風呂掃除，庭の草むしり，子どもと遊ぶ（歩く／走る，中強度），車椅子を押す，釣り（全般），スクーター（原付）・オートバイの運転
	4.0	自転車に乗る（≒16 km/時未満，通勤），階段を上る（ゆっくり），動物と遊ぶ（歩く／走る，中強度），高齢者や障がい者の介護（身支度，風呂，ベッドの乗り降り），屋根の雪下ろし
	4.3	やや速歩（平地，やや速めに＝93 m/分），苗木の植栽，農作業（家畜に餌を与える）
	4.5	耕作，家の修繕
	5.0	かなり速歩（平地，速く＝107 m/分），動物と遊ぶ（歩く／走る，活発に）
	5.5	シャベルで土や泥をすくう
	5.8	子どもと遊ぶ（歩く／走る，活発に），家具・家財道具の移動・運搬
	6.0	スコップで雪かきをする
運動	2.3	ストレッチング，全身を使ったテレビゲーム（バランス運動，ヨガ）
	2.5	ヨガ，ビリヤード
	2.8	座って行うラジオ体操
	3.0	ボウリング，バレーボール，社交ダンス（ワルツ，サンバ，タンゴ），ピラティス，太極拳
	3.5	自転車エルゴメーター（30〜50ワット），自体重を使った軽い筋力トレーニング（軽・中等度），体操（家で，軽・中等度），ゴルフ（手引きカートを使って），カヌー
	3.8	全身を使ったテレビゲーム（スポーツ・ダンス）
	4.0	卓球，パワーヨガ，ラジオ体操第1
	4.3	やや速歩（平地，やや速めに＝93 m/分），ゴルフ（クラブを担いで運ぶ）
	4.5	テニス（ダブルス）*，水中歩行（中等度），ラジオ体操第2
	4.8	水泳（ゆっくりとした背泳）
	5.0	かなり速歩（平地，速く＝107 m/分），野球，ソフトボール，サーフィン，バレエ（モダン，ジャズ）
	5.3	水泳（ゆっくりとした平泳ぎ），スキー，アクアビクス
	5.5	バドミントン
	6.0	ゆっくりとしたジョギング，ウェイトトレーニング（高強度，パワーリフティング，ボディビル），バスケットボール，水泳（のんびり泳ぐ）
	6.5	山を登る（0〜4.1 kg の荷物を持って）
	6.8	自転車エルゴメーター（90〜100ワット）
	7.0	ジョギング，サッカー，スキー，スケート，ハンドボール*

【1日のエネルギー消費量の計算式】

身体活動中のエネルギー消費量は，体重あたり，時間あたりにすると，メッツ*とほぼ同じ値になる．よって1日のエネルギー消費量は以下の式で算出することができる．

*metabolic equivalent：met

1日のエネルギー消費量（kcal/日）＝体重×∑（メッツ×時間）

メッツの値は表2.4を参照する．

[例1]

27歳女性（身長161 cm，体重51 kg）の行動記録は，図2.14および表2.5に示すとおりであった．この人のエネルギー消費量は以下のように計算できる．

1日のエネルギー消費量（kcal/日）＝51.0 kg×35.9＝1,830.9

<u>1,831 kcal/日</u>

（3）エネルギー消費量とエネルギー摂取量からエネルギーの出納について考察する．

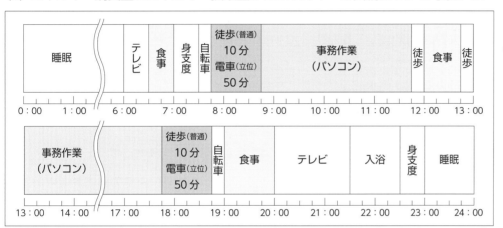

図2.14　課題2-6（例1）の27歳女性のある1日の行動記録

運動・動作の種類	合計所要時間（時間）	メッツ	時間×メッツ
睡眠	7.0	1.0	7.0
事務作業（パソコン）	8.0	1.5	12.0
身支度（洗面，トイレ着替えなど）	1.0	2.0	2.0
食事	2.0	1.5	3.0
普通歩行	0.8	3.0	2.4
自転車（通勤）	0.5	4.0	2.0
電車に乗る（立位）	1.7	2.0	3.4
入浴	1.0	1.5	1.5
テレビを見る	2.0	1.3	2.6
合計	24.0		35.9

表2.5　課題2-6（例1）の27歳女性のある1日の行動記録からのまとめ

考察のポイント

①間接カロリーメーター計測値とさまざまな計算式より求めたエネルギー消費量を比較・検討する

②RQより求めたエネルギー基質の臨床における意義について考察する．

③エネルギー出納と日常の体重増加の関係について考察する．

④課題3で算出した動作によるエネルギー消費量から，その対象者のあらゆる活動別にエネルギー消費量を求める．たとえば「例1の女性による30分の通勤（自転車）」によって51.0 kg×0.5時間×4メッツ＝102 kcalのエネルギーを消費したことになる．これらは実際の栄養食事指導の患者に対する生活指導や運動指導に応用できる．

180分 2.3 栄養評価3 食事摂取量調査

> **ねらい**：思い出し法による食事摂取量調査に必要な知識と技術を学習する.
>
> **準備するもの**：日本食品標準成分表

　エネルギー摂取量や栄養素摂取量を知ることは，患者の栄養状態を把握するうえで非常に重要である．入院中の患者については，提供する食事量や残食量から正味の摂取量を把握することが可能である．しかし，外来患者の場合，限られた時間の中で摂取したすべての食事や間食などの内容を正確に聞きとり，栄養素摂取量を計算しなければならない.

　食事調査には記録法，食歴法，24時間思い出し法，食物摂取頻度調査法（FFQ）などがある．この中で24時間思い出し法はよく利用されるが，より正確な値を出すためには管理栄養士の高度なテクニックを要する方法である．そこで，実際に聞き出した食事内容の栄養素量を計算して，どのようなテクニックが必要か学習する.

課題2-7　聞き取り調査における誤差

(1) 代表者1人（できれば教員）が，ある1日の食事内容を全員の前で発表する．たとえば「朝食はごはんを普通茶碗に1杯，豆腐とわかめのみそ汁1杯，たまご焼き2切…」などで，具体的なg数は示さない.

(2) それぞれが聞き取った食事の栄養素摂取量（エネルギー，たんぱく質）を日本食品標準成分表を用いて計算する.

(3) それぞれの値を発表する.

(4) 正解のg数，エネルギー量，たんぱく質量を発表する.

課題2-8　24時間思い出し法による摂食量調査（ロールプレイ）（図2.15）

(1) 患者役と管理栄養士役でペアをつくり，前日（24時間）の患者役の食事内容を聞

図 2.15　摂食量調査（ロールプレイ）の方法

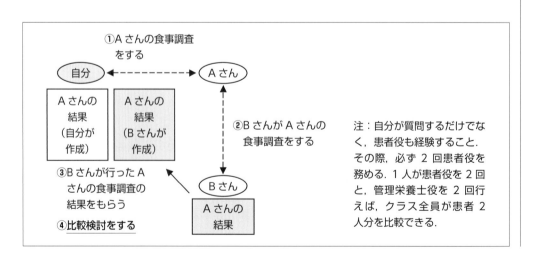

き取り，管理栄養士役は日本食品標準成分表を用いて栄養量（エネルギー，たんぱく質）を計算する．患者役は自分が答えた食事内容について，摂取栄養量を計算する．

（2）新たなペアをつくり，同じように前日（24時間）の患者役の食事内容を聞き取り，同様に管理栄養士役は栄養量（エネルギー，たんぱく質）の計算をする．

（3）同じ患者役に対して聞き取って計算した栄養量を比較検討する．

注：患者役は，管理栄養士役から聞かれたことのみに答える．聞く側にとって都合のよい患者役にならないこと．

考察のポイント

①課題2-8（1）の正しい栄養量との誤差，（2）の他の人の計算値との誤差の理由を考察する．たとえば，それぞれの献立における食品の内容と量（重さ）で何が違っているか．エネルギー量あるいはたんぱく質量を大きく変化させる食材や調味料は何か．これらについては，聞き出すときの量が重要である．

②どのように聞き出せば，食事量を正確に把握できるか．また，患者役になったとき，どのような聞かれ方をしたら答えやすかったかをまとめる．

③思い出し法によってより正確な栄養摂取量を算出するためには，管理栄養士としてどのような知識とテクニックが必要なのかを検討する．

2.4 栄養評価4　臨床検査

180分

> **ねらい**：血液生化学検査，尿検査の結果より，栄養状態および病態を評価する．

　臨床検査は患者の病態を正確に把握することを可能にする．病態を正しく評価することは，適切な治療をするうえで基本となる．また，症状の回復や経過を観察するうえでも重要となる．臨床検査には血液，尿，便などの検体検査，心電図や呼吸機能などの生理機能検査，X線や内視鏡などの画像検査などがあり，体内の状態をより詳細に判定するために有用である．特に，尿や血液は食事に応答するさまざまな生理反応を示し，摂取した食事の評価（たとえば，個人に不足または過剰になっている栄養素を判定することができる）まで可能となることから，栄養食事指導や栄養管理をするうえで大切な情報源である．

課題2-9　血液生化学検査

150分

（1）血液生化学検査による各検査項目の意義を調べ，ワークシート2.1の一覧表を完成させる．ワークシートを完成させ，このページにタグを付けると利用しやすくなる．

項目		基準値・健常値（単位）	栄養状態に関する評価	病態に関する評価	
				低値のとき	高値のとき
RBC	赤血球				
Hb	ヘモグロビン				
Ht	ヘマトクリット				
MCV	平均赤血球容積				
WBC	白血球				
Plt	血小板				
血沈					
TP	総たんぱく質				
Alb	アルブミン				
BS（PG）[FBS][FPG]	血糖 [空腹時血糖][空腹時血漿グルコース]				
HbA1c	ヘモグロビン A1c（グリコヘモグロビン）				
TG	中性脂肪（トリグリセリド，トリアシルグリセロール）				
TC	総コレステロール				
HDL−C	HDL コレステロール				
LDL−C	LDL コレステロール				
ALP	アルカリホスファターゼ				
ChE	コリンエステラーゼ				
AST（GOT）	アスパラギン酸アミノトランスフェラーゼ				
ALT（GPT）	アラニンアミノトランスフェラーゼ				
γGT（γ-GTP）	γ-グルタミルトランスフェラーゼ				

（つづく）

(つづき)

項目		基準値・健常値 (単位)	栄養状態に 関する評価	病態に関する評価	
				低値のとき	高値のとき
LD	乳酸脱水素酵素				
CK	クレアチニンキナーゼ				
AMY	アミラーゼ				
Lip	リパーゼ				
T-Bil	総ビリルビン				
BUN	血中尿素窒素				
Cr	クレアチニン				
GFR [eGFR]	糸球体濾過量 [推定の糸球体濾過量]				
UA	尿酸				
NH₃	アンモニア				
Na	ナトリウム				
K	カリウム				
CRP	C反応性たんぱく質				

(2) 次の3つの症例について評価する. グループでディスカッションを行い, 発表
する.

[症例1]

82歳, 女性, 身長149cm, 体重37kg

RBC 3.5 × 10^6/μL, Hb 8.3g/dL, Ht 28.2%, WBC 6.5 × 10^3/μL, TP 5.7g/
dL, Alb 3.2g/dL, TG 98mg/dL, TC 112mg/dL, ChE 165U/L, CRP
0.1mg/dL

[症例2]

46歳, 男性, 身長172cm, 体重88kg, 血圧 140/89mmHg

RBC 4.8 × 10^6/μL, Hb 16.3g/dL, Ht 46%, WBC 5.0 × 10^3/μL, TP 7.2g/
dL, Alb 4.6g/dL, TG 258mg/dL, LDL-C 194mg/dL, HDL-C 36mg/
dL, FBS 119mg/dL, AST 144U/L, ALT 101U/L, γGT 83U/L

[症例 3]

58 歳, 女性, 身長 158 cm, 体重 55 kg, 血圧 150/98 mmHg

RBC $3.6 \times 10^6/\mu L$, Hb 11.3 g/dL, Ht 34%, WBC $8.0 \times 10^3/\mu L$, TP 6.5 g/dL,

Alb 4.1 g/dL, Cr 2.67 mg/dL, BUN 48 mg/dL, UA 7.0 mg/dL

30 分 ## 課題 2-10　尿検査

(1) 尿検査による各検査項目の意義を調べ, ワークシート 2.2 の一覧表を完成させる.

ワークシート 2.2 　おもな尿検査のまとめ

項目	基準値・健常値 (単位)	栄養状態に関する評価	病態に関する評価	
			低値のとき	高値のとき
尿量 (尿比重)				
尿たんぱく質				
尿糖				
尿ケトン体				
UN 尿素窒素				
尿中クレアチニン				
3-MHis 尿中 3-メチルヒスチジン				

(2) 次の症例の尿検査結果からたんぱく質摂取量, 1 日食塩摂取量, クレアチニンクリアランス (Ccr), 糸球体濾過値 (eGFR), クレアチニン身長係数を求め, 総合的な患者評価を行う.

[症例 4]　慢性腎臓病

61 歳, 女性, 身長 153 cm, 体重 45 kg

(血液) TP 5.7 g/dL　Alb 3.2 g/dL　Cr 0.98 mg/dL

(尿) 尿量 1440 mL/日　UN 570 mg/dL　Cr 45 mg/dL　Na 96 mEq/L

① 尿中尿素窒素からの推定たんぱく質摂取量の算出 (マロニの式)

たんぱく質摂取量 (g/日)

= [尿中尿素窒素 (mg/dL) × 1 日尿量 (mL/日) ／100 ＋ 31 ×現体重 (kg)]

× 0.00625

たんぱく質
摂取量 _____ g/日

② 24 時間蓄尿による 1 日の食塩摂取量の算出

1 日食塩摂取量 (g/日)

= 蓄尿中 Na 濃度 (mEq/L) ×蓄尿量 (mL/日) ／1000／17

1 日食塩
摂取量 _____ g/日

年齢	20～39歳	40～57歳	60歳以上
男性	22	21	17
女性	19	17	14

表2.6 体重あたりの標準クレアチニン排泄量（mg/kg/日）

③クレアチニンクリアランス（Ccr）の算出

$$Ccr（mL/分）= 尿中Cr（mg/dL）× 尿量（mL/分）/ 血清Cr（mg/dL）$$

Ccr _____ mL/分

④推定の糸球体濾過値（eGFR）の算出

$$eGFR（mL/分/1.73\,m^2）= 194 × Cr^{-1.094} × 年齢^{-0.287}$$

（女性は上記の式に× 0.739）

eGFR

_____ mL/分/1.73m²

[症例5] 肝臓がん

44歳，女性，身長156 cm，体重48 kg

（血液）**TP** 6.1 g/dL，**Alb** 3.9 g/dL，**Cr** 0.65 mg/dL

（尿）**尿量** 1,210 mL/日　**UN** 705 mg/dL　**Cr** 37 mg/dL　**Na** 100 mEq/L

①クレアチニン身長係数の算出

クレアチニン身長係数（%）

= 24時間クレアチニン排泄量（mg/日）/ 標準クレアチニン排泄量（mg/日）

× 100

クレアチニン
身長係数 _____ %

2.5 栄養評価5 臨床診査

180分

> **ねらい**：身体特徴や身体異常より栄養障害や病態を評価する．

　栄養評価の中の臨床診査では，身体計測時や栄養食事指導時に管理栄養士の視点で患者を観察し，その臨床症状や自覚症状，身体徴候などから栄養障害を評価する．

　各身体箇所の身体徴候や，身体異常からみた症状と，それに関与すると考えられる疾患名，さらにはその症状が出現した時に欠乏，あるいは過剰が考えられる栄養素，その疾患の栄養管理（食事療法）をまとめる．

課題2-11 臨床診査からみた栄養管理

　各自ワークシート2.3の空欄を埋め，グループごとにまとめ発表する．

ワークシート2.3 　臨床症状・身体徴候と栄養管理

診査	症状	原因	栄養管理
全身の異常	手足の感覚異常，皮膚炎，発疹		
	斑状出血，紫斑		

（つづき）

診査	症状	原因	栄養管理
	日光照射部の色素沈着		
毛髪の異常	脱毛		
	乾燥，光沢がない，色素沈着異常		
目の異常	眼球結膜の乾燥		
口唇の異常	口角炎，発疹，亀裂，口内炎		
歯肉の異常	発疹，腫脹，出血		
舌の異常	味覚低下（異常）		
爪の異常	全爪と周囲の皮膚の黒色化	アジソン病	
	青色調色素沈着	ヘモクロマトーシス，ウイルソン病	
	紫褐色調	シクロホスファミド，ヒ素，金剤などの薬疹	
	爪甲全体の白色化	肝硬変	
	爪根部の白色化，爪の先端半分の桃色化	慢性腎不全，肝疾患	
	爪の一部の白色化，半月に平行に走る1～2本の白帯		
	爪甲中央の陥凹（匙状爪）	貧血，甲状腺機能異常，末端肥大症	
足の異常	アキレス腱の腱反射消失		
	発熱，発汗，血圧低下，頻脈，尿量の減少，休眠減少，皮膚の乾燥と弾力性の低下，口腔や舌の乾燥，唾液減少，眼球陥凹，衰弱，精神障害，意識障害	体液の喪失，水分摂取不足（水欠乏性），ナトリウム欠乏，摂取不能，消耗性疾患，不適切な補液管理，利尿薬の過剰投与，消化器疾患，糖尿病	
	皮膚蒼白，動悸，息切れ，易疲労感，匙状爪，小赤芽球，巨赤芽球	鉄欠乏，慢性腎臓病，肝疾患，内分泌疾患（下垂体，甲状腺，副甲状腺，副腎，性腺），慢性感染症，鉄代謝の異常，赤血球産生の低下，赤血球寿命の短縮，造血幹細胞の減少，抗赤血球自己抗体による赤血球破壊，ビタミン B_{12} 欠乏，葉酸欠乏	

（つづく）

(つづき)

診査	症状	原因	栄養管理
	悪心，嘔吐，体重増加，尿量の減少，頭痛，痙攣，意識障害	皮下の組織間隙への細胞外液の異常な貯留	
	腹腔内に貯留した水分が淡黄色透明で非炎症性	門脈圧亢進，低たんぱく血症，血管透過性の亢進アルドステロンや抗利尿ホルモンなどの内分泌因子	
	腹腔内に貯留した水分が外観上は混濁して血性ないし乳び状	腹膜での炎症や腫瘍の存在による腹膜血管透過性の亢進，血液成分の滲出	
	腹部が張り膨らんだ状態，自覚的な膨満感や緊満感，腹部腫瘤	腹部への気体貯留，腹水などの液体の貯留，腹腔内や後腹膜臓器の腫瘍，妊娠子宮，腹壁への脂肪の貯留	
	拒食，過食，徐脈，低血圧，低体温，無月経，甲状腺機能低下，過活動，貧血，骨量の低下，肝機能の上昇，胃麻痺，腸閉塞，血糖の低下，意識消失，致死性不整脈	正常体重を維持することの拒否，太ることへの強い恐怖，体重や体型に対するこだわり	
	胸やけ，げっぷ，悪心・嘔吐，発熱，発疹，腹部膨満感，腹痛，浮腫，微熱，貧血，出血傾向，リンパ節腫大，るいそう，腋毛・陰毛の脱落，低血圧，色素沈着・脱失	消化器系疾患，内分泌疾患，精神疾患，悪性腫瘍，重症感染症，循環器疾患，腎疾患，呼吸器疾患，抗腫瘍薬の服用	
	24時間の糞便重量が150～200g以上，または24時間の糞便中の水分量が150～200mL以上	乳糖不耐症，慢性膵炎，毒素産生性の感染症，感染性腸炎，潰瘍性大腸炎，腸管運動異常（過敏性腸症候群）	
	便量の減少，硬い便（兎糞状），排便困難，排便回数の減少，便意喪失，便遺残感，腹部膨満感，腹部不快感，腹痛	器質的：腫瘍性疾患，クローン病，腸癒着 機能的：腸の弛緩・けいれん，骨盤神経による排便反射の鈍麻	
	水疱，潰瘍	細胞組織の脆弱化，低栄養，圧迫による虚血性変化	
	唾液分泌亢進，顔面蒼白，冷汗，頻脈，徐脈，低血圧，脱力感，疲労感	反射性：感染性胃腸炎，消化性潰瘍，急性胃粘膜病変 機械性：消化管腫瘍，クローン病 内耳性：乗り物酔いやメニエール病 化学性：薬物（特に抗がん剤），アルコール，食中毒，妊娠高血圧症候群	
	貧血，冷汗，意識障害，無欲無関心，皮膚蒼白，疼痛，悪心	消化性潰瘍，胃炎，胃・食道静脈瘤破裂，マロリー・ワイス症候群，胃がん	
	黒色便，血便	乳児：腸重積 若年者：若年性ポリープ，炎症性腸疾患，メッケル憩室 高齢者：がん，虚血性腸炎，憩室出血	
	顕微鏡的血尿，肉眼的血尿	悪性腫瘍，尿路結石，尿路感染症，腎・尿路外傷，腎動静脈瘻，ナットクラッカー症候群など血管系の異常（特発性腎出血），凝固系異常，放射線治療，エンドキサン・トラニラストによる出血性膀胱炎，前立腺肥大症	
	眼球結膜や皮膚の黄染	間接ビリルビンの上昇：溶血性黄疸，新生児黄疸，重症性障害，体質性黄疸 直接ビリルビンの上昇：肝細胞障害，胆汁うっ滞，体質性黄疸	

［宮下実，臨床栄養管理学実習（塚原丘美編），p.20-22，講談社（2010）］

　それぞれの症例で注目すべき臨床症状を挙げ，その症状の原因を推測し，栄養評価を行う．また，予想される他の症候，これからの栄養管理の内容をまとめ，班ごとに発表する．症例 1 を例題として示す．

[症例 1]（例題）

　17 歳，女性，学生，身長 165 cm，体重 55 kg（入院時）

　数週間前からむくみが目立ち，ここ最近は全身がむくむようになり，身体もだるくなった．尿がビール瓶の色になってきたため受診したところ，そのまま入院となった．足首のあたりを押さえると図 2.16 のようになった．

　TP 5.2 g/dL　**Alb** 2.1 g/dL　**BUN** 15 mg/dL　**Cr** 0.8 mg/dL

　尿たんぱく質 5.1 g/日

解答（例）

◎**注目すべき臨床症状**　浮腫

◎**栄養評価と臨床症状の原因**　TP 5.2 g/dL，Alb 2.1g/dL より，血中たんぱく質の異常な低下が認められ，尿たんぱく質 5.1 g/日と高値である．しかし BUN，Cr の値は基準範囲であり，糸球体濾過量は低下していない．これらのことはネフローゼ症候群の診断基準に該当する．

◎**予想される他の症候**　脂質異常症，ステロイド治療による副作用

◎**栄養管理の内容**　食塩制限食，食欲に対する食事量のコントロール

[症例 2]

　28 歳，女性，身長 159 cm，体重 42kg（42 〜 45 kg の間で増減をくり返す）

〈栄養食事指導を開始〉

管理栄養士「こんにちは．今日はめまいがする，ということでいらしたのですね．何か最近，変わったこととかありませんでしたか？」

患者「最近，仕事が忙しくって，食事をちゃんとしてなかったのです．食欲も沸かないし．体重も 1 か月で 2 kg も減ってしまって．そうしたら，めまいがするようになったんです」

管理栄養士「それは大変ですね．ずっとお仕事は忙しいのですか？」

患者「うーん，だいたい 1 か月おきに忙しいときとそうでないときがあって．忙しいときは，食事の時間も取れないし，食べる気力もなくなってしまって．忙しい時期がやっと終わったのに，めまいはするし，ネイルサロンではこの爪だとやめたほうがいいと言われてしまったし…」

管理栄養士「それは残念ですね．ちょっと，どんな爪なのか見せていただけますか？（図2.17）あら，表面が凸凹しているのね…」

[症例 3]

　67 歳，男性，身長 172 cm，体重 69 kg（20 歳時 62 kg），病名：非代償性肝硬変

　50 歳から C 型肝炎を指摘され，治療を続けていたが，2 年前より非代償性肝硬

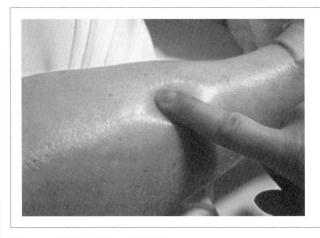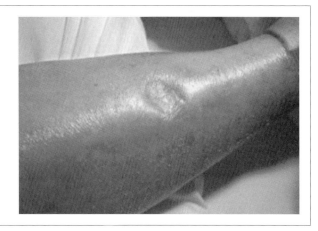

図 2.16　症例 1（カラー口絵参照）
［岸本憲明（写真提供：綾織誠人），臨床栄養，**125**，245（2014）］

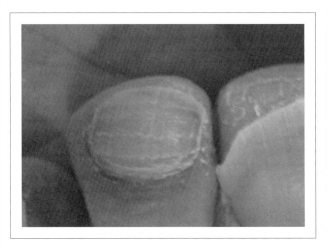

図 2.17　症例 2（カラー口絵参照）
［宮澤 靖，臨床栄養，**125**，688（2014）］

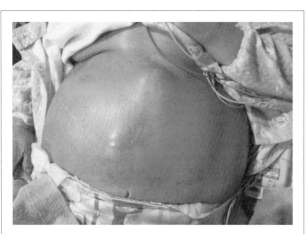

図 2.18　症例 3（カラー口絵参照）
［増井良則，足立洋希，栁内秀勝，臨床栄養，**126**，525（2015）］

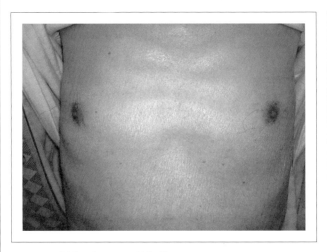

図 2.19　症例 3（カラー口絵参照）
［森脇久隆，白木 亮，臨床栄養，**110**，798（2007）］

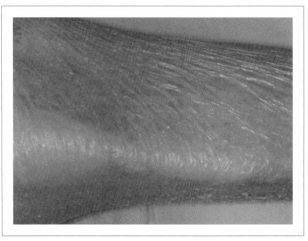

図 2.20　症例 4（カラー口絵参照）
［宮澤 靖，臨床栄養，**125**，688（2014）］

変と指摘された．症状悪化のために再入院となった．チャイルド–ピュー（Child–Pugh）分類では C と判断された．

TP 6.2 g/dL　**Alb**：2.9 g/dL　**AST** 88 U/L　**ALT** 96 U/L　**T-Bil** 2.9 mg/dL
NH₃ 85 μg/dL

〈食事計画のために入院患者のベッドサイド訪問〉

管理栄養士「こんにちは．入院になってしまわれたのですね．だいぶお辛いですか？」

患者「そうですね．ズボンもお腹周りが入らなくなってしまったし，だんだん体が黄色っぽくなっていってね．食欲も沸いてこないんです．」

管理栄養士「本当にお辛そうですね（図 2.18 および図 2.19）．これでは，食欲も落ちてしまいますよね．といっても，食事は大事なので，少しでも食べられるように，計画を立てたいと思いますので，お話しを聞かせてくださいね…」

[症例 4]

74 歳，男性，身長 156 cm，体重 46 kg

寝たきり（全介助）であったが，自宅で家族が介助をしていた．この度，訪問看護師からの紹介で入院となった．食事計画のために，ベッドサイドで問診を行う．

TP 6.9 g/dL　**Alb** 2.9 g/dL　**RBC** 3.0 × 10⁶/μL　**Ht** 33.0 %　**Hb** 9.8 g/dL
CRP 7.2 mg/dL　**BUN** 25 mg/dL　**Cr** 0.44 mg/dL　**ChE** 155 U/L
Na 130 mEq/L　**K** 3.2 mEq/L

訪問看護師からの情報

8 年前，脳出血後の嚥下障害から経管栄養管理となり，胃ろう造設し，在宅経腸栄養管理となった．その後，半年ごとの胃ろう交換に加え，腸閉塞や肺炎などで年に 1 ～ 2 回ほど入院あり．数日前に下剤（ピコスルファートナトリウム）にて排便が誘発されたが，下痢が治まらず，ここ最近で尿量減少．患者の皮膚は写真（図 2.20）のような状態になり，血圧低下が見られるようになった．

---

180 分 ## 2. 6 ｜ 栄養診断

> **ねらい**：栄養評価で得られたデータを根拠とし，栄養介入につながる栄養診断を実施するプロセスを学ぶ．

2.1 ～ 2.5 節の栄養評価では，さまざまな面から患者の栄養状態の評価の意義と手法について学習した．引き続き図 1.1（1.1 節）のフローに従って，これらの栄養アセスメント結果を基に栄養診断を行う．

栄養診断とは，栄養アセスメントに基づき，栄養が関係する問題を引き起こしている原因とその根拠を明らかにして，対象者の栄養状態を総合的に判定することをいい，

表 2.7　栄養診断における領域

① NI	nutrition intake	摂取量	経口摂取や栄養補給方法を通して摂取する，エネルギー，栄養素，生理活性物質などの過不足にかかわる事柄
② NC	nutrition clinical	臨床栄養	医学的または身体的状況に関する栄養問題
③ NB	nutrition ehavioral/environmental	行動と生活環境	知識，信念，態度，物理的環境，食物の入手や食の安全に関連して認識される栄養所見・問題
④ NO	nutrition other	その他の栄養	①〜③に分類されない栄養学的所見

栄養アセスメントと栄養介入の間で実施する重要なステップである.

　医師による医学診断は，多くの臨床研究を基に作成された診断基準に従い，誤った診断がなされないよう慎重に行われる. 管理栄養士が実施する栄養管理においても，同一の対象者に対してそれぞれの管理栄養士が多様な評価と栄養介入を行わないよう国際的な標準化が求められ，その結果として栄養管理プロセス（Nutrition Care Process）が提唱された. 栄養診断は栄養管理プロセスの中でも重要な位置を占めている.

　アメリカ栄養士会（ADA：現在は Academy of Nutrition and Dietetics に名称変更）標準言語委員会は，栄養診断は最終的におもに 3 つの領域から構成されると述べており，各領域には統一された診断項目が定められ，それぞれコード化されている（表 2.7）.

　各領域に分類された栄養診断の用語とコードを表 2.8 に示す.

　栄養診断は栄養介入によって問題が解決できるのか，あるいは少なくとも徴候と症状が改善するのかを明らかにし，栄養領域に限られた現象を診断する. 栄養診断のスキルを身に付けるために栄養問題の原因について根拠を以って思考することが不可欠であり，適切な診断を行うことはその後の栄養介入の方向性を決定づける上でも重要である.

表 2.8　栄養診断コードおよび栄養診断の用語

NI：摂取量			
経口摂取や栄養補給法を通して摂取する，エネルギー・栄養素・液体・生物活性物質にかかわる事柄			
NI-1 エネルギー出納		実測または推定エネルギー出納の変動	
		NI-1.1	エネルギー消費量の亢進
		NI-1.2	エネルギー摂取量不足
		NI-1.3	エネルギー摂取量過剰
		NI-1.4	エネルギー摂取量不足の予測
		NI-1.5	エネルギー摂取量過剰の予測
NI-2 経口・経腸・静脈栄養補給		患者・クライエントの摂取目標量と比較した実測または推定経口・非経口栄養素補給量	
		NI-2.1	経口摂取量不足
		NI-2.2	経口摂取量過剰
		NI-2.3	経腸栄養投与量不足
		NI-2.4	経腸栄養投与量過剰
		NI-2.5	最適でない経腸栄養法
		NI-2.6	静脈栄養量不足
		NI-2.7	静脈栄養量過剰
		NI-2.8	最適でない静脈栄養
		NI-2.9	限られた食物摂取
NI-3 水分摂取		患者・クライエントの摂取目標量と比較した，実測または推定水分摂取量	
		NI-3.1	水分摂取量不足
		NI-3.2	水分摂取量過剰

（つづく）

NI-4	生物活性物質	単一または複数の機能的食物成分，含有物，栄養補助食品，アルコールを含む生物活性物質の実測または推定摂取量			
		NI-4.1	生物活性物質摂取量不足		
		NI-4.2	生物活性物質摂取量過剰		
		NI-4.3	アルコール摂取量過剰		
NI-5	栄養素	適切量と比較した，ある栄養素群または単一栄養素の実測あるいは推定摂取量			
		NI-5.1	栄養素必要量の増大		
		NI-5.2	栄養失調		
		NI-5.3	たんぱく質・エネルギー摂取量不足		
		NI-5.4	栄養素必要量の減少		
		NI-5.5	栄養素摂取のインバランス		
		NI-5.6	脂質とコレステロール	NI-5.6.1	脂質摂取量不足
				NI-5.6.2	脂質摂取量過剰
				NI-5.6.3	脂質の不適切な摂取
		NI-5.7	たんぱく質	NI-5.7.1	たんぱく質摂取量不足
				NI-5.7.2	たんぱく質摂取量過剰
				NI-5.7.3	たんぱく質やアミノ酸の不適切な摂取
		NI-5.8	炭水化物と食物繊維	NI-5.8.1	炭水化物摂取量不足
				NI-5.8.2	炭水化物摂取量過剰
				NI-5.8.3	炭水化物の不適切な摂取
				NI-5.8.4	不規則な炭水化物摂取
				NI-5.8.5	食物繊維摂取量不足
				NI-5.8.6	食物繊維摂取量過剰

			NI-5.9.1 ビタミン摂取量不足	NI-5.9.1.1	ビタミンA摂取量不足
				NI-5.9.1.2	ビタミンC摂取量不足
				NI-5.9.1.3	ビタミンD摂取量不足
				NI-5.9.1.4	ビタミンE摂取量不足
				NI-5.9.1.5	ビタミンK摂取量不足
				NI-5.9.1.6	チアミン（ビタミンB_1）摂取量不足
				NI-5.9.1.7	リボフラビン（ビタミンB_2）摂取量不足
				NI-5.9.1.8	ナイアシン摂取量不足
		NI-5.9 ビタミン		NI-5.9.1.9	葉酸摂取量不足
				NI-5.9.1.10	ビタミンB_6摂取量不足
				NI-5.9.1.11	ビタミンB_{12}摂取量不足
				NI-5.9.1.12	パントテン酸摂取量不足
				NI-5.9.1.13	ビオチン摂取量不足
				NI-5.9.1.14	その他のビタミン摂取量不足
			NI-5.9.2 ビタミン摂取量過剰	N-5.9.2.1	ビタミンA摂取量過剰
				N-5.9.2.2	ビタミンC摂取量過剰
				N-5.9.2.3	ビタミンD摂取量過剰
				N-5.9.2.4	ビタミンE摂取量過剰
				N-5.9.2.5	ビタミンK摂取量過剰
				N-5.9.2.6	チアミン（ビタミンB_1）摂取量過剰
				N-5.9.2.7	リボフラビン（ビタミンB_2）摂取量過剰
				N-5.9.2.8	ナイアシン摂取量過剰
				N-5.9.2.9	葉酸摂取量過剰
				N-5.9.2.10	ビタミンB_6摂取量過剰
				N-5.9.2.11	ビタミンB_{12}摂取量過剰
				N-5.9.2.12	パントテン酸摂取量過剰
				N-5.9.2.13	ビオチン摂取量過剰
				N-5.9.2.14	その他のビタミン摂取量過剰
		NI-5.10 ミネラル	NI-5.10.1 ミネラル摂取量不足	N-5.10.1.1	カルシウム摂取量不足
				N-5.10.1.2	クロール摂取量不足
				N-5.10.1.3	鉄摂取量不足
				N-5.10.1.4	マグネシウム摂取量不足
				N-5.10.1.5	カリウム摂取量不足
				N-5.10.1.6	リン摂取量不足
				N-5.10.1.7	ナトリウム（食塩）摂取量不足
				N-5.10.1.8	亜鉛摂取量不足

（つづく）

						N-5.10.1.9	硫酸塩摂取量不足
NI-5	栄養素			NI-5.10.1	ミネラル摂取量不足	N-5.10.1.10	フッ化物摂取量不足
						N-5.10.1.11	銅摂取量不足
						N-5.10.1.12	ヨウ素摂取量不足
						N-5.10.1.13	セレン摂取量不足
						N-5.10.1.14	マンガン摂取量不足
						N-5.10.1.15	クロム摂取量不足
						N-5.10.1.16	モリブデン摂取量不足
						N-5.10.1.17	ホウ素摂取量不足
						N-5.10.1.18	コバルト摂取量不足
						N-5.10.1.19	その他のミネラル摂取量不足
				NI-5.10.2	ミネラル摂取量過剰	N-5.10.2.1	カルシウム摂取量過剰
						N-5.10.2.2	クロール摂取量過剰
						N-5.10.2.3	鉄摂取量過剰
						N-5.10.2.4	マグネシウム摂取量過剰
						N-5.10.2.5	カリウム摂取量過剰
						N-5.10.2.6	リン摂取量過剰
						N-5.10.2.7	ナトリウム（食塩）摂取量過剰
						N-5.10.2.8	亜鉛摂取量過剰
						N-5.10.2.9	硫酸塩摂取量過剰
						N-5.10.2.10	フッ化物摂取量過剰
						N-5.10.2.11	銅摂取量過剰
						N-5.10.2.12	ヨウ素摂取量過剰
						N-5.10.2.13	セレン摂取量過剰
						N-5.10.2.14	マンガン摂取量過剰
						N-5.10.2.15	クロム摂取量過剰
						N-5.10.2.16	モリブデン摂取量過剰
						N-5.10.2.17	ホウ素摂取量過剰
						N-5.10.2.18	コバルト摂取量過剰
						N-5.10.2.19	その他のミネラル摂取量過剰
		NI-5.11	すべての栄養素	NI-5.11.1	最適量に満たない栄養素摂取量の予測		
				NI-5.11.2	栄養素摂取量過剰の予測		

NC：臨床栄養

医学的または身体的状況に関連する栄養問題

NC-1	機能的項目	必要栄養素の摂取を阻害・妨害する身体的または機械的機能の変化	
		NC-1.1	嚥下障害
		NC-1.2	噛み砕き・咀嚼障害
		NC-1.3	授乳困難
		NC-1.4	消化機能異常
NC-2	生化学的項目	治療薬や外科療法あるいは検査値の変化で示される代謝できる栄養素の変化	
		NC-2.1	栄養素代謝異常
		NC-2.2	栄養関連の検査値異常
		NC-2.3	食物・薬剤の相互作用
		NC-2.4	食物・薬剤の相互作用の予測
NC-3	体重	通常体重または理想体重と比較した，継続した体重あるいは体重変化	
		NC-3.1	低体重
		NC-3.2	意図しない体重減少
		NC-3.3	過体重・肥満
		NC-3.4	意図しない体重増加

NB：行動と生活環境

知識，態度，信念（主義），物理的環境，食物の入手や食の安全に関連して認識される栄養所見・問題

NB-1	知識と信念	関連して観察・記録された実際の知識と信念	
		NB-1.1	食物・栄養関連の知識不足
		NB-1.2	食物・栄養関連の話題に対する誤った信念（主義）や態度（使用上の注意）
		NB-1.3	食事・ライフスタイル改善への心理的準備不足
		NB-1.4	セルフモニタリングの欠如
		NB-1.5	不規則な食事パターン（摂食障害：過食・拒食）
		NB-1.6	栄養関連の提言に対する遵守の限界

（つづく）

（つづき）

NB-1	知識と信念	NB-1.7	不適切な食物選択
NB-2	身体の活動と機能		報告・観察・記録された身体活動・セルフケア・食生活の質などの実際の問題点
		NB-2.1	身体活動不足
		NB-2.2	身体活動過多
		NB-2.3	セルフケアの管理能力や熱意の不足
		NB-2.4	食物や食事を準備する能力の障害
		NB-2.5	栄養不良における生活の質（QOL）
		NB-2.6	自発的摂食困難
NB-3	食の安全と入手		食の安全や食物・水と栄養関連用品入手の現実問題
		NB-3.1	安全でない食物の摂取
		NB-3.2	食物や水の供給の制約
		NB-3.3	栄養関連用品の入手困難
NO：その他の栄養			
摂取量，臨床または行動と生活環境の問題として分類されない栄養学的所見			
NO-1	その他の栄養		摂取量，臨床または行動と生活環境の問題として分類されない栄養学的所見
		NO-1.1	現時点では栄養問題なし

［栄養管理プロセス研究会監修，改訂新版栄養管理プロセス，p.62-64，第一出版（2022）］

A. 栄養診断のステップ

栄養診断を行う手順を表 2.9 に示す．

a. ステップ1

栄養管理プロセスの最初に行う栄養アセスメントは，①食物・栄養に関連した履歴（食物・栄養素の摂取状況，知識・信念，食物・補助品の入手のしやすさなど），②身体計測（身長，体重，BMI など），③生化学データ，医学検査と手順（検査値），④栄養に焦点をあてた身体所見（身体的外見，筋肉や脂肪の消耗，食欲など），⑤既往歴（個人的履歴，医療的・健康・家族履歴など）の 5 つの項目で構成されている．

ステップ1では「経口栄養補給法」「経腸栄養補給法」「静脈栄養補給法」の 3 つの視点から，対象者の現在の推定エネルギー必要量ならびに栄養素の摂取（補給）量に対して，「食物・栄養に関連した履歴」で得られた実際のエネルギーならびに栄養素の摂取（補給）量を対比させて検証し，不足もしくは過剰，あるいはバランスの問題の有無を評価する．

表 2.9　栄養診断のステップ

	内容
ステップ1	栄養評価データ：食形態や栄養素摂取（補給）量の過不足の評価
ステップ2	栄養評価データ：各種検査や身体計測などから徴候や症状を抽出
ステップ3	ステップ1とステップ2との関連性を検討
ステップ4	ステップ1の原因を検証
ステップ5	栄養診断の確定
ステップ6	PES 報告の作成
ステップ7	栄養介入計画の作成

b. ステップ2

栄養アセスメントで得られたデータ（身体計測，血液・生化学検査・医学検査，身体所見，個人履歴）や徴候・症状を，各指標に対する評価基準を用い重症度も含めて丁寧に検証し，問題となるデータを抽出していく．

c. ステップ3

ステップ1で検証したエネルギー・栄養素摂取（補給）量の問題と，ステップ2で抽出した各種データの問題との関連を明らかにする．

d. ステップ4

ステップ3の検証結果を基に，ステップ1で明らかとなったエネルギー・栄養素摂取（補給）量の問題について，「なぜ過不足が生じているのか？」「なぜバランスが乱れているのか？」栄養状態を悪化させている原因の本質を明らかにする．

栄養状態に影響を及ぼす本質的な原因を明確にすることは，有効な栄養介入を行う上で不可欠であり，栄養管理プロセスの中でも重要なステップである．

e. ステップ5

ステップ1～4をふまえ，総合的に栄養診断を行う．診断の際には栄養診断の用語（コード）を用いる（表2.8 参照）．

対象者の栄養状態の判定として，栄養診断の用語（コード）を検討し該当するものをすべて抽出するが，最終的には3つまでに絞り込む．

【栄養診断の用語（コード）の絞り方】

対象者の栄養状態の問題が1つのコードでは解決できない場合，複数の栄養診断コードの選択を検討する必要がある．

たとえば，後述する〈PES報告例〉において，栄養上の問題として「炭水化物の不適切な摂取」以外にも，エネルギー摂取量も多く，加えて運動量が低下し消費エネルギーが減少していたとする．その場合，エネルギー摂取の視点から「エネルギー摂取量過剰（NI-1.5）」，また運動量の少なさに関しては「身体活動不足（NB-2.1）」のコードを検討する必要がある．このように複数の栄養診断コードが該当する場合，コードは3つ以内に絞り，さらに栄養上の問題の重症度によって「#（ナンバー）1. 炭水化物の不適切な摂取」「# 2. エネルギー摂取量過剰」「# 3. 身体活動不足」など優先順位を決め，改善へのアプローチを考えていく．また，コードを絞る際にどちらの領域にも重症度に差がない場合は，「摂取量に関する栄養診断（NI）」を優先的に加えるよう検討する．複数の栄養診断コードを選択した場合，それぞれに対してPES報告を作成する．

コードには，一見，類似しているものもある．たとえば「エネルギー摂取量過剰（NI-1.5）」「経口摂取量過剰（NI-2.2）」はどちらも過栄養を判定する診断に思えるが，その問題を引き起こしている本質的な病因（原因）に着目すると相違は明らかである．「エネルギー摂取量過剰」は，静脈栄養・経腸栄養の摂取過剰が含まれ，また高エネルギーの飲食物の摂取がみられるのに対し，「経口摂取過剰」は，大食漢（ドカ食い）の習慣や心理的要因などが，危険因子として挙げられる．栄養状態を悪化させている根本的な要因をよく検討することが，次に続く栄養介入計画を効果的なものにするために重

要である.

f. ステップ6

栄養診断の用語（コード）が確定したら，PES報告を作成する．PES報告とは，栄養状態に問題（P：problem）が生じている根拠（S：sign/symptoms）と原因（E：etiology）を一文で明確に示すことをいう.

具体的な報告文としては「Sの状態であることから，Eが原因となった（関係した），Pである」のように記載する．ステップ1〜3で検証した対象者の異常を示す栄養アセスメントデータがPES報告のS（根拠）に当たり，ステップ4で検討された対象者の栄養状態を悪化させている本質的な原因や要因がE（原因）に当たり，ステップ5で確定した対象者の栄養診断の用語（コード）がP（栄養状態の問題）に該当する．文章構造上，英語ではPESの順で記載するが，日本語ではSEPの順になるので注意する.

〈PES報告例〉

(S) FBS高値162 mg/dL，HbA1c高値7.8%，炭水化物エネルギー比率71%であることから，(E) ぶどう糖果糖液糖ならびにスクロースを含む飲料の多飲が原因となった，(P) 炭水化物摂取量過剰（N1-5.8.2）である.

---

g. ステップ7

栄養状態を悪化させている本質的な原因に着目し，栄養介入計画を検討する．栄養介入計画は「モニタリング計画（Mx：monitoring plan）」「栄養治療計画（Rx：therapeutic plan）」「栄養教育計画（Ex：educational plan）」の3つの視点から考える.

Mx）モニタリング計画：栄養摂取（補給）量の過不足，各種のデータ，徴候・症状などのなかで栄養評価上，問題となる項目を抽出し，モニタリングする.

Rx）栄養治療計画：栄養治療に介入する者が対象者に対して実施する栄養素摂取（補給）量や栄養状態改善のための方法を記載する.

Ex）栄養教育計画：対象者に実践する栄養教育内容を記載する.

課題2-13　該当する栄養診断コードの選択とPES報告

(1) 症例1を参考に，症例2〜症例6について，該当する栄養診断コードをすべてリストアップする.

(2) リストアップした栄養診断コードの中で，特に大切な栄養診断コードを3つ以内で選択し下線を引く．できれば1つに絞るのが望ましい.

(3) 栄養診断コードをリストアップした症例に対し，PES報告の形式で栄養診断記録を記述する.

(4) (1)〜(3) について，各グループでディスカッションし，発表する.

[症例 1]

年齢	45 歳	性別	男性	職業	会社員（営業職・課長）
主病名	脂質異常症				
臨床所見 （空腹時）	**身長** 175 cm **体重** 80 kg （最近 1 年で 10 kg 増加） **血圧** 130/80 mmHg	**TP** 7.5 g/dL, **Alb** 4.5 g/dL, **FBS** 115 mg/dL, **HbA1c** 6.2%, **TC** 203 mg/dL, **TG** 292 mg/dL, **HDL‑C** 42 mg/dL, **BUN** 10 mg/dL, **Cr** 0.8 mg/dL, **AST** 36 U/L, **ALT** 50 U/L, γ**GT** 152 U/L			
現病歴と経緯	1 年前に会社内での異動があり，事務職から営業職に変わった．そのため，付き合いで飲酒する機会が増え，それに伴って体重が増加した．会社の健診を受けたところ，異常を指摘され，来院した．				
食事摂取状況と 生活スタイル	朝食は自宅，昼食は妻の手作り弁当持参．平日の夕食はほぼ外食．一晩で日本酒 3 合以上は飲酒．揚げ物など脂っこい料理が中心の食事．よくない食生活だとは思っているが，付き合いなので断りにくい．休日は，バランスのとれた野菜中心の食事を妻が作ってくれるが，日本酒は飲んでいる．間食はほとんどしない．営業は車だが，通勤時 1 駅歩く，休日はジョギングと身体を動かすよう心がけている． 栄養摂取状況*：エネルギー 2,650 kcal，たんぱく質 82 g，脂質エネルギー比率 35%，アルコール（純アルコール）摂取量 70 g				

*本書のエネルギーおよび栄養素の表記については，p.61 参照のこと．

該当する栄養診断コード：候補コードと選択された（下線）コード

NI‐1.3 エネルギー摂取量過剰

NI‐4.3 アルコール摂取量過剰

NI‐5.6.2 脂質摂取量過剰

NC‐3.3 過体重・肥満

〈PES 報告例〉

10 kg/年の体重増加（BMI 26.2），TG 292 mg/dL，γGT 152 U/L と高値を示していることから，異動に伴う飲酒機会の増加とアルコール摂取と健康の関連に関する知識不足を原因とする，アルコール摂取量過剰である．

[症例 2]

年齢	65 歳	性別	女性	職業	パート（レジ業務）
主病名	胃がんの術後（幽門部切除）				
臨床所見 （空腹時）	**身長** 165 cm **体重** 55 kg **血圧** 105/55 mmHg	**Alb** 3.0 g/dL, **FBS** 95 mg/dL, **TC** 80 mg/dL, **RBC** $3.5 \times 10^6/\mu$L, **Hb** 10.0 g/dL, **Ht** 31%, **BUN** 13 mg/dL, **Cr** 0.8 mg/dL, **CRP** 3.5 mg/dL			
現病歴と経緯	市の健診にて胃がん疑いとなり，精査のため来院．幽門部の胃がんと診断され，入院・手術となった．胃（幽門部）を 1/2 程度切除．術後の経過は順調であったが，術後 1 週間程して食が進まなくなり，退院が延期となっている状況．				
食事摂取状況と 生活スタイル	術後 1 週間は順調に食が進み，全粥に副食 1/2 量で全量摂取できていた．ところが，少し急いで食事をした後に激しい腹痛が起きてから，再度の腹痛への不安から食事が進まなくなった．ここ 1 週間，主食・副食ともに，提供量の 1/2 程度しか摂取できていない． 栄養摂取状況：エネルギー 850 kcal，たんぱく質 32 g，炭水化物エネルギー比率 56%				

［症例 3］

年齢	85 歳	性別	女性	職業	無職
主病名	嚥下障害，仙骨部褥瘡				
臨床所見 （空腹時）	身長 140 cm 体重 30 kg（1 か月で 2 kg 減少） 血圧 110/60 mmHg		TP 5.5 g/dL，Alb 2.1 g/dL，FBS 105 mg/dL， TC 85 mg/dL，BUN 30 mg/dL，Cr 0.7 mg/dL， Na 144 mEq/L，WBC 11.0 × 10³/μL， Hb 8.7g/dL，CRP 5 mg/dL		
現病歴と経緯	半年程前に，段差につまずき転倒．足を骨折し，寝たきりとなる．夫は 2 年前に他界しており，娘夫婦が同居して面倒をみている．寝たきりになってから元気がなくなり，体重が少しずつ落ちてきていた．1 か月程前から水や食事をするとむせるようになり，苦しいのか食事をすることを拒否するようになった．心配した娘が病院に来院した．				
食事摂取状況と 生活スタイル	食事を拒否するようになってから，母に食事を食べてもらいたい一心で，知識はないものの，食べやすいように食事を工夫していた．食事をつぶしてみたり，少しずつ頻回に食べさせてみたりしていた．現在は，食事を約半分程度摂取．時間をかけてむせながら食べている状況． 栄養摂取状況：エネルギー 650 kcal，たんぱく質 20 g，動物性たんぱく質比率 32%				

［症例 4］

年齢	52 歳	性別	男性	職業	トラック運転手
主病名	糖尿病，脂質異常症				
臨床所見 （空腹時）	身長 180 cm 体重 100 kg 血圧 145/92 mmHg		TP 6.9 g/dL，Alb 4.3 g/dL，FBS 170 mg/dL， HbA1c 8.0%，TG 150 mg/dL，LDL-C 85 mg/ dL，HDL-C 30 mg/dL，BUN 15 mg/dL， Cr 0.9 mg/dL，AST 30 U/L，ALT 45 U/L， γGT 180 U/L		
現病歴と経緯	人間ドックで異常値を指摘され，病院に行くよう勧められる．来院とともに，食事改善のための栄養指導と内服が開始（降圧薬と脂質異常症薬）となった．				
食事摂取状況と 生活スタイル	独居．職業柄，食事時間が不規則．日勤のときもあれば，夜勤のときもある．1 日 1 ～ 2 食がほとんど．朝食にサンドイッチと菓子パン 2 個，仕事が終わったら居酒屋で飲酒し，焼酎中心で，1 日 300 mL 程度は飲む．つまみは肉や魚で野菜はほとんど食べない．飲酒のシメは，カップラーメン．ごはんを食べる時には丼ぶりで食べる．仕事中にお腹が空いたときには，煎餅を食べる．運転手をしていると，運動している時間はない． 栄養摂取状況：エネルギー 2,550 kcal，たんぱく質 85 g，炭水化物エネルギー比率 62%，食物繊維（総量）11 g				

［症例 5］

年齢	83 歳	性別	女性	職業	無職
主病名	アルツハイマー型認知症				
臨床所見 （空腹時）	身長 153 cm 体重 40 kg 血圧 110/70 mmHg 嚥下機能に問題なし		TP 6.3 g/dL，Alb 3.3 g/dL，FBS 88 mg/dL， TC 202 mg/dL，TG 128 mg/dL，BUN 13 mg/dL， Cr 0.5 mg/dL，Hb 12.4 g/dL，Na 141 mEq/L		
現病歴と経緯	5 年前から認知症を発症．家族の負担を減らすため，1 年前から高齢者施設に入所．最近，食欲にムラがでてきて，食事を残すようになった．介護職員や家族の食事摂取への促しや介助は拒否．				
食事摂取状況と 生活スタイル	食事は，全量摂取する日もあれば，主食，副食ともに 1 割程度しか摂取しない日もある．誰かが側にいると食事摂取しない傾向がある．甘い物が好きなので，家族が差し入れにアイスクリームやゼリーなどを持参すると喜んで食べる． 栄養摂取状況：エネルギー 1,010 kcal，たんぱく質 21 g，炭水化物エネルギー比率 65%				

[症例6]

年齢	80歳	性別	女性	職業	無職
主病名	糖尿病腎症				
臨床所見 (空腹時)	**身長** 155 cm **体重** 45 kg **血圧** 148/97 mmHg	**Alb** 3.2 g/dL, **FBS** 132 mg/dL, **HbA1c** 7.5%, **BUN** 35 mg/dL, **Cr** 2.1 mg/dL, **eGFR** 37mL/分/1.73 m², **Hb** 9.5 g/dL, 尿糖 2+, 尿たんぱく質 3+			
現病歴と経緯	糖尿病腎症があり通院中. 経口糖尿病薬と降圧薬を内服している. 買い物に行った際につまずき転倒・骨折. 松葉づえ生活. 外来受診した際, 検査値が不良なので, 食事の話を聞いてはどうかと勧められた.				
食事摂取状況と 生活スタイル	息子と二人暮らし. 息子は働いているので, 料理がほとんどできない. 本人が家事を担当していたが, 骨折後は不可能になった. 金銭面の問題があり, 宅配食は利用せず, 息子に帰宅時や休日に総菜や冷凍食品を購入してきてもらうことで対処している. 甘い物好き. あっさりした食事を好む. 本人は食事に無頓着だが息子は母の状況を心配している. 栄養摂取状況：エネルギー 1,400 kcal, たんぱく質 70 g, 食塩摂取量 11 g 程度				

発展課題 2-1

PES 報告に基づいて, 栄養介入とモニタリングの内容についてディスカッションし, 発表する.

2.7 栄養計画 1　栄養補給法──経管栄養法　　360分

> **ねらい**：経腸（経管）栄養法の実際を理解するとともに, さまざまな経腸栄養剤の成分や特徴を把握し, 病態に応じた経腸栄養剤の内容と使用量を検討する.
>
> **準備するもの**：さまざまな経腸栄養剤, 透明グラスコップ, はさみ

　患者の栄養補給法は経腸栄養法と静脈栄養法に大別され, 消化管が安全に使用できる場合は経腸栄養法になる. 経腸栄養法は静脈栄養法に比べて安全であり, 経費および利便性の面においてそのメリットは大きい. 経腸栄養法のルートは経口, 経口摂取不可能で短期間の場合は経鼻経管, 長期間におよぶ場合は胃瘻や腸瘻になる. 胃瘻の場合は, 経皮内視鏡的胃瘻造設術（PEG）が広く用いられ, 在宅での管理も容易になっている. しかし, PEG 利用の是非が問われており, 利用には本人と家族に十分な説明と同意が必要である.

　経腸栄養剤にはさまざまな種類があり, 成分栄養剤, 消化態栄養剤, 半消化態栄養剤および天然濃厚流動食に分けられる. 現在, 半消化態栄養剤はさまざまな特徴をもった新製品が発売されており, 味の面でもかなり改良され飲みやすくなった. また半消化態栄養剤の多くは医薬品でなく食品であるため, 患者に処方する場合は食事として管理（管理栄養士が管理）することになる.

課題2-14　経腸栄養剤について

(1) 表2.10，表2.11に示す経腸栄養剤を可能な限り多種類用意する．用意された経腸栄養剤を試飲し，味や栄養素について評価する．また，それらの特徴と対象についても考察する．

発展課題2-2

　表2.10，表2.11に示した経腸栄養剤以外の栄養剤について調査し，同様の様式にまとめる．また，それぞれの特徴と対象についても考察する．

課題2-15　経腸栄養剤を必要とする症例の栄養管理

(1) 検討の考え方について，症例1を例として示す．

[症例1]

生年月日	19XX年3月21日 （79歳）	性別	男性	職業	無職
主病名	糖尿病				
臨床所見 （空腹時）	**身長** 167 cm，**体重** 61 kg		**FBS** 142 mg/dL，**HbA1c** 7.6%		
現病歴と経緯	5年前から糖尿病で食事・薬物療法を受けている．3日前に自宅の屋根を修理している際に足を滑らせ転落し緊急入院となった．現在，容体は安定しているが，両腕の骨折，胸部打撲および嚥下障害を伴ったため，短期間の経管栄養管理を行うことになった．ベッド上での安静が指示されている．薬物はα-グルコシダーゼ阻害剤を服用しているが，血糖管理は十分ではない．				

【検討手順と考え方】

①栄養評価を行い，本症例の栄養管理項目は何か，またその治療に対する必要な栄養素は何か，について検討しなければならない．

　　第一に重要なのは血糖管理であり，食後高血糖を予防できる食材などを選択する必要がある．第二に骨折・外傷の治癒に対する栄養素を十分に供給することである．

②推定エネルギー必要量を決定する．ハリス-ベネディクトの式によりBEEを算出すると1,206 kcalとなる．活動係数は1.1〜1.2とし，骨折・外傷の治癒目的のためにストレス係数（表2.12）は1.2〜1.35程度とすると，推定エネルギー必要量は1,206 × 1.1〜1.2 × 1.2〜1.35 ＝ 1,591〜1,953 kcalとなる．患者が高齢者で，糖尿病によるエネルギー制限が必要であることを考慮すると，1,600 kcalが適正と考えられる．

③次に，表2.10，表2.11より糖尿病管理として有用と思われる3種の経腸栄養剤を選択する（炭水化物が少ないグルセルナ，デキストリンを使用していないInslowとグルコパルが該当する）．

　　本症例に対する推定エネルギー必要量を1,600 kcalと設定した際の各経腸栄養剤の栄養成分を表2.13に示す．それぞれの経腸栄養剤を選択した場合，必要な栄

表 2.10　経腸栄養剤成分表　1

		エレンタール*2	ヘパンED*2	ラコールNF	ツインラインNF	エンシュアリキッド	グルセルナREX	ブルモケアEx	CZ-Hi	ヘパス
	メーカー	EAファーマ	EAファーマ	大塚製薬	大塚製薬	アボットジャパン	アボットジャパン	アボットジャパン	クリニコ	クリニコ
100 mLあたりの栄養組成	エネルギー（kcal）	100*2	103*2	100	100	100	100	150	100	160
	水分（g）			85%	85%		85	78.72	84.0	74.4
	たんぱく質（g）	4.4*2	3.6*2	4.38	4.05	3.52	4.2	6.24	5.0	5.2
	脂質（g）	0.17*2	0.9*2	2.23	2.78	3.52	5.55	9.2	2.2	5.4
	炭水化物（g）	21.1*2	19.9*2	15.62	14.68	13.7	9.7	10.56	17.1	26.56
	食物繊維（g）						0.9		2.4	4
ビタミン100 kcalあたり	ビタミンA*1（µg）	216（IU）	232（IU）	207（IU）	207（IU）	250（IU）	104	105.6	75	63
	ビタミンD（µg）	0.43	1.24	0.34	13.5（IU）	20.0	0.85	0.69	0.5	0.5
	ビタミンE（mg）	1.0	4.86	0.65	0.67	3.0	2.7	3.73	1.2	37.5
	ビタミンK（µg）	3.0	14.18	62.5	6.25	7.0	3.0	3.4	8.0	15.0
	ビタミンB₁（mg）	0.05	0.23	0.38	0.20	0.15	0.12	0.32	0.16	0.14
	ビタミンB₂（mg）	0.06	0.23	0.245	0.225	0.17	0.18	0.32	0.18	0.15
	ナイアシン（mg）	0.73	1.06	2.5	2.48	2.00	1.7	3.2	2.00	2.2
	ビタミンB₆（mg）	0.07	0.18	0.375	0.248	0.20	0.21	0.32	0.30	0.25
	ビタミンB₁₂（µg）	0.24	0.70	0.32	0.315	0.60	0.30	0.64	0.30	0.5
	葉酸（µg）	14.7	42.5	37.5	25	20	20	43.5	30	25
	パントテン酸（mg）	0.37	0.49	0.958	0.94	0.5	0.7	1.41	1.0	0.5
	ビタミンC（mg）	2.6	7.55	28.1	24.45	15.2	11	21.3	10	50
	ビオチン（µg）	13.0	12.6	3.86	3.85	15.2	4.0	7.4	5.0	
ミネラル100 kcalあたり	ナトリウムNa（mg）	86.7	59.3	73.8	69	80	94	86.6	90	69
	クロールCl（mg）	172.3	121.4	117	106.5	136	100	100	130	12.5
	カリウムK（mg）	72.5	70.4	138	117.5	148	100	116	150	26.5
	カルシウムCa（mg）	52.5	78.9	44	44	52	70	64	75	37.5
	マグネシウムMg（mg）	13.3	12.9	19.3	14	20	21	24	38	20
	リンP（mg）	40.5	60.9	44	53	52	65	64	75	32.5
	鉄Fe（mg）	0.6	0.34	0.625	0.63	0.9	1.4	1.41	1.1	3.75
	亜鉛Zn（mg）	0.6	1.2	0.64	0.945	1.5	1.2	1.15	1.1	1.2
	銅Cu（µg）	70	0.07	125	23	100	160	140	100	
	マンガンMn（mg）	0.1	0.09	0.133	0.160	0.20			0.18	
	ヨウ素I（µg）	5.1	8.0						15.0	
	セレンSe（µg）			2.5	1.2		2.0		4.0	
	硫黄S（mg）									
	クロムCr（µg）						0.7		4	
	モリブデンMo（µg）						3		12	
主原料	主要成分	アミノ酸（17種）デキストリン大豆油電解質（11種）ビタミン（14種）	アミノ酸（14種）デキストリン大豆油電解質（11種）ビタミン（14種）	乳カゼイン分離大豆たんぱく質トリカプリリン大豆油シソ油パーム油マルトデキストリン精製白糖他	マルトデキストリン乳たんぱく質トリカプリリンサフラワー油砂糖大豆たんぱく質グァーガム分解物粉末ラクトスクロース他	カゼイン分離大豆たんぱく質デキストリンショ糖コーン油ミネラルビタミン他	デキストリンカゼインNaなたね油ひまわり油大豆多糖類果糖食物レシチン他	カゼインNaショ糖なたね油マルトデキストリンココナッツオイルコーン油ひまわり油植物レシチン他	豆乳デキストリン乳たんぱく質難消化性デキストリン植物油精製魚油ミルクオリゴ糖乾燥酵母他	デキストリングラニュー糖ラフィノース植物油ミルクオリゴ糖カゼイン消化物精製魚油乾燥酵母難消化性デキストリンロイシンカゼインNa他
その他	浸透圧（mOsm/L）	761	633	330～360	470～510	330	560	384	300	650
	容量（mL）	80 g/粉/袋	80 g/粉/袋	200/400	400	250	200/400	240	200	125
	容器	アルミ包装	アルミ包装	アルミパウチ	アルミパウチ	缶	バッグ	缶	紙パック	紙パック

*1　レチノール活性当量，*2　粉末タイプのため，1包（80 g）を300 mL（標準濃度）にした場合の100 mLあたりとして算出

表 2.11　経腸栄養剤成分表　2

		Inslow	リーナレンLP	リーナレンMP	テルミールミニα	イムンα	レナウェルA	レナウェル3	アイソカルプラスEx	リソースグルコパル
	メーカー	明治	明治	明治	テルモ	テルモ	テルモ	テルモ	ネスレヘルスサイエンス	ネスレヘルスサイエンス
100 mLあたりの栄養組成	エネルギー（kcal）	100	160	160	160	125	160	160	150	128
	水分（g）	84.2	75.84	74.88	75.2	80.0	75.2	75.2	76.5	79.2
	たんぱく質（g）	5.0	1.6	5.6	5.84	6.5	0.6	2.4	7.5	6.4
	脂質（g）	3.3	4.5	4.5	6.0	3.8	7.12	7.12	6.9	4.24
	炭水化物（g）	13.9	29.6	25.6	19.36	16.5	23.44	21.6	14.85	17.12
	食物繊維（g）	1.5	1.6	1.6	2.0	0.6	2.4	2.4	0.75	1.6
ビタミン100 kcalあたり	ビタミンA*（μg）	75	60	60	85	121.6	15	15	80	86.25
	ビタミンD（μg）	0.75	0.13	0.13	0.55	0.668	0.063	0.063	0.6	1.312
	ビタミンE（mg）	8.0	1.0	1.0	3.0	4.0	3.0	3.0	0.9	10.81
	ビタミンK（μg）	0.6	2.1	1.4	7.5	10.0	4.8	4.8	6.0	3.75
	ビタミンB_1（mg）	0.60	0.12	0.12	0.5	0.28	0.25	0.25	0.20	0.65
	ビタミンB_2（mg）	0.50	0.13	0.13	0.24	0.32	0.34	0.34	0.23	0.65
	ナイアシン（mg）	1.60	1.6	1.6	2.25	3.0	4.0	4.0	3.0	3.625
	ビタミンB_6（mg）	0.30	1.6	1.0	0.5	0.67	0.50	0.50	0.25	0.65
	ビタミンB_{12}（μg）	0.90	0.24	0.24	1.5	2.00	1.25	1.25	0.30	1.081
	葉酸（μg）	50	63	63	50	67	50	50	25	53.75
	パントテン酸（mg）	1.0	0.5	0.5	0.9	1.2	1.8	1.8	1.3	1.687
	ビタミンC（mg）	40	9	9	30	40	15	15	20	43.1
	ビオチン（μg）	0.55	0.14	0.4	6.5	8.8			5.0	18.75
ミネラル100 kcalあたり	ナトリウムNa（mg）	70	30	60	75	96	30	30	70	75
	クロールCl（mg）	60	7.5	10	50	60	7.5	7.5	86	100
	カリウムK（mg）	80	30	30	75	104	10	10	120	125
	カルシウムCa（mg）	80	30	30	60	56	5	5	70	70
	マグネシウムMg（mg）	25	15	15	30	28	1.5	1.5	32	35
	リンP（mg）	80	20	35	40	70	10	10	76	78.1
	鉄Fe（mg）	1.0	1.5	1.5	1.2	1.2	1.25	1.30	1.00	1.25
	亜鉛Zn（mg）	1.0	1.5	1.5	1.2	1.2	0.025	0.03	1.1	1.875
	銅Cu（μg）	50	75	75	100	100	1	2	80	188
	マンガンMn（mg）	0.014	0.23	0.23	0.40	0.40	0.006	0.006	0.4	0.6
	ヨウ素I（μg）	1.4	15	15	35	35.2			13	33.1
	セレンSe（μg）	3.5	9	9	3.0	7.2			3.0	5.0
	硫黄S（mg）				25	80				
	クロムCr（μg）	3	3	3	4	8			3.5	5.625
	モリブデンMo（μg）	1.9	2.5	2.5	3	6			2.5	4.375
主原料	主要成分	パラチノース乳たんぱく質デキストリン食用油脂難消化性デキストリン乳リン脂質抽出物塩食用酵母キシリトール他	デキストリンパラチノース食用油脂乳たんぱく質難消化性デキストリン食用酵母シャンピニオンエキス他	デキストリンパラチノース食用油脂乳たんぱく質難消化性デキストリン食用酵母シャンピニオンエキス他	デキストリン植物油乳たんぱく質食物繊維オリゴ糖大豆たんぱく質昆布抽出物酵母他	デキストリン小麦たんぱく質加水分解物植物油中鎖脂肪酸トリグリセリド魚油フラクトオリゴ糖大豆ふすま乳たんぱく質他	デキストリン難消化性デキストリントレハロースセルロースカゼインNa植物油乳化剤他	デキストリン難消化性デキストリンセルロース乳性たんぱく質カゼインNa植物油乳化剤他	デキストリンカゼインCa大豆油中鎖脂肪酸油ショ糖食物繊維精製魚油酵母調整品アルギニン他	タピオカデキストリンパラチノースカゼインCaなたね油食物繊維中鎖脂肪酸油酵母調整品アルギニン他
その他	浸透圧（mOsm/L）	500	720	730	470	440	390	340	390	580
	容量（mL）	200	125	125	125	200	125	125	200	125
	容器	紙パック	紙パック	紙パック	紙パック	紙パック	紙パック	紙パック	紙パック	紙パック

＊レチノール活性当量

表 2.12　活動係数およびストレス係数

	状態		係数	適応例
活動係数	寝たきり		1.0〜1.1	
	ベッド上安静		1.2	
	ベッド以外での活動		1.3	1日1時間程度の歩行
	低い	身体活動レベルⅠ	1.45〜1.50	1日2時間程度の歩行や立位での活動
	ふつう	身体活動レベルⅡ	1.70〜1.75	1日2時間程度の歩行および筋肉活動
	高い	身体活動レベルⅢ	1.95〜2.00	1日2時間程度の歩行および重い筋肉活動
ストレス係数	手術（術後3日間）	軽度	1.2	胆嚢・総胆管切除，乳房切除
		中等度	1.4	胃亜全摘，大腸切除
		高度	1.6	胃全摘，胆管切除
		超高度	1.8	膵頭十二指腸切除，肝切除，食道切除
	肝移植		1.2	
	臓器障害		1.2	1臓器につき0.2増加
		4臓器以上	2.0	
	骨髄損傷		0.8〜0.9	
	アルコール依存症		0.85〜0.9	
	外傷	骨折	1.35	
		筋肉	1.25〜1.5	
		頭部損傷	1.6	
		複合外傷	1.5〜1.7	
		ステロイド剤使用	1.6〜1.7	人工呼吸器使用の場合
		褥瘡	1.2〜1.6	
	感染症	軽度	1.2〜1.5	流行性感冒など
		重症	1.5〜1.8	敗血症など
	熱傷	体表面積　〜20%	1.0〜1.5	熱傷範囲10%ごとに0.2増加
		体表面積21〜40%	1.5〜1.85	
		体表面積41〜100%	1.85〜2.05	
	がん		1.1〜1.3	
	発熱	37℃	1.2	36℃から1℃上昇ごとに0.2増加
		38℃	1.4	
		39℃	1.6	
		40℃以上	1.8	

患者の推定エネルギー必要量は，以下のハリス—ベネディクトの式より BEE を求め，上記の係数を乗じて算出する．
男性：BEE（kcal/日）＝66.47＋13.75×体重（kg）＋5.0×身長（cm）−6.76×年齢（歳）
女性：BEE（kcal/日）＝655.1＋9.563×体重（kg）＋1.85×身長（cm）−4.68×年齢（歳）
［病態栄養認定管理栄養士のための病態栄養ガイドブック改訂第5版，日本病態栄養学会編，p.54，南江堂（2016）より一部改変］

養成分は十分に摂取可能と考えられる．現在市販されている経腸栄養剤は，日本人の食事摂取基準に基づき作成されているため，エネルギー必要量を確保することで，ビタミン，ミネラルなどの栄養成分は過不足を生じることはほとんどない．たとえば Inslow を選択すれば，Inslow 8 パック（1,600 kcal）がこの症例に適した経腸栄養剤の内容と量になる．

【留意点について】

現時点での栄養評価の情報が限られているため，上記の内容を適切に管理することができれば十分である．しかし，薬剤を使用しているため，併用による低血糖症状などの発症には十分に注意して投与しなければならない．また，浸透圧が高い食品を選択した場合，下痢などの腹部症状も評価しなければならない．さらに，症状悪化や合併症の併発により，水分制限の有無，栄養不良の有無，発熱や炎症の有無，貧血の有

表 2.13　例題症例 1 に対する経腸栄養剤の選択と検討項目

	Inslow	リソース グルコパル	グルセルナ REX	食事摂取基準 2020 年版 身体活動 I		病態・病状に対する効能
	8 本分 (1,600 kcal)	10 本分 (1,600 kcal)	8 本分 (1,600 kcal)	男性，75 歳以上		
エネルギー（kcal）	1,600	1,600	1,600	1,800		
水分（g）	1,347.2	990	1,360			水制限の有無
たんぱく質（g）	80	80	67.2	60.0	推奨量	栄養不良の有無
脂質（g）	52.8	53	88.8	50.0*2	目標量	脂質代謝の状態
炭水化物（g）	222.4	214	155.2	270*3	目標量	血糖管理に対する十分な糖質源の確保
食物繊維（g）	24	20	14.4	20	目安量	血糖上昇に対する効能
ビタミン A*1（μg）	1,200	1,078.13	1,664	800	推奨量	粘膜・骨の形成
ビタミン D（μg）	12	16.4	13.6	8.5	目安量	Ca，P 代謝
ビタミン E（mg）	128	135.13	43.2	6.5	目安量	抗酸化作用
ビタミン K（μg）	9.6	46.88	48	150	目安量	凝固因子
ビタミン B1（mg）	9.6	8.13	1.92	1.2	推奨量	糖代謝
ビタミン B2（mg）	8	8.13	2.88	1.3	推奨量	口腔内の炎症予防
ナイアシン（mg）	25.6	45.313	27.2	13	推奨量	皮膚炎の予防
ビタミン B6（mg）	4.8	8.13	3.36	1.4	推奨量	たんぱく代謝
ビタミン B12（μg）	14.4	13.513	4.8	2.4	推奨量	貧血予防
葉酸（μg）	800	671.88	320	240	推奨量	貧血予防
パントテン酸（mg）	16	21.088	11.2	6.0	目安量	栄養素代謝
ビタミン C（mg）	640	538.8	176	100.0	推奨量	抗酸化作用
ビオチン（μg）	8.8	234.38	64	50	目安量	脂肪酸代謝
ナトリウム Na（mg）	1,120	938	1,504	600	推定平均必要量	食塩制限
クロール Cl（mg）	960	1,250	1,600			食塩制限
カリウム K（mg）	1,280	1,563	1,600	2,500	目安量	K の管理
カルシウム Ca（mg）	1,280	875	1,120	700	目安量	骨粗鬆症予防
マグネシウム Mg（mg）	400	438	336	320	推奨量	骨粗鬆症予防
リン P（mg）	1,280	976.3	1,040	1,000	目安量	骨粗鬆症予防
鉄 Fe（mg）	16	15.63	22.4	7.0	推奨量	貧血予防
亜鉛 Zn（mg）	16	23.438	19.2	10	推奨量	味覚異常予防
銅 Cu（μg）	800	2344	2,560	800	推奨量	貧血予防，酵素反応の補助
マンガン Mn（mg）	0.224	7.5		4	目安量	骨形成，酵素反応の補助
ヨウ素 I（μg）	22.4	413.8		130	推奨量	甲状腺ホルモンの生成
セレン Se（μg）	56	62.5	32	30	推奨量	抗酸化
クロム Cr（μg）	48	70.313	11.2	10	目安量	糖・脂質代謝
モリブデン Mo（μg）	30.4	54.688	48	25.0	推奨量	酵素反応の補助
浸透圧（mOsm/L）	500	580	560			
容量（mL）	1,600	1,250	1,600			

*1　レチノール活性当量，*2　脂質エネルギー比率 20 ～ 30%：25%として計算した値，*3　炭水化物エネルギー比率 50 ～ 65%：60%として計算した値

無などを配慮し，必要な栄養成分について再検討し対応しなければならない．

（2）症例 1 を参考に，症例 2 ～症例 8 の栄養管理，特に栄養補給について，表 2.10，表 2.11 を参考に検討する．各グループでディスカッションし，発表する．

[症例 2]

生年月日	19XX 年 4 月 18 日 (21 歳)	性別	男性	職業	学生
主病名	下顎骨折				
臨床所見 (空腹時)	身長 172 cm，体重 61 kg				
現病歴と経緯	交通事故による骨折で下顎固定され咀嚼不可能になる．ストローで飲水のみ可．外傷もあるためベッド上安静．				

[症例 3]

生年月日	19XX 年 7 月 8 日 (74 歳)	性別	男性	職業	無職
主病名	舌がん				
臨床所見 (空腹時)	**身長** 165 cm, **体重** 43.9 kg	**TP** 6.3 g/dL, **Alb** 3.2 g/dL, **Hb** 10.7 g/dL, **BUN** 29 mg/dL, **Cr** 1.1 mg/dL, **K** 5.5 mEq/L, **Na** 128 mEq/L			
現病歴と経緯	平成○○年 7 月に舌がんを指摘された．翌月より化学療法を開始したが，徐々に嚥下困難，誤嚥がみられるようになり，呼吸困難が出現したため気管切開（図 2.22）を行った．その後，経鼻チューブで経腸栄養剤投与開始．3 年前より腎機能低下が認められ，経過観察中である．				

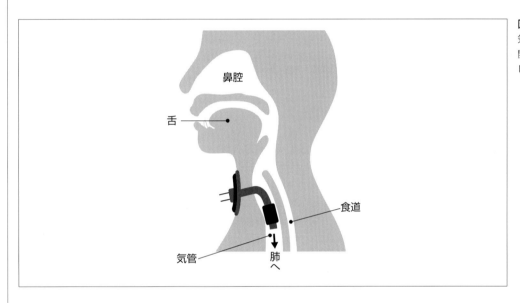

図 2.22　気管切開
気管とその上部の皮膚を切り開き，カニューレ（管）を通して気道を確保すること

鼻腔

舌

食道

気管

肺へ

[症例 4]

生年月日	19XX 年 12 月 5 日 (23 歳)	性別	女性	職業	会社員
主病名	クローン病				
臨床所見 (空腹時)	**身長** 150 cm, **体重** 38 kg				
現病歴と経緯	20 歳で発症，1 年間の入院治療を受け，退院後の約 2 年は食事療法（低残渣，低脂肪）のみで症状も落ち着いていた．しかしこの度，発熱，下痢，肛門部出血で再入院となる．薬物療法に反応せず症状の増悪が認められたため，大腸一部切除の手術を受けた．術後一時的なストーマでの管理となり，1 週間静脈栄養で治療後食事開始となった．600 kcal，脂質 10 g の低残渣食と併用して経管栄養を行う．				

［症例 5］

生年月日	19XX 年 6 月 29 日 （55 歳）	性別	男性	職業	会社員
主病名	心不全，高血圧，浮腫				
臨床所見 （空腹時）	**身長** 167 cm，**体重** 68 kg				
現病歴と経緯	以前より血圧は高く，降圧剤服用時で血圧 152/102 mmHg，であった．このたび急な心痛とともに呼吸困難，全身浮腫を認め緊急入院となる．1 週間静脈栄養により管理されていたが，状態が少し改善したこともあり，経鼻経腸栄養に切り替えられた．現在も浮腫が認められる．				

［症例 6］

生年月日	19XX 年 1 月 30 日 （62 歳）	性別	女性	職業	無職
主病名	脳梗塞，糖尿病性網膜症，高血圧				
臨床所見 （空腹時）	**身長** 159 cm，**体重** 74 kg				
現病歴と経緯	20 年前に糖尿病と診断され，薬物による治療は続いているものの，食事はあまり気にしていなかった．この数年は，血圧 150/90 mmHg 程度，FBS 200 〜 250 mg/dL，HbA1c 8.5 〜 9.0%であった．10 日前，自宅でつまずき転倒．そのまま起き上がれなくなり緊急入院となり脳梗塞と診断された．意識は戻ったものの舌咽神経麻痺による嚥下障害で経口摂取できなくなった．経鼻経管による経腸栄養を開始．				

［症例 7］

生年月日	19XX 年 9 月 16 日 （83 歳）	性別	女性	職業	無職
主病名	脳梗塞，褥瘡				
臨床所見 （空腹時）	**身長** 159 cm，**体重** 42 kg	TP 5.4 g/dL，Alb 2.6 g/dL			
現病歴と経緯	1 か月前，自宅にて倒れて緊急入院となり，脳梗塞と診断された．その後，PEG にて栄養管理を行っていた．しかし，1 週間前より，発赤，水疱を伴う II 度の仙骨部褥瘡が発生した．仙骨部位の褥瘡は 2 × 3 cm，上方にむかってポケットを形成し，喀痰からは MRSA が検出された．				

[症例 8]

生年月日	19XX 年 10 月 1 日 (69 歳)	性別	男性	職業	自営業
主病名	肝硬変				
臨床所見 (空腹時)	**身長** 168 cm, **体重** 75 kg	**TP** 6.9 g/dL, **Alb** 2.4 g/dL, **AST** 28 U/L, **ALT** 15 U/L, **FBS** 156 mg/dL, **HbA1c** 6.8%, **NH₃** 170 µg/dL			
現病歴と経緯	67 歳時に近医にて肝機能異常を指摘され, 精査目的にて当院に紹介. C 型慢性肝炎と診断され, 通院加療. 2 年前から耐糖能異常, 時に黄疸と高アンモニア血症を認める. 1 年前より浮腫, 半年前より全身倦怠感, 食欲不振, 腹部膨満感を認め, 自宅にて意識障害を認めたため, 緊急入院し, 経管栄養にて管理することとなった.				

発展課題 2–3

上記の症例の病状回復を予測し, 経口食への移行が可能な症例について, 移行期の一般食または特別食の献立についても検討する.

2.8 栄養計画 2 栄養補給法―嚥下障害食 各 180 分

> **ねらい**：嚥下調整食についての知識を深め, 栄養管理計画作成の手順と重要なポイントを学習する.
>
> **準備するもの**：基準に該当するゼリーまたは自作したゼリー, 皿, スプーン, 日本食品標準成分表, 料理実習に必要な食材料, ソフティア G, ソフティア U

脳血管疾患の症候の 1 つとして, 嚥下機能が低下することが多い. また, 高齢者においても嚥下機能の低下が起こりやすい. 嚥下機能が低下すると, 食事や飲み物が肺に入りやすい状況となるため, 食事量の低下や飲水量の減少につながる. このような状況が継続すると低栄養状態や脱水症状を起こす. 食事, 飲み物, 唾液が肺に入ると, 誤嚥性肺炎を引き起こし, 生命の危険にさらされることもある. 嚥下障害の患者のための食事（嚥下調整食）は病院や高齢者福祉施設などの施設で提供されており, 食事の物性が重要である. またこのような患者は安全に摂食できることを目標にリハビリテーション（嚥下訓練）を行う.

介護保険法（2005 年 10 月改定）の「栄養ケア・マネジメント加算」や平成 18 年度診療報酬改定（2006）による「栄養管理実施加算」では, 管理栄養士が個々の患者に対する栄養管理計画書（栄養ケアプラン）を作成することが求められている. つまり, 各症例によって個人対応の栄養管理計画をたてることは管理栄養士の必須技術となった. また, 介護保険では, 経口移行加算や経口維持加算もあり, 嚥下困難者の栄養管

理に対して配慮されている.

　2009年度からは，市販食品を対象とした特別用途食品に嚥下困難者用食品の新基準も策定された．この基準においては，食品の物性要素として「かたさ」「付着性」「凝集性」の3つの因子から嚥下困難者の重症度別に許可基準が作成されている．各物性要素についての理解を深める必要がある.

　また，2016年4月より，医療保険において，外来・入院・在宅訪問栄養食事指導の対象者に摂食・嚥下機能低下した患者も対象となった．摂食機能もしくは嚥下機能が低下した患者とは，医師が，かたさ，付着性，凝集性などに配慮した嚥下調整食（日本摂食嚥下リハビリテーション学会の分類に基づく）に相当する食事を要すると判断した患者と明記されている．このことからも，かたさ，付着性，凝集性，均質性の理解を深める必要がある.

　令和2年度診療報酬改定（2020）では，摂食機能療法において，摂食嚥下機能に障害のある患者に対する多職種チーム（専任の常勤管理栄養士を含む）による介入を評価する「経口摂取回復促進加算」が「摂食嚥下支援加算」に名称変更・見直しされた．令和4年度診療報酬改定（2022）においては，中心静脈栄養や鼻腔栄養などを実施している患者の経口摂取回復を促進する観点から，「摂食嚥下支援加算」の要件と評価が見直され，名称も「摂食嚥下機能回復体制加算」に変更された.

　そこで，嚥下障害やその対応した食事を理解し，嚥下困難患者の栄養管理計画書を作成する.

課題2-16　特別用途食品，嚥下困難者用食品の各許可基準に該当する市販食品の官能検査

(1) 表2.14および表2.15の各基準に該当する食品を準備する．物性測定装置（レオメーター）による物性測定が可能な場合は，各自でさまざまな濃度のゼリーを作成して，嚥下困難者用食品許可基準の測定に準じた方法で物性測定を行う.

(2) それぞれ試食し，かたさ，付着性，凝集性，均質性について確認し，ほかにどんな食品（食材）が該当するか，グループでディスカッションする.

表2.14　消費者庁　特別用途食品　嚥下困難者用食品の許可基準
［平成21年2月12日，食安発第0212001号一部改変］

	許可基準Ⅰ	許可基準Ⅱ	許可基準Ⅲ
かたさ（N/m²）	2,500～10,000	1,000～15,000	300～20,000
付着性（J/m³）	400以下	1,000以下	1,500以下
凝集性	0.2～0.6	0.2～0.9	―
食品の状態（均質性）	均質なもの（たとえば，ゼリー状の食品）	均質なもの（たとえば，ゼリー状またはムース状などの食品）	不均質なものも含む（たとえば，まとまりのよいお粥，やわらかいペースト状またはゼリー寄せなどの食品）

表 2.15 「嚥下調整食学会分類 2021」（食事）早見表

コード		名称	形態	目的・特色	主食の例	必要な咀嚼能力	他の分類との対応
0	j	嚥下訓練食品0j	均質で，付着性・凝集性・かたさに配慮したゼリー 離水が少なく，スライス状にすくうことが可能なもの	重度の症例に対する評価・訓練用 少量をすくってそのまま丸呑み可能 残留した場合にも吸引が容易 たんぱく質含有量が少ない		（若干の送り込み能力）	嚥下食ピラミッド L0 えん下困難者用食品許可基準Ⅰ
	t	嚥下訓練食品0t	均質で，付着性・凝集性・かたさに配慮したとろみ水 （原則的には，中間のとろみあるいは濃いとろみのどちらかが適している）	重度の症例に対する評価・訓練用 少量ずつ飲むことを想定 ゼリー丸呑みで誤嚥したりゼリーが口中で溶けてしまう場合 たんぱく質含有量が少ない		（若干の送り込み能力）	嚥下食ピラミッド L3の一部 （とろみ水）
1	j	嚥下調整食1j	均質で，付着性，凝集性，かたさ，離水に配慮したゼリー・プリン・ムース状のもの	口腔外で既に適切な食塊状となっている （少量をすくってそのまま丸呑み可能） 送り込む際に多少意識して口蓋に舌を押しつける必要がある 0jに比し表面のざらつきあり	おもゆゼリー，ミキサー粥のゼリーなど	（若干の食塊保持と送り込み能力）	嚥下食ピラミッド L1・L2 えん下困難者用食品許可基準Ⅱ UDF区分かまなくてもよい（ゼリー状）
2	1	嚥下調整食2-1	ピューレ・ペースト・ミキサー食など，均質でなめらかで，べたつかず，まとまりやすいもの スプーンですくって食べることが可能なもの	口腔内の簡単な操作で食塊状となるもの （咽頭では残留，誤嚥をしにくいように配慮したもの）	粒がなく，付着性の低いペースト状のおもゆや粥	（下顎と舌の運動による食塊形成能力および食塊保持能力）	嚥下食ピラミッド L3 えん下困難者用食品許可基準Ⅱ・Ⅲ UDF区分かまなくてもよい
	2	嚥下調整食2-2	ピューレ・ペースト・ミキサー食などで，べたつかず，まとまりやすいもので不均質なものも含む スプーンですくって食べることが可能なもの		やや不均質（粒がある）でもやわらかく，離水もなく付着性も低い粥類	（下顎と舌の運動による食塊形成能力および食塊保持能力）	嚥下食ピラミッド L3 えん下困難者用食品許可基準Ⅱ・Ⅲ UDF区分かまなくてもよい
3		嚥下調整食3	形はあるが，押しつぶしが容易，食塊形成や移送が容易，咽頭でばらけず嚥下しやすいように配慮されたもの 多量の離水がない	舌と口蓋間で押しつぶしが可能なもの 押しつぶしや送り込みの口腔操作を要し（あるいはそれらの機能を賦活し），かつ誤嚥のリスク軽減に配慮がなされているもの	離水に配慮した粥など	舌と口蓋間の押しつぶし能力以上	嚥下食ピラミッド L4 高齢者ソフト食 UDF区分舌でつぶせる
4		嚥下調整食4	かたさ・ばらけやすさ・貼りつきやすさなどのないもの 箸やスプーンで切れるやわらかさ	誤嚥と窒息のリスクを配慮して素材と調理方法を選んだもの 歯がなくても対応可能だが，上下の歯槽堤間で押しつぶすあるいはすりつぶすことが必要で舌と口蓋間で押しつぶすことは困難	軟飯・全粥など	上下の歯槽堤間の押しつぶし能力以上	嚥下食ピラミッド L4 高齢者ソフト食 UDF区分舌でつぶせるおよびUDF区分歯ぐきでつぶせる UDF区分容易にかめるの一部

本表を使用するにあたっては必ず「嚥下調整食学会分類2021」の本文を熟読されたい．本表に該当する食事において，汁物を含む水分には原則とろみを付ける．ただし，個別に水分の嚥下評価を行ってとろみ付けが不要と判断された場合には，その原則は解除できる．他の分類との対応については，学会分類2021との整合性や相互の対応が完全に一致するわけではない．

［日本摂食嚥下リハビリテーション学会誌，**17**，259（2021）］

課題 2-17 なめらか食の試作

以下の手順に従って，常食からなめらか食を作成する（図 2.23）．

(1) 鮭の西京焼き

A. 常食

材料：さけ 200 g 程度，塩 0.3 g，さやいんげん 100 g 程度，塩 0.3 g

作り方：① さけを焼く（フライパンに少量の油で焼いてもよい）．

② さやいんげんを塩茹でする．

図 2.23　なめらか食

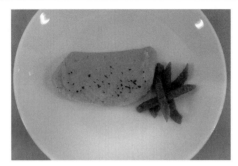
鮭の西京焼き

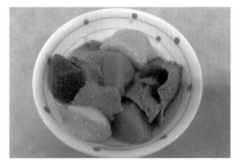
肉じゃが

B. なめらか食

A の常食をなめらか食にする.

B-1　鮭の西京焼き（なめらか食）　2人分

材料：焼いたさけ 150 g, だし汁 75 mL（食材の 50%）, ソフティア G 1.5 g（食材の 1%）, 白みそ 10 g

作り方：① 焼いたさけとだし汁をなめらかになるまでミキサーにかけ, 鍋に移して火にかける.

② 混ぜながらソフティア G を加えて 85℃以上まで加熱する.

③ 冷めないうちにラップにのせ, さけのフィーレの形になるように成型する.

④ 冷蔵庫で冷やす.（目安 30 分）

⑤ ④を取り出し, 魚の切り身のように切り分ける.

⑥ ⑤に少量のだし汁でのばした白みそを薄く塗り, バーナーで焦げ目をつける.

⑦ 形を崩さないように, 皿に盛り付ける.

B-2　付け合わせの茹野菜（なめらか食）　2人分

材料：茹でたさやいんげん 70 g, だし汁 25 mL（食材の 35%）, ソフティア G 0.7 g（食材の 1%）

作り方：① 茹でたさやいんげんとだし汁をなめらかになるまでミキサーにかけ, 鍋に移して火にかける.

② 混ぜながらソフティア G を加えて 85℃以上まで加熱する.

③ 冷めないうちにジップロックに流し入れ, 氷水で粗熱を取る.

④ ジップロックの端を切りおとし, 直径 5 mm 程度のさやいんげんのように絞り出す. これを冷蔵庫で冷やす（目安 10 分）.

⑤ 4〜5 cm の長さに切り, A の皿に盛りつけられた鮭の横に付け合わせとして盛る.

(2) 肉じゃが

C. 常食

材料：牛肉 100 g，じゃがいも 200 g，にんじん 80 g，こんにゃく 125 g，だし汁 適量，砂糖 18 g，うすくちしょうゆ 25 g

作り方：① こんにゃくを下茹でする．じゃがいも，にんじん，こんにゃくを一口大の乱切りにする．

② 牛肉を食べやすい大きさに切る．

③ ①と②をだし汁と調味料で煮る．

D. なめらか食

Cの常食をなめらか食にする．

D-1　肉じゃがの肉（なめらか食）　2人分

材料：肉じゃがの肉 60 g，だし汁 30 mL（食材の 50%），ソフティア G 0.6 g（食材の 1%）

作り方：① 肉とだし汁をなめらかになるまでミキサーにかけ，鍋に移して火にかける．

② 混ぜながらソフティア G を加えて 85℃以上まで加熱する．

③ 冷めないうちにジップロックに流し入れ，氷水で粗熱を取る．

④ 平たくして冷蔵庫で冷やし固める（目安 30 分）．

⑤ ④を取り出し，大きめのスプーンで薄切り肉のように削いで盛り付ける．

D-2　肉じゃがのにんじん（なめらか食）　2人分

材料：肉じゃがのにんじん 50 g，だし汁 50 mL（食材と同量），ソフティア G 0.6 g（食材の 1.2%）

作り方：① にんじんとだし汁をなめらかになるまでミキサーにかけ，鍋に移して火にかける．

② 混ぜながらソフティア G を加えて 85℃以上まで加熱する．

③ 冷めないうちにジップロックに流し入れ，氷水で粗熱を取る．

④ 丸く棒状になるようにして冷蔵庫で冷やし固める（目安 30 分）．

⑤ ④を取り出し，乱切りにして盛り付ける．

D-3　肉じゃがのこんにゃく（なめらか食）　2人分

材料：肉じゃがのこんにゃく 75 g，だし汁 26 mL（食材の 35%），ソフティア G 0.7 g（食材の 1.0%）

作り方：① こんにゃくとだし汁をなめらかになるまでミキサーにかけ，鍋に移して火にかける．

② 混ぜながらソフティア G を加えて 85℃以上まで加熱する．

③ 冷めないうちにジップロックに流し入れ，氷水で粗熱を取る．

④ 平こんにゃくのようにして冷蔵庫で冷やし固める（目安 30 分）．

⑤ ④を取り出し，乱切りにして盛り付ける．

D-4　肉じゃがのじゃがいも（なめらか食）　2人分

材料：肉じゃがのじゃがいも 150 g，だし汁 75 mL（食材の 50%），ソフティア U

1.5 g（食材の 1.0%）

作り方：① じゃがいもとだし汁をなめらかになるまでミキサーにかけ，ソフティ
アＵを加えて再度ミキサーにかける．

② 鍋に移し，混ぜながら 70℃以上まで加熱する．

③ 冷めないうちにジップロックに流し入れ，氷水で粗熱を取る．

④ あまり平たくせずに冷蔵庫で冷やし固める（目安 30 分）．

⑤ ④を取り出し，大きめの角切りにして盛り付ける．

課題 2-18　栄養管理計画の作成

（1）症例 1 について，ワークシート 2.4 の栄養管理計画書に栄養管理計画を作成する．

（2）作成した栄養管理計画書を発表し，ディスカッションする．

[症例 1]

患者氏名	T. N.	生年月日	19XX 年 11 月 12 日 （73 歳）	性別	男性	家族構成・家族歴
職業	無職					73 □─○ 70 45 □ ○ 41　□ 42 ○ 37 □ 17 □ 男，○ 女，■ 男本人 ▨ は同居を表す
主訴	右片麻痺，頭痛，吐き気					
主病名	脳梗塞					
既往歴	慢性関節リウマチ，高血圧症					
薬剤の服用	降圧剤					
臨床所見 （空腹時）	**身長** 165 cm，**体重** 50 kg，**AC** 20.5 cm，**TSF** 4.5 mm，**血圧** 131/85 mmHg		RBC $4.35 \times 10^6/\mu$L，Hb 12.0 g/dL，Ht 31%，WBC $6.0 \times 10^3/\mu$L，Plt 12 万 /μL，TP 6.0 g/dL，Alb 3.0 g/dL，FBS 85 mg/dL，TG 105 mg/dL，TC 120 mg/dL			
現病歴と経緯	今年○月○日，頭痛と軽い右片麻痺のために○○総合病院脳神経外科を受診し，脳梗塞と診断され入院．しだいに嚥下障害でむせが強くなり経口摂取不良になった．誤嚥性肺炎を併発したため，絶食，TPN 管理となった．肺炎が完治したことと本人の摂食意志が強いこともあって，このたびリハビリテーション目的で当院入院となった． VF 検査施行の結果，食物認知，咀嚼，口唇から舌根部への送り込みは良好．しかし，頬の緊張低下，嚥下反射惹起の低下，タイミングのずれと嚥下筋力の低下を認めた．					
食事摂取状況と生活スタイル	前病院では絶飲絶食・TPN 管理であったが，退院前の嚥下訓練によって少し嚥下可能になっていた．現在はとろみをつけた水分なら摂取できるようになり，ゼリー食なら摂取可能になったが，自分ひとりで食べると誤嚥も多い．したがって，食事時間が長くなるため，1 回の食事（ゼリー食）は 300 kcal 程度が限度である．本人は回復に対する強い意欲をもっている．					

（参考）　AMC（cm）＝ AC － 3.14 × TSF（mm）／10，MCV（fl）＝ Ht（%）／RBC（$10^6/\mu$L）× 10，
MCH（pg）＝ Hb（g/dL）／RBC（$10^6/\mu$L）× 10

栄 養 管 理 計 画 書

氏名 _____ （ 男 ・ 女 ）

生年月日（西暦）　　年　　月　　日生　（　　歳）

患者データ

病名
既往歴

【身体計測値】（入院時）
身長　　cm　　体重　　kg　　標準体重　　kg　　BMI　　kg/m^2
AC　　cm　　TSF　　mm　　%TSF　　%　　AMC　　cm　　%AMC　　%

【血液検査データ】（入院時）	【生化学検査データ】（入院時）
RBC　　10^4/μL	TP　　g/dL
Hb　　g/dL	Alb　　g/dL
Ht　　%	FBS　　mg/dL
MCV　　fl	TC　　mg/dL
MCH　　pg	TG　　mg/dL
WBC　　/μL	
Plt　　10^4/μL	

入院時栄養状態に関するリスク

栄養評価と課題

【評価】

【PES 報告】

【課題（改善するべき項目）】

（つづく）

栄養管理計画

【目標】
長期目標

短期目標

【栄養補給量】 必要エネルギー	【栄養補給方法】 　□経口　　　□経腸栄養　　　□静脈栄養
	【食事内容】
必要たんぱく質量	
その他の栄養指示量	【留意事項（予測される事態）】

【栄養食事指導の必要性】
□なし　　□あり　内容
　　　　　　　　　指導時期

【栄養状態の再評価】
評価時期

評価項目

他部署との連携

※患者データ入力欄と他部署との連携の項目は，本来の栄養管理計画書にはない．

課題 2-19　献立作成

（1）症例 1 に対する献立を栄養管理計画書に従ってたてる（ワークシート 2.5）.

　　1 食分（エネルギー約 300 kcal, たんぱく質約 10 〜 15 g）

　参考として, 食べにくい食品を表 2.16, ゼラチン濃度の目安を表 2.17 に示す.

表 2.16　嚥下機能低下者が食べにくい食品

種類	食品例
水のようなさらさらした液体	お茶, 汁物, ジュースなど
口の中でバラバラになってまとまりにくいもの	肉, かまぼこ, いか, たこ, こんにゃく, ごぼう, たけのこ, れんこんなど
水分の少ないもの	パン, カステラ, いも類など
口の中に付着しやすいもの	のり, わかめ, 葉物野菜, もなかの皮など
粘りの強いもの	もち, だんごなど
酸味が強く, むせやすいもの	酢, かんきつ類など
喉に詰まりやすいもの	ピーナッツ, 大豆など

表 2.17　ゼラチン濃度の目安

種類	食品例	濃度
水溶液	お茶ゼリー, グレープゼリー	溶液 300 g に 5 g（1.6 w/w%）
液状	重湯ゼリー, 濃厚流動ゼリー	溶液 385 g に 5 g（1.3 w/w%）
固体	南瓜ゼリー, グレープゼリー	固形物と同量のだし汁＋だし汁の 1.6 w/w%

発展課題 2-4　調理実習

　嚥下障害食（300 kcal, 1 食分）を作成する. 献立は各自が作成したものか, クラス統一のもので行う.

考察のポイント

①嚥下調整食の基準（かたさ, 付着性, 凝集性, 均一性）について考察する.

②咀嚼・嚥下機能低下者のための, なめらか食, ソフト食, 凍結含浸食などの用途と特徴を考察する.

③栄養管理計画書を作成するにあたり, 重要なところ, ポイント（コツ）などについて考察する.

④嚥下障害のレベルについて学習する.

⑤栄養管理のために行う他部署との連携は, どのようなことがあるか検討する.

献立表

料理名・食品名	可食部 (g)	エネルギー (kcal)	たんぱく質 (g)
合計			

2.9 診療記録

　管理栄養士がチーム医療の一員として患者の治療・栄養管理に加わるためには，医療スタッフ共通の診療記録（カルテ）を理解し，また他の医療スタッフに管理栄養士が記録した内容も理解してもらう必要がある．そのためには，書き方がスタッフ間で統一されており，簡潔明瞭であることが重要である．特に電子カルテの場合は入力スペースに制限があるため，いっそうそのような心がけが必要となる．

> **ねらい：** POS に沿った栄養記録の作成方法を学習する．

　栄養管理には，患者の問診や臨床検査などによる栄養評価を通じて栄養管理上の問題点を見つけ，その問題点を解決するために食事や生活の計画をたて，実施したあと再評価するという一連の流れがある．そのため診療記録は問題志向型システム（Problem-Oriented System：POS）に沿った様式をとる場合が多い．そこで，医療における栄養管理の経過記録として，症例を S：subjective data（主観的情報），O：objective data（客観的情報），A：assessment（評価），P：plan（計画）の 4 項目に分類して記録する（SOAP 記録）．

課題 2-20　SOAP 記録による情報の分類　　20 分

（1）次の情報を主観的情報（S）と客観的情報（O）に分類する．

・すごくおなかがすく　　　　　　　　　・1 日 1 食ですませることがある ・肉類が嫌い　　　　　　　　　　　　　・3 か月で体重が 10 kg 増加 ・父親が糖尿病である　　　　　　　　　・最近明け方によくトイレに行く ・FBS 200 mg/dL　　　　　　　　　　　・便秘気味である ・聞き取りによる食事摂取量 2,200 ～ 3,000 kcal ・血圧 135/95 mmHg

課題 2-21　症例での SOAP に沿った指導記録の作成　　80 分

（1）症例 1 および症例 2 の指導の一部について，SOAP に沿った栄養記録を作成する．記録すべき情報をすべて抜き出し，簡潔にまとめ，症例に対する評価（A）と計画（P）も記録する（例：表 2.16）．

（2）作成したものを発表し，ディスカッションする．

表 2.16 栄養指導報告書の記載例（47 歳男性，会社員）

Mx：monitoring plan（モニタリング計画），Rx：therapeutic plan（栄養治療計画），Ex：educational plan（栄養教育計画）

S	食事は 3 食，規則正しく食べています．昼は外食です．濃い味付けが好きで，特にマヨネーズは大好きです．
O	身長　165 cm，体重　75 kg TG　195 mg/dL，TC　270 mg/dL，HDL−C　40 mg/dL，LDL−C　165 mg/dL 食習慣 朝食：パン，ベーコンあるいはウインナー，牛乳 昼食：麺類（豚骨ラーメン），丼物（カツ丼） 夕食：米飯，みそ汁，主菜（肉類，天ぷら），副菜（マヨネーズ和えサラダ） 間食：お茶菓子（まんじゅう） 推定エネルギー摂取量　約 2,300 kcal
A	推定エネルギー摂取量は 1,500 ～ 1,800 kcal（25 ～ 30 kcal/kg 標準体重）を大きく上回っている．食事内容は野菜の摂取が少なく，肉類や揚げ物に偏っており，脂質エネルギー比率は 30%以上である． 栄養診断 NI−5.6.2 脂質摂取量過剰 【PES 報告】 肥満，高トリグリセリド血症，高コレステロール血症，脂質エネルギー比率 30%以上がみられることから，食事性脂肪の適正量に関わる食物・栄養に関連した知識不足を原因とする，脂質摂取量過剰と栄養診断する．
P	Mx）体重，血液生化学検査値（LDL−C，TG） Rx）食事療法（1,800 kcal/日，脂質エネルギー比率 25%以下），揚げ物は 1 日に 1 食だけにする． Ex）食事中の脂質含有量，適正な脂質摂取量を理解する．

［症例 1］

患者氏名	A. Y.	生年月日	19XX 年 1 月 23 日 （43 歳）	性別	男性
職業	会社員（営業課長）				
主訴	口渇，多飲，多尿				
主病名	糖尿病				
既往歴					
薬剤の服用	なし				
臨床所見 （空腹時）	**身長** 172 cm，**体重** 75.9 kg （25 歳ころ約 65 kg）	**FBS** 285 mg/dL，**HbA1c** 10.3%，**血圧** 135/85 mmHg			
現病歴と経緯	会社の健康診断で 3 年前より高血糖を指摘されていた．FBS が 120 mg/dL 程度だったこともあり，あまり気にせず放置していた．1 か月前より口渇による多飲・多尿，全身倦怠感を感じるようになった．食事はしっかり食べているにもかかわらず，体重は約 5 kg 減り，全身倦怠感がさらに強くなったため受診．				
食事摂取状況と生活スタイル	若いころからよく食べるほうで，外食では 2 人前，スナック菓子類は一度に一袋食べてしまうことが多い．最近転職し，夕食はほとんど外食となり，アルコールを飲んで帰ることが多くなった．転職してからスポーツジムに行けなくなり，その間で体重は約 10 kg 増えた．これを期に運動を再開し，できるだけ外食しないようにしたいと思っている． 聞き取り法によるエネルギー量：約 2,500 kcal 医師からの指示栄養量：エネルギー 1,600 kcal，たんぱく質 70 g				

家族構成・家族歴

糖尿病 75 ■——● 70 心臓病

43 ▣—○ 40　○　□

17 □—○ 20

妻と子どもの 4 人暮らし

□ 男，○ 女，▣ 男本人

黒ぬりは死亡，▦ は同居を表す

〈1 回目指導〉

エネルギー：1,600 kcal，たんぱく質：70 g

糖尿病食事療法のための食品交換表単位配分：表 1-10，表 2-1，表 3-4.5，表 4-1.5，表 5-1，表 6-1.2，調味料-0.8，合計 20 単位

これをもとに食事の摂り方を説明後，献立を提示

〈2 回目指導〉

前回指導の 1 か月後，外来診察後

検査結果：FBS 155 mg/dL，HbA1c 8.8%，血圧 130/84 mmHg

本人に対しての指導

・・・・・

管理栄養士「さて，1 か月間実際に食事療法をやられてみていかがでしたか？」

患者「がんばりましたよ．ごはんは毎回量って食べてますよ．それと運動だって始めたんです．」

管理栄養士「すごいですねぇ．このまま続けてくださいね．それから，体重も計っていますか？」

患者「計ってますよ．今朝も計りましたが 73 kg でした．」

管理栄養士「すごいです．約 3 kg 減っていますね．始められた運動はどれくらいですか？」

患者「う～ん，毎日ではないですが，家から駅まで歩いています．」

管理栄養士「何分ぐらいかかりますか？」

患者「20 分くらいです．ところで，弁当を作ってもらえなかった日は，昼にそばやラーメンを食べてもいいですか？」

管理栄養士「食べ方に注意すればいいですけど，A さんなら昼のご飯 1 杯に対して麺約 1 玉ですが，それだけでなく具のことも考えてくださいね．」

患者「具なんてなくてもいいです．かけそばで我慢できますよ．それならカロリーも少ないでしょ？」

管理栄養士「そうではなく，具は必要なんですよ．たとえば肉とか卵とか油揚げとか，あと必ず野菜も食べてほしいですね．その店でどうしても取れなかったら仕方ないですけど．」

患者「わかりました．野菜がたくさん入っているのにすればいいんですね．」

管理栄養士「でも，毎日はよくないですよ．奥様にお弁当を作ってもらっておられたですよねえ．」

患者「それが，妻が週に 3 回仕事に行くことになって，仕事の日は朝が忙しくて．」

管理栄養士「そうですか，それではこれから外食の取り方も考えていかないといけないですね．ではちょっとお伺いします．昨日食べたものは覚えておられますか？」

患者「覚えていますよ．」

管理栄養士「聞かせてもらっていいですか？」

　＊思い出し法による食事調査　結果：エネルギー 約 2,100 kcal

管理栄養士「このオーバーの原因は，ビール 1 本分約 250 kcal と昼の定食も夕食も揚げ物だったからですねぇ．定食だと揚げ物が多くなることがありますよね．」

・・・・・

[症例 2]

患者氏名	M. K.	生年月日	19XX 年 1 月 19 日 （75 歳）	性別	女性	家族構成・家族歴 独居
職業	無職					
主訴						
主病名	糖尿病					
既往歴	高血圧症，心筋梗塞（8 年前）					
薬剤の服用	ジャヌビア（DPP-4 阻害薬），アジルサルタン／アムロジピンベシル酸塩（配合錠）					
臨床所見 （空腹時）	**身長** 144 cm，**体重** 42 kg， **血圧** 155/90 mmHg	**FBS** 233 mg/dL，**HbA1c** 8.5%				
現病歴と経緯	約 25 年の糖尿病患者で，これまでは FBS 150 mg/dL 以下，HbA1c 7.0%程度とある程度コントロールできていた．昨年夫が亡くなり一人暮らしになったころからコントロール不良となり，今回の検査では，FBS 233 mg/dL，HbA1c 8.5%，血圧 155/90 mmHg であった．改善される様子がないので，薬剤投与量を増やす前に，再度栄養指導の依頼があった．					
食事摂取状況と 生活スタイル	夫が亡くなってから外出することが少なくなり，家の中でテレビを観ていることが多くなった．活動量が減り，食欲がなくなり，食事時間帯が不規則になった．最近では 1 日 1 食のこともあり，食事以外に菓子類などを食べている．食事を自分で作ることはまれで，食事はほとんど市販の惣菜や弁当を購入している．					

家族歴図：68■—●70，80■—◎75，□77—●72（糖尿病），□42 ○48 ○50 ○53

□ 男，○ 女，◎ 女本人，黒ぬりは死亡

〈1 回目指導〉
エネルギー：1,200 kcal，たんぱく質：50 g，食塩：6 g
糖尿病食事療法のための食品交換表単位配分：表 1-7，表 2-1，表 3-2.5，表 4-1.5，表 5-1，表 6-1.2，調味料-0.8，合計 15 単位
これをもとに食事の取り方を説明後，献立を提示

〈2 回目指導〉
前回指導の 1 か月後，外来診察後
検査結果：FBS 207 mg/dL，HbA1c 8.5%，血圧 152/85 mmHg
本人と近所に住む長女に対しての指導

・・・・・

管理栄養士「お体の調子はいかがですか？」

患者「あまり良くないです．血糖も下がらないし，今日は薬が増えました．そんなに食べてないですよ．食欲もないし……．」

長女「食欲ないのはあたりまえです．動かないんですよ．たまには外出を誘うんですが，どこにも行かないんです．」

管理栄養士「では，お家にいるときは，何かされてますか？テレビとかを観ておられます？」

患者「テレビをずーっと観てます．あんまり外も出たくないし．人と会うのも面倒だし．」

管理栄養士「そうですか．でも食事の買い物はどうされてます？どのような食事なのか，頼んでおいた食事メモを持ってきていただけましたか？」

患者「よく分からなかったけど，2 日分持ってきましたよ．」（図 2.24）

＊食事メモ＊

○月○日
朝　あんぱん
昼　焼きうどん半分, オレンジ1個
間食　饅頭2個
夕　ご飯お茶碗に半分,
　　さばの焼き魚半切れ,
　　インスタントのみそ汁,
　　きゅうりの漬物,
　　アイスクリーム小1個

○月○日
朝　りんご半分
昼　クリームパン半分, プリン1個,
　　アイスクリーム小1個
夕　コンビニの幕の内弁当
　　ご飯半分, 鮭塩焼き, 鶏唐揚げ小1個,
　　ソーセージ1本, 煮しめ3口,
　　たくあん2枚, 昆布佃煮少々
間食　チョコレート

図2.24　食事メモ
1日目：エネルギー
1,128 kcal, 食塩6.3 g
2日目：エネルギー
992 kcal, 食塩5.1 g

患者「これでも自分で作るようにしてるんですよ.」
管理栄養士「そうですねぇ. では, 朝食を食べないことはありますか?」
患者「薬を飲んでるから, 何か食べないといけないんでしょ.」
管理栄養士「そうです. ん～でも果物だけの日もありますね.」
長女「そうなんですよ. 作って持っていっても嫌いなものは食べないんですよ.」
管理栄養士「野菜などはお好きではないですか?」
長女「ぜんぜん食べないですよ, 昔から. こんなことなら宅配弁当にしたほうがいいで
　　しょうか.」
管理栄養士「弁当が一番良い方法とは思いませんが…….」
患者「どうしたらいいですかねぇ.」
・・・・・

課題2-22　栄養食事指導ロールプレイでのSOAPに沿った栄養指導記録の作成

(1) 症例3, 症例4の栄養食事指導ロールプレイ（指導時間の目安：20分）を行い,
SOAPに沿って栄養指導記録を作成する. 2～3名のグループをつくり, 患者
役と管理栄養士役を決める. 管理栄養士役は患者役に食習慣などについて質問し,
患者役の訴えを聞き, アドバイスを行う. その会話の内容を記録し, 栄養指導記
録を作成する.

[栄養食事指導（20分）の目安]
①患者の食事内容, 生活スタイル, 環境などについて, 詳しく聞きとる（10分）.
②このたびの検査結果を説明し, 食生活の改善について理解してもらう（5分）.
③具体的な目標と改善点を患者と相談して決める（5分）.

[症例3]
本日, 健康診断の結果を聞きに来院した女子大学生. 医師より「貧血ですねぇ, 管
理栄養士の栄養食事指導を受けてください」と言われ来室.

〈検査結果〉　注：（　）内の数値は男子学生の場合

RBC（×10^6/μL）	3.8（4.5）	TP（g/dL）	6.8
Hb（g/dL）	8.5（10.5）	Alb（g/dL）	4.2
Ht（%）	30（35）		

[症例4]

　最近，急に体重が増えた会社員（男性50歳），あるいは主婦（大学生の息子2人の母，女性50歳）．医師より脂肪肝と診断され，栄養食事指導に来室．

〈検査結果〉

Alb（g/dL）	4.6	γGT（U/L）	185
FBS（mg/dL）	119	TG（mg/dL）	240
AST（U/L）	102	TC（mg/dL）	231
ALT（U/L）	95		

考察のポイント

　作成した栄養指導記録が，以下の点などについて考慮されていたか検討する．

・患者のデータベースが正確に抽出できているか

・問題点の整理が適正か

・目標は明確であるか

・栄養教育プランは問題解決方法として適切か

・簡潔で理論的に記録できているか

発展課題2-5　PES報告を含んだSOAPの作成

　症例3，症例4について「2.6 栄養診断」の実習内容を振り返り，最も重要な栄養診断コードを見つけ出し，PES報告を加えたSOAPを完成させる．

3. 各論：各疾患ごとの栄養管理

> **ねらい：** この章では，代表的な疾患の症例に対して，栄養管理計画（栄養必要量の設定，食品構成，献立）
> を作成し，それぞれの具体的な栄養療法を復習・整理する.

(1) 各論実習のすすめ方

3.3 節からの各節は A 〜 F または G 項から構成されており，例示の症例として，

A. 症例 1，B. 症例の栄養評価（栄養診断），C. 食事内容の設定，D. 食品構成の作成，E. 食品構成に
基づいた献立例を一通り実習した後，F. 症例 2（課題症例）について同じように栄養管理計画を作成する.

その際，どの項目においても，食品構成の作成が終了した時点で，治療計画（目標，栄養必要量の設定）と
食品構成について発表，ディスカッションする. なお，症例 2 の家族構成は情報に従い作図する.

(2) 栄養診断について

該当する栄養診断コードでは，候補となるものをすべて例として挙げている. その中で，選択したものに
下線を引いている.

(3) 食品構成について

食品構成は栄養食事指導時に患者に示す食事計画表である. これに基づいて何をどれだけ食べればよいか
を指導する. また，同じ栄養量になるように献立をたてるための食材使用予定表でもある. つまり，食品構
成どおりに同じ種類の材料を使って献立をたてれば栄養指示量どおりになる. そのために，食品構成は食事
の形態，患者の栄養状態，病態およびとりまく環境などあらゆることを考慮しなければならない. この個人
に対応した食品構成の作成こそ管理栄養士にしかできない専門性である.

なお，3 章中，並量とは一般治療食に準拠した量をいう.

(4) 献立例について

おもに「日本食品標準成分表 2020 年版（八訂）」の食品番号，食品名，成分値を用いる. そのため，「乳
及び乳製品の成分規格等に関する省令」からは普通牛乳の名称は無くなっているが普通牛乳と表記している.
また，かたくり粉はじゃがいもでん粉などと表記している.

炭水化物（g）は，エネルギー量を「利用可能炭水化物（単糖当量）」より計算した食品は「利用可能炭水化
物（質量計）」を用い，「差し引き法による利用可能炭水化物」より計算した食品はその値を用いる.

たんぱく質（g）は，「アミノ酸組成によるたんぱく質」を用いるが，その成分値が収載されていない場合
は「日本食品標準成分表 2015 年版（七訂）」の値とする.

脂質（g）は，「脂肪酸のトリアシルグリセロール当量」を用いるが，その成分値が収載されていない場合

は「日本食品標準成分表 2015 年版（七訂）」の値とする.

　なお,「ゆで」や「焼き」の値を用いている食品は, 可食部に準備する量（たとえば 20 g）を（20 →）とし, その後に栄養計算に用いた可食部量を記載している.

3. 1 ｜ 入院患者の栄養管理（一般治療食）

　入院患者の食事は, 入院時食事療養制度に基づいて提供されている. 入院患者の食事は一般治療食（一般食）と特別治療食（特別食）に分けられる. 一般食は食事のかたさ（形態）の違いによって常食, 軟食, 流動食に分類され, 特別食は病態に応じて栄養素量と形態を調節した食事である（図 3.1）.

図 3.1　治療食の種類の例
[多賀昌樹, 新・臨床栄養学（竹谷豊ほか編集）, p.58, 講談社（2016）より改変]
＊どちらかの管理法になる. 疾病別食事管理と栄養成分別管理

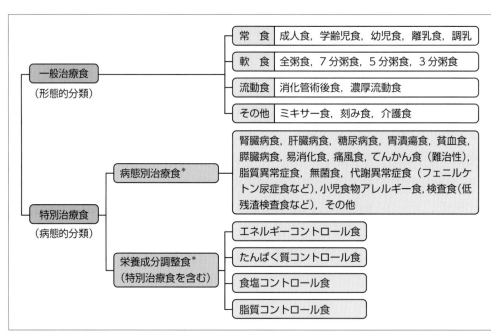

A. 常食（図 3.2A）

　かたさに特別な制約がなく, 栄養バランスのよい適量の食事である. つまり, 健常者の食事と同じである. 主食は, ごはんを中心にして, 麺類やパンなど何でもよく, 和・洋・中の豊富なメニューを組み込むことができる. しかし, 病院によって患者のタイプが異なるために, 栄養量を入院患者の年齢や性別に合わせて施設ごとで設定し, 入院患者の特徴に応じて献立を作成しなければならない. 例として, 700 床の急性期病院の場合を以下に示す.

a. 給与栄養目標量の設定

　食事摂取基準の推奨量あるいは目標量を満たすことが原則である. 常食の対象になる患者の年齢構成表（表 3.1）に基づき, 加重平均エネルギー必要量を算出する（表 3.2）. 常食の中で数種類のエネルギー量を設定する場合は, 最低エネルギー必要量と最高エネルギー必要量などを参考にして設定する. 望ましい PFC 比率（たんぱく質：15%, 脂質：25%, 糖質：60%）を参考にそれぞれの目標量を決定する（表 3.3）.

A. 常食

朝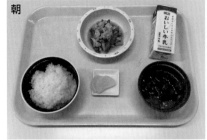
昼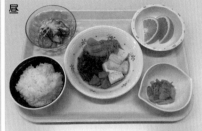
夕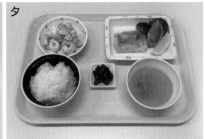

B. 全粥食

朝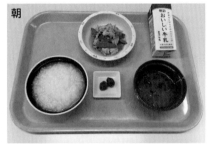
昼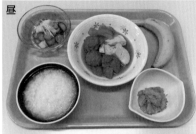
夕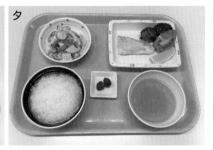

C. 5分粥食

朝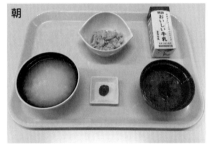
昼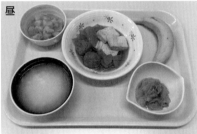
夕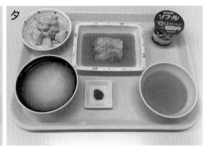

図 3.2　常食，全粥食，5 分粥食（カラー口絵参照）
「調理者：内田かおり（元名古屋学芸大学管理栄養学部管理栄養学科 助手）」

b. 食品構成表の作成

　施設ごとに集計されている食品群別加重平均栄養成分表（表 3.4）を用いて，給与栄養目標量を満たすようにそれぞれの使用量（g）を設定する（表 3.5）．本来は，この使用量で，ビタミンやミネラルなどの栄養素量も食事摂取基準を満たしていることを確認する．

表3.1　年齢構成表　700床急性期病院

（対象患者641人）　　　　　　　　（人）

年齢	男性	女性
0〜5（月）		
6〜11（月）		
1〜2（歳）		
3〜5（歳）		
6〜7（歳）	1	1
8〜9（歳）	1	
10〜11（歳）		3
12〜14（歳）	2	
15〜17（歳）	1	2
18〜29（歳）	9	21
30〜49（歳）	39	13
50〜64（歳）	62	52
65〜74（歳）	105	120
75〜（歳）	92	117
合計	312	329

＊幼児食，離乳食，調乳の対象患者は除外

表3.2　加重平均エネルギー必要量の算出

年齢	男性			女性		
	人数（人）	エネルギー量＊（kcal）	合計（kcal）	人数（人）	エネルギー量＊（kcal）	合計（kcal）
0〜5（月）						
6〜11（月）						
1〜2（歳）						
3〜5（歳）						
6〜7（歳）	1	1,350	1,350	1	1,250	1,250
8〜9（歳）	1	1,600	1,600			
10〜11（歳）				3	1,850	5,550
12〜14（歳）	2	2,300	4,600			
15〜17（歳）	1	2,500	2,500	2	2,050	4,100
18〜29（歳）	9	2,300	20,700	21	1,700	35,700
30〜49（歳）	39	2,300	89,700	13	1,750	22,750
50〜64（歳）	62	2,200	136,400	52	1,650	85,800
65〜74（歳）	105	2,050	215,250	120	1,550	186,000
75〜（歳）	92	1,800	165,600	117	1,400	163,800
合計	312		637,700	329		504,950

＊日本人の食事摂取基準によるエネルギー量は身体活動レベルⅠで算出

641人の合計　1,142,650 kcal

加重平均エネルギー必要量（kcal）＝ 1,142,650 kcal／641人 ≒ 1,783 kcal

常食のエネルギー量は 1,800 kcal

（3レベルを設定する場合は，±300 kcalとして2,100，1,800，1,500 kcalとする）

表3.3　常食の栄養目標量

	エネルギー量（kcal）	たんぱく質P（g）	脂質F（g）	炭水化物C（g）
常食A（大盛）	2,100	80	55	315
常食B	1,800	70	50	270
常食C（小盛）	1,500	60	40	225

エネルギー産生栄養素バランス（PFC比率（%））＝ 15：25：60

表3.4　食品群別加重平均栄養成分表

（可食部100gあたり）

食品群	エネルギー（kcal）	たんぱく質（g）	脂質（g）	炭水化物（g）
穀類	343	5.5	0.9	75.4
いも類	68	1.2	0.0	12.3
果実類	58	0.4	0.1	13.4
魚介類	130	17.2	5.0	4.0
肉類	209	15.5	15.0	3.3
卵類	144	11.1	9.6	3.5
豆類	137	11.4	9.3	0.8
乳類	91	3.9	6.3	4.1
油脂類	886	0.0	97.3	2.7
野菜類	23	1.0	0.1	3.8
藻類	190	12.5	1.3	12.3
きのこ類	37	2.4	0.3	1.3
砂糖	391	0.0	0.0	99.3
みそ	184	10.9	5.6	10.6

表3.5　一般治療食の食品構成表（使用量，g）

食品群	常食	全粥	7分	5分	3分	流動
穀類	240	180	160	100	80	30
いも類	80	100	100	80	50	0
果実類	80	100	100	50	50	100
魚介類	80	70	60	50	40	0
肉類	70	60	40	30	0	0
卵類	60	50	50	50	50	25
豆類	80	100	100	100	100	20
乳類	200	200	200	300	300	400
油脂類	15	10	10	5	5	0
野菜類	300	300	300	250	250	50
藻類	1	0	0	0	0	0
きのこ類	30	0	0	0	0	0
砂糖	10	15	15	15	20	10
みそ	15	15	15	15	15	5
エネルギー（kcal）	1,834	1,595	1,471	1,224	1,079	648
たんぱく質（g）	68.2	62.2	56.3	52.7	44.9	23.8
脂質（g）	58.4	51.8	48.1	46.9	41.7	30.2
炭水化物（g）	241.8	205.1	189.0	135.9	120.7	65.8

c. 献立の作成

　食品構成表の使用重量に基づいて献立を作成する（表3.6）．食品構成表の使用重量は同じ栄養量の献立を簡単に作成するための目安であるので，この使用量どおりに使わなければならないというものではない．食数，調理設備や調理人員のことなども考慮し，季節感や彩りなどを考慮した献立にする．

表 3.6 常食の献立例

料理名・食品番号・食品名	可食部 (g)	エネルギー (kcal)	たんぱく質 (g)	脂質 (g)	炭水化物 (g)
朝 ごはん					
01088 精白米 うるち米	200	312	4.0	0.4	69.2
グリーンアスパラの卵とじ					
06008 グリーンアスパラ ゆで	(30→)29	7	0.5	0.0	1.0
12004 鶏卵	40	57	4.5	3.7	1.4
17021 かつお・昆布だし	10	0	0	Tr	0.0
16025 みりん	2	5	0.0	Tr	0.9
17008 うすくちしょうゆ	5	3	0.2	0	0.3
わかめのみそ汁					
09041 乾燥わかめ 素干し 水戻し	(1→)6	1	0.1	0.0	0.0
06153 たまねぎ	30	10	0.2	Tr	2.1
17021 かつお・昆布だし	150	3	0.3	Tr	0.6
17045 米みそ 淡色辛みそ	12	22	1.3	0	2.2
06228 こねぎ	3	1	0.0	0	0.1
漬物					
06139 たくあん	10	2	0.1	0.0	0.2
牛乳					
13003 普通牛乳	200	122	6.0	7.0	8.8
昼 ごはん					
01088 精白米 うるち米	200	312	4.0	0.4	69.2
肉豆腐					
11065 うし 肩ロース 皮下脂肪なし	40	88	6.1	6.2	0.0
04032 木綿豆腐	80	58	5.4	3.6	0.6
06153 たまねぎ	30	10	0.2	Tr	2.1
06214 にんじん	15	5	0.1	0.0	0.9
02205 しらたき	20	1	0.0	Tr	0.0
17021 かつお・昆布だし					
03003 上白糖	4	16	0.0	0	4.0
16001 清酒 普通酒	2	2	0	0	0.1
17007 こいくちしょうゆ	8	6	0.5	0	0.7
たこときゅうりの酢の物					
10361 まだこ	20	14	2.3	0.0	1.1
06065 きゅうり	60	8	0.4	Tr	1.1
17012 食塩	0.5	0	0	0	0
03003 上白糖	2	8	0	0	2.0
17015 穀物酢	5	1	0.0	0	0.1
06103 しょうが	2	1	0.0	0.0	0.1
白菜のごま和え					
06234 はくさい ゆで	(70→)50	7	0.4	Tr	1.0
05018 いりごま	2	12	0.4	1.0	0.2
17007 こいくちしょうゆ	4	3	0.2	0	0.3
果物					
07040 オレンジ	70	34	0.4	0.1	7.2
夕 ごはん					
01088 精白米 うるち米	200	312	4.0	0.4	69.2
白身魚のカレームニエル					
10100 まがれい	60	53	10.7	0.6	1.3
17012 食塩	0.3	0	0	0	0
17061 カレー粉	0.1	0	0.0	0.0	0.0
01015 薄力粉 1等	5	17	0.4	0.1	3.7
14017 有塩バター	5	35	0.0	3.7	0.3
17001 ウスターソース	5	6	0.0	Tr	1.4
付け合わせ					
06264 ブロッコリー ゆで	(30→)33	10	0.9	0.1	0.8
06182 トマト	20	4	0.1	0.0	0.7
07155 レモン	5	2	0.0	0.0	0.3
マカロニサラダ					
01064 マカロニ ゆで	(5→)11	17	0.6	0.1	3.1
06065 きゅうり	20	3	0.1	Tr	0.4
06215 にんじん ゆで	(10→)9	3	0.0	0.0	0.5
02019 じゃがいも 水煮	(40→)39	28	0.5	Tr	5.7
10328 しばえび	15	12	2.4	0.0	0.5
17043 マヨネーズ 卵黄型	10	67	0.2	7.3	0.1
17012 食塩	0.5	0	0	0	0
17065 こしょう 混合	少々				
コンソメスープ					
06153 たまねぎ	15	5	0.1	Tr	1.0
11185 ぶた ショルダーベーコン	5	9	0.8	0.5	0.2
水	130				
17027 固形ブイヨン	2	5	0.2	0.1	0.8
17012 食塩	0.3				
漬物					
06199 しば漬	10	3	0.1	0.0	0.3
合計		1,722	58.7	35.3	267.8

B. 軟食（図3.2B, C）

常食のかたさが食べられない患者のための食事である．軟食は，常食の前段階である場合以外に，消化器術後，消化機能低下あるいは障害，口腔内障害や咀嚼困難がある場合に対象となる．主食は粥として，3分粥，5分粥，7分粥，全粥，軟飯などの段階を設けている施設が多い．粥以外にパンやうどんを使用可としている施設も多い．

a. 給与栄養目標量の設定

軟食は，主食（粥）のレベルに応じて，煮る，茹でる，蒸すなどの軟らかい献立にする．同時に量（ボリューム）も段階に合わせて変える．したがって，摂取栄養量も粥のレベルによって変わる（表3.7）．つまり，5分粥程度の食事の場合，全量摂取しても十分な栄養摂取量とは限らない．

b. 食品構成表の作成

栄養基準に合わせ，3分粥食から全粥食へ少しずつ使用量が増すように食品構成表を作成する（表3.5）．粥は水分が多く，1食の精白米の使用量は多くできない．

c. 献立の作成

食品構成表の使用重量に基づいて献立を作成する（表3.8，表3.9）．常食の献立を基にして，煮る，茹でる，蒸すなどの軟らかい料理に展開する．かたくて消化の悪い食材などは使用しない（表3.10）．

C. 流動食

消化器系の疾患や術後など，一定期間以上の絶食から摂食を始めるための食事である．主食は重湯（おもゆ）として，すべて液体で作られた約600 kcal/日の食事である．消化管が正常に動きだし，異常がないことが確認できたら，3分粥食などに速やかに移行する．

a. 献立の作成

おもゆ，スープ，ジュース，牛乳などを中心に献立を作成する．たんぱく質が確保できない場合には，プリンやゼラチンゼリーを組み入れることもできる．できるだけ食物残渣や刺激物を避けるようにする（表3.11）．

表3.7　一般治療食の栄養基準例

	エネルギー（kcal）	たんぱく質（g）	脂質（g）	炭水化物（g）
全粥食	1,600〜1,700	60〜70	40〜50	200〜220
7分粥食	1,400〜1,500	55〜65	40〜50	180〜200
5分粥食	1,200〜1,400	45〜50	30〜40	140〜180
3分粥食	900〜1,200	40〜45	30〜40	120〜140
流動食	600〜 700	20〜30	20〜30	70〜100

表 3.8　全粥食の献立例

	料理名・食品番号・食品名	可食部（g）	エネルギー（kcal）	たんぱく質（g）	脂質（g）	炭水化物（g）
朝	**全粥**					
	01093　[水稲全かゆ]　精白米	300	195	2.7	0.3	44.1
	グリーンアスパラの卵とじ					
	06008　グリーンアスパラ　ゆで	(30→)29	7	0.5	0.0	1.0
	12004　鶏卵	40	57	4.5	3.7	1.4
	17021　かつお・昆布だし	10	0	0	Tr	0.0
	16025　みりん	2	5	0.0	Tr	0.9
	17008　うすくちしょうゆ	5	3	0.2	0	0.3
	たまねぎのみそ汁					
	06153　たまねぎ	30	10	0.2	Tr	0.1
	17021　かつお・昆布だし	150	3	0.3	Tr	0.6
	17045　米みそ　淡色辛みそ	12	22	1.3	0	2.2
	06228　こねぎ	3	1	0.0	0	0.1
	漬物					
	07020　梅漬　塩漬	5	1	0.0	0.0	0.2
	牛乳					
	13003　普通牛乳	200	122	6.0	7.0	8.8
昼	**全粥**					
	01093　[水稲全かゆ]　精白米	300	195	2.7	0.3	44.1
	肉団子と豆腐の煮物					
	11230　にわとり　ひき肉	50	86	7.3	5.5	1.7
	16001　清酒　普通酒	2	2	0	0	0.1
	17045　米みそ　淡色辛みそ	4	7	0.4	0.2	0.7
	16025　みりん	1	2	0.0	Tr	0.4
	02034　じゃがいもでん粉	2	7	0.0	0.0	1.6
	04032　木綿豆腐	100	73	6.7	4.5	0.8
	06153　たまねぎ	30	10	0.2	Tr	2.1
	06214　にんじん	15	5	0.1	0.0	0.9
	17021　かつお・昆布だし					
	03003　上白糖	4	16	0.0	0	4.0
	16001　清酒　普通酒	2	2	0	0	0.1
	17007　こいくちしょうゆ	8	6	0.5	0	0.7
	きゅうりの酢の物					
	01068　焼きふ　車ふ	3	11	0.8	0.1	1.6
	06065　きゅうり	60	8	0.4	Tr	1.1
	17012　食塩	0.5	0	0	0	0
	03003　上白糖	2	8	0	0	2.0
	17015　穀物酢	5	1	0.0	0	0.1
	06103　しょうが	2	1	0.0	0.0	0.1
	白菜のごま和え					
	06234　はくさい　ゆで	(70→)50	7	0.4	Tr	1.0
	05042　ねりごま	2	13	0.4	1.1	0.2
	17007　こいくちしょうゆ	4	3	0.2	0	0.3
	果物					
	07107　バナナ	100	93	0.7	0.1	21.1
夕	**全粥**					
	01093　[水稲全かゆ]　精白米	300	195	2.7	0.3	44.1
	白身魚のムニエル					
	10100　まがれい	60	53	10.7	0.6	1.3
	17012　食塩	0.3	0	0	0	0
	01015　薄力粉　1等	5	17	0.4	0.1	3.7
	14017　有塩バター	5	35	0.0	3.7	0.3
	17007　こいくちしょうゆ	5	4	0.3	0	0.4
	付け合わせ					
	06264　ブロッコリー　ゆで	(30→)33	10	0.9	0.1	0.8
	06182　トマト	20	4	0.1	0.0	0.7
	07155　レモン	5	2	0.0	0.0	0.3
	マカロニサラダ					
	01064　マカロニ　ゆで	(5→)11	17	0.6	0.1	3.1
	06065　きゅうり	20	3	0.1	Tr	0.4
	06215　にんじん　ゆで	(10→)9	3	0.0	0.0	0.5
	02019　じゃがいも　水煮	(40→)39	28	0.5	Tr	5.7
	10263　(まぐろ類) 缶詰 油漬 フレーク ライト	15	40	2.2	3.2	0.6
	17043　マヨネーズ　卵黄型	10	67	0.2	7.3	0.1
	17012　食塩	0.3	0	0	0	0
	コンソメスープ					
	06153　たまねぎ	15	5	0.1	Tr	1.0
	水	130				
	17027　固形ブイヨン	2	5	0.2	0.1	0.8
	17012　食塩	0.3	0	0	0	0
	漬物					
	07020　梅漬　塩漬	5	1	0.0	0.0	0.2
	合計		1,471	56.0	38.3	208.4

表 3.9　5 分粥食の献立例

	料理名・食品番号・食品名	可食部（g）	エネルギー（kcal）	たんぱく質（g）	脂質（g）	炭水化物（g）
朝	**5 分粥**					
	01097　［水稲五分かゆ］　精白米	250	83	1.0	0.3	18.5
	炒り卵					
	12004　鶏卵	50	71	5.7	4.7	1.7
	17021　かつお・昆布だし	20	0	0.0	Tr	0.1
	16025　みりん	1	2	0.0	Tr	0.4
	17008　うすくちしょうゆ	3	2	0.1	0	0.2
	たまねぎのみそ汁					
	06153　たまねぎ	30	10	0.2	Tr	0.1
	17021　かつお・昆布だし	150	3	0.3	Tr	0.6
	17045　米みそ　淡色辛みそ	12	22	1.3	0	2.2
	06228　こねぎ	3	1	0.0	0	0.1
	漬物					
	07020　梅漬　塩漬	5	1	0.0	0.0	0.2
	牛乳					
	13003　普通牛乳	200	122	6.0	7.0	8.8
昼	**5 分粥**					
	01097　［水稲五分かゆ］　精白米	250	83	1.0	0.3	18.5
	肉団子と豆腐の煮物					
	11230　にわとり　ひき肉	50	86	7.3	5.5	1.7
	16001　清酒　普通酒	2	2	0	0	0.1
	17045　米みそ　淡色辛みそ	4	7	0.4	0.2	0.7
	16025　みりん	1	2	0.0	Tr	0.4
	02034　じゃがいもでん粉	2	7	0.0	0.0	1.6
	04032　木綿豆腐	100	73	6.7	4.5	0.8
	06153　たまねぎ	30	10	0.2	Tr	2.1
	06214　にんじん	15	5	0.1	0.0	0.9
	17021　かつお・昆布だし					1
	03003　上白糖	4	16	0.0	0	4.0
	16001　清酒　普通酒	2	2	0	0	0.1
	17007　こいくちしょうゆ	8	6	0.5	0	0.7
	麩の煮物					
	01068　焼きふ　車ふ	6	22	1.7	0.2	3.3
	17021　かつお・昆布だし	30	1	0.1	Tr	0.1
	03003　上白糖	1	4	0	0	1.0
	17007　こいくちしょうゆ	3	2	0.2	0	0.3
	軟茹白菜のごま和え					
	06234　はくさい　ゆで	（70→)50	7	0.4	Tr	1.0
	05042　ねりごま	2	13	0.4	1.1	0.2
	17007　こいくちしょうゆ	4	3	0.2	0	0.3
	果物					
	07107　バナナ	100	93	0.7	0.1	21.1
夕	**5 分粥**					
	01097　［水稲五分かゆ］　精白米	250	83	1.0	0.3	18.5
	煮魚					
	10100　まがれい	60	53	10.7	0.6	1.3
	03003　上白糖	8	31	0	0	7.9
	16001　清酒　普通酒	3	3	0.0	0	0.2
	17007　こいくちしょうゆ	8	6	0.5	0	0.7
	ツナサラダ					
	01064　マカロニ　ゆで	（5→)11	17	0.6	0.1	3.1
	02019　じゃがいも　水煮	（50→)49	35	0.7	Tr	7.2
	10263　（まぐろ類）缶詰　油漬　フレーク　ライト	15	40	2.2	3.2	0.6
	17043　マヨネーズ　卵黄型	10	67	0.2	7.3	0.1
	17012　食塩	0.3	0	0	0	0
	コンソメスープ					
	06153　たまねぎ	15	5	0.1	Tr	1.0
	水	130				
	17027　固形ブイヨン	2	5	0.2	0.1	0.8
	17012　食塩	0.3	0	0	0	0
	漬物					
	07020　梅漬　塩漬	5	1	0.0	0.0	0.2
	ヨーグルト					
	13026　脱脂加糖ヨーグルト	100	65	4.0	0.2	11.2
	合計		1,172	54.7	35.7	145.6

表 3.10　軟菜に望ましくない食材

望ましくない食材	例
1. 食物繊維が多く，煮ても軟らかくならない（軟らかくしない）野菜類	ごぼう，たけのこ，ふき，トウモロコシ粒，もやし
2. 消化できず，そのまま残渣となる野菜類	こんにゃく，きのこ類，藻類
3. 種実類	らっかせい，アーモンド
4. 難消化性の魚介類	干物，いか，たこ，かき以外の貝類
5. 脂質を多く含む食材（料理）：胃内停滞時間を長くするため	豚ばら肉，ラード，バター，生クリーム（少量は可）
6. 刺激物	香辛料など

表 3.11　流動食の献立例

	料理名・食品番号・食品名	可食部（g）	エネルギー（kcal）	たんぱく質（g）	脂質（g）	炭水化物（g）
朝	おもゆ					
	01101　［水稲おもゆ］　精白米	150	29	0.3	0	6.5
	みそスープ					
	17021　かつお・昆布だし	100	2	0.2	Tr	0.4
	17045　米みそ　淡色辛みそ	8	15	0.9	0.5	1.5
	果汁					
	07150　りんご　濃縮還元ジュース	80	38	0.1	0.1	9.2
	牛乳					
	13003　普通牛乳	200	122	6.0	7.0	8.8
昼	おもゆ					
	01101　［水稲おもゆ］　精白米	150	29	0.3	0	6.5
	豆腐すり流し汁					
	04032　木綿豆腐	30	22	2.0	1.2	0.2
	17021　かつお・昆布だし	100	2	0.2	Tr	0.4
	17012　食塩	0.3	0	0	0	0
	17007　こいくちしょうゆ	3	2	0.2	0	0.3
	野菜ジュース					
	06399　野菜ミックスジュース　通常タイプ	100	21	0.8	0.1	3.7
	牛乳					
	13003　普通牛乳	200	122	6.0	7.0	8.8
夕	おもゆ					
	01101　［水稲おもゆ］　精白米	150	29	0.3	0	6.5
	コンソメスープ					
	水	130				
	17027　固形ブイヨン	2	5	0.2	0.1	0.8
	17012　食塩	0.3	0	0	0	0
	果汁					
	07119　ぶどう　濃縮還元ジュース	80	37	0.2	0.1	9.4
	プリン					
	12004　鶏卵	25	36	2.8	2.3	0.9
	13003　普通牛乳	60	37	1.8	2.1	2.6
	03003　上白糖	10	39	0	0	9.9
	バニラエッセンス	少々				
合計			587	22.3	20.5	76.4

D. 常食

課題 3-1　一般治療食の献立（常食）

a. 表 3.12　年齢構成表に示す病院の給与栄養目標量を求める（ワークシート 3.1-1）

表 3.12　年齢構成表　120 床療養型病院　（対象患者 115 人）　　　　　　　　　　　　（人）

年齢	男性	女性
0～5　（月）		
6～11　（月）		
1～2　（歳）		
3～5　（歳）		
6～7　（歳）		
8～9　（歳）		
10～11　（歳）		
12～14　（歳）		
15～17　（歳）		
18～29　（歳）		
30～49　（歳）		
50～64　（歳）	2	4
65～74　（歳）	20	15
75～　（歳）	11	63
合計	33	82

ワークシート 3.1-1　加重平均エネルギー必要量の算出

年齢	男性			女性		
	人数（人）	エネルギー量*（kcal）	合計（kcal）	人数（人）	エネルギー量*（kcal）	合計（kcal）
0～ 5　（月）						
6～11　（月）						
1～ 2　（歳）						
3～ 5　（歳）						
6～ 7　（歳）						
8～ 9　（歳）						
10～11　（歳）						
12～14　（歳）						
15～17　（歳）						
18～29　（歳）						
30～49　（歳）						
50～64　（歳）						
65～74　（歳）						
75～　（歳）						
合計						

＊日本人の食事摂取基準によるエネルギー量は身体活動レベルⅠで算出

＿＿＿＿人の合計　＿＿＿＿＿＿＿＿kcal

加重平均エネルギー量（kcal）＝ ＿＿＿＿＿＿＿＿kcal ／ ＿＿＿＿人 ≒ ＿＿＿＿kcal

常食のエネルギー量は ＿＿＿＿＿＿＿＿kcal

b. 表 3.4 食品群別加重平均栄養成分表を用いて，食品構成表を作成する（ワークシート 3.1–2）

ワークシート 3.1–2 　食品構成表

食品群	使用量（g）	エネルギー（kcal）	たんぱく質（g）	脂質（g）	炭水化物（g）
穀類					
いも類					
果実類					
魚介類					
肉類					
卵類					
豆類					
乳類					
油脂類					
野菜類					
藻類					
きのこ類					
砂糖					
みそ					
合計					

c. 食品構成表に基づいて献立を作成する（ワークシート 3.1–3）

ワークシート 3.1–3 　献立表

＿＿＿＿＿＿＿＿＿＿の献立例

	料理名・食品名	可食部（g）	エネルギー（kcal）	たんぱく質（g）	脂質（g）	炭水化物（g）
朝						

昼						
夕						
合計						

E. 軟食

a. 課題 3−1 で作成した献立を基に，表 3.5 食品構成表を参考にして全粥食へ展開する（ワークシート 3.1−3）

b. 課題 3−1 で作成した献立を基に，表 3.5 食品構成表を参考にして 5 分粥食へ展開する（ワークシート 3.1−3）

c. 表 3.5 食品構成表を参考にして流動食の献立を作成する（ワークシート 3.1−3）

3.2 特別治療食の展開：展開食

　病院などの医療施設では一般治療食だけでなく多種類の特別治療食が存在する．これらがそれぞれ独立した献立では給食管理作業や調理作業の効率が悪くなり，さらに食材の種類も増えるため経済的でない．

　そこで，できる限り同じ食材でできるだけ同じ調理作業になるように，一般治療食の献立を基に各種特別治療食の献立を作成していく．これを「献立を展開する」という．もちろん展開された献立の栄養量と形態はそれぞれの治療食として設定基準を満たしていなければならない．

　表 3.13 に献立における具体的な展開内容を示す．

常食

　朝：ごはん，炒り卵，焼きかぼちゃ，ごま和え，みそ汁，牛乳

　昼：ごはん，鶏肉の唐揚げ，付け合わせ，ナムル，焼きじゃがいものスープ，果物

　夕：ごはん，焼き魚，菊花かぶ，炒め煮，油揚げとはくさいの煮浸し，果物

①常食→エネルギーコントロール食

・ごはんの量を減らす．

・砂糖の代わりに人工甘味料を使用する．

・鶏肉（もも）唐揚げをソテーにして，油の使用量を減らす．

②常食→たんぱく質コントロール食

・たんぱく質量に制限があるため，ごはんの量を調節する．

・たんぱく質を制限するため，朝食の鶏卵をなくして，たんぱく質が含まれていないはるさめを使ってサラダにする．

・牛乳は使用しない．

・昼食の唐揚げは鶏肉の量を減らすかわりに野菜の唐揚げを追加する．

・スープのロースハムをなくす．

・夕食の主菜のしろさけの量を減らす．エネルギーが減らないように脂質が多い大西洋さけにする．

・デザートをゼリーとして，粉飴のような低たんぱく質治療食品を使用し，効率よくエネルギーを確保する．

③常食→食塩コントロール食

・基本的に塩・しょうゆなどを減らす．

・朝食のみそ汁はだし汁を少なくすることで塩分濃度を保つことができる．

④常食→脂質コントロール食

・食品中にも脂質は含まれるために，脂質制限が厳しい場合は，調理に油脂類は使用できない．

・朝食のみそ汁の生揚げを木綿豆腐に変更する．牛乳は低脂肪または無脂肪牛乳に変更する．

表3.13 献立における具体的な展開内容

常食　E：1,800 kcal, P：60 g

料理名・食品番号・食品名	可食部(g)
朝	
ごはん	
01088 精白米 うるち米	200
炒り卵	
12004 鶏卵	50
06021 さやえんどう ゆで	(15→)15
17021 かつお・昆布だし	15
03003 上白糖	2
17012 食塩	0.5
焼きかぼちゃ	
06332 西洋かぼちゃ 焼き	(40→)32
17012 食塩	0.2
06239 パセリ	1
ごま和え	
06268 ほうれんそう ゆで	(60→)42
05019 ごま むき	3
17007 こいくちしょうゆ	3
みそ汁	
04039 生揚げ	30
06153 たまねぎ	20
17021 かつお・昆布だし	150
17045 みそ 淡色辛みそ	12
06228 こねぎ	5
牛乳	
13003 普通牛乳	200
昼	
ごはん	
01088 精白米 うるち米	200
鶏肉の唐揚げ	
11224 若鶏肉 もも 皮なし	60
17069 しょうが おろし	2
17138 料理酒	2
17007 こいくちしょうゆ	5
02034 じゃがいもでん粉	5
14006 調合油	6
付け合わせ	
06264 ブロッコリー ゆで	(30→)33
17012 食塩	0.2
ナムル	
06288 だいずもやし ゆで	(50→)43
06215 にんじん ゆで	(20→)17
17012 食塩	0.5
14002 ごま油	1
焼きじゃがいものスープ	
02017 じゃがいも	60

エネルギーコントロール食　E：1,500 kcal, P：60 g

料理名・食品番号・食品名	可食部(g)
朝	
ごはん	
01088 精白米 うるち米	160
炒り卵	
12004 鶏卵	50
06021 さやえんどう ゆで	(15→)15
17021 かつお・昆布だし	15
03032 還元水あめ	2
17012 食塩	0.5
焼きかぼちゃ	
06332 西洋かぼちゃ 焼き	(40→)32
17012 食塩	0.2
06239 パセリ	1
お浸し	
06267 ほうれんそう ゆで	(60→)42
17021 かつお・昆布だし	20
17007 こいくちしょうゆ	3
みそ汁	
04039 生揚げ	30
06153 たまねぎ	20
17021 かつお・昆布だし	150
17045 みそ 淡色辛みそ	12
06228 こねぎ	5
牛乳	
13003 普通牛乳	200
昼	
ごはん	
01088 精白米 うるち米	160
鶏肉のソテー	
11224 若鶏肉 もも 皮なし	60
17069 しょうが おろし	2
17012 食塩	0.2
14006 調合油	0.5
付け合わせ	
06264 ブロッコリー ゆで	(30→)33
17012 食塩	0.1
ナムル	
06288 だいずもやし ゆで	(50→)43
06215 にんじん ゆで	(20→)17
17012 食塩	0.5
14002 ごま油	0.5
焼きじゃがいものスープ	
02017 じゃがいも	60

たんぱく質コントロール食　E：1,700 kcal, P：35 g, 食塩相当量 6 g 未満

料理名・食品番号・食品名	可食部(g)
朝	
ごはん	
01088 精白米 うるち米	160
かぼちゃサラダ	
06048 西洋かぼちゃ	40
02062 普通はるさめ ゆで	(10→)41
06021 さやえんどう ゆで	(5→)15
17042 マヨネーズ 全卵型	10
17012 食塩	0.2
17064 しょう 白	0
ごま和え	
06268 ほうれんそう ゆで	(60→)42
05019 ごま むき	3
17007 こいくちしょうゆ	3
みそ汁	
04039 生揚げ	15
06153 たまねぎ	30
17021 かつお・昆布だし	120
17045 みそ 淡色辛みそ	10
06228 こねぎ	5
乳酸菌飲料	
13030 乳酸菌飲料 乳製品	200
昼	
ごはん	
01088 精白米 うるち米	160
鶏肉の唐揚げ	
11224 若鶏肉 もも 皮なし	30
17069 しょうが おろし	1
17138 料理酒	1
17007 こいくちしょうゆ	5
06245 青ピーマン	30
06191 なす	30
02034 じゃがいもでん粉	10
14006 調合油	8
17042 マヨネーズ 全卵型	5
付け合わせ	
06264 ブロッコリー ゆで	(30→)33
17012 食塩	0.2
ナムル	
06288 だいずもやし ゆで	(40→)43
06215 にんじん ゆで	(20→)17
17012 食塩	0.5
14002 ごま油	2

食コントロール食　E：1,700 kcal, P：60 g, 食塩相当量 6 g 未満

料理名・食品番号・食品名	可食部(g)
朝	
ごはん	
01088 精白米 うるち米	200
炒り卵	
12004 鶏卵	50
06021 さやえんどう ゆで	(15→)15
17021 かつお・昆布だし	15
03003 上白糖	1
17012 食塩	0.3
焼きかぼちゃ	
06332 西洋かぼちゃ 焼き	(40→)32
17012 食塩	0.2
06239 パセリ	1
ごま和え	
06268 ほうれんそう ゆで	(60→)42
05019 ごま むき	3
17007 こいくちしょうゆ	2
みそ汁	
04039 生揚げ	30
06153 たまねぎ	20
17021 かつお・昆布だし	120
17045 みそ 淡色辛みそ	10
06228 こねぎ	5
牛乳	
13003 普通牛乳	200
昼	
ごはん	
01088 精白米 うるち米	200
鶏肉の唐揚げ	
11224 若鶏肉 もも 皮なし	60
17069 しょうが おろし	2
17138 料理酒	2
17007 こいくちしょうゆ	5
02034 じゃがいもでん粉	5
14006 調合油	6
付け合わせ	
06264 ブロッコリー ゆで	(30→)33
17012 食塩	0.2
ナムル	
06288 だいずもやし ゆで	(50→)43
06215 にんじん ゆで	(20→)17
17012 食塩	0.3
14002 ごま油	1

脂質コントロール食　E：1,600 kcal, P：60 g, F：20 g

料理名・食品番号・食品名	可食部(g)
朝	
ごはん	
01088 精白米 うるち米	200
炒り卵	
12004 鶏卵	50
06021 さやえんどう ゆで	(15→)15
17021 かつお・昆布だし	15
03003 上白糖	2
17012 食塩	0.5
焼きかぼちゃ	
06332 西洋かぼちゃ 焼き	(40→)32
17012 食塩	0.2
06239 パセリ	1
お浸し	
06267 ほうれんそう ゆで	(60→)42
17021 かつお・昆布だし	20
17007 こいくちしょうゆ	3
みそ汁	
04032 木綿豆腐	30
06153 たまねぎ	20
17021 かつお・昆布だし	120
17045 みそ 淡色辛みそ	12
06228 こねぎ	5
牛乳	
13005 加工乳 低脂肪	200
昼	
ごはん	
01088 精白米 うるち米	200
鶏肉のおろし煮	
11224 若鶏肉 もも 皮なし	60
06134 だいこん	50
06010 さやいんげん	10
17021 かつお・昆布だし	20
17138 料理酒	5
17007 こいくちしょうゆ	5
にんじんのおかか和え	
06215 にんじん ゆで	(40→)35
17012 食塩	0.1
10091 かつお節	0.5
17007 こいくちしょうゆ	2
焼きじゃがいものスープ	
02017 じゃがいも	60

軟食　E：1,500 kcal, P：60 g

料理名・食品番号・食品名	可食部(g)
朝	
粥	
01093 [水稲全かゆ] 精白米	350
卵とじ	
12004 鶏卵	50
06021 さやえんどう ゆで	(5→)15
17021 かつお・昆布だし	20
03003 上白糖	2
17007 こいくちしょうゆ	2
蒸しかぼちゃ	
06048 西洋かぼちゃ	40
17012 食塩	0.2
06239 パセリ	1
ごま和え	
06268 ほうれんそう ゆで	(60→)42
05042 ごま ねり	3
みそ汁	
04032 木綿豆腐	30
06153 たまねぎ	20
17021 かつお・昆布だし	120
17045 みそ 淡色辛みそ	12
06228 こねぎ	5
牛乳	
13003 普通牛乳	200
昼	
粥	
01093 [水稲全かゆ] 精白米	350
鶏肉のおろし煮	
11230 にわとり ひき肉	40
02034 じゃがいもでん粉	5
17012 食塩	0.1
06134 だいこん	50
06010 さやいんげん	10
17021 かつお・昆布だし	20
17138 料理酒	5
17007 こいくちしょうゆ	5
にんじんのマヨネーズ和え	
06215 にんじん ゆで	(40→)120
17042 マヨネーズ 全卵型	8
焼きじゃがいものスープ	
02017 じゃがいもフレーク	60
10260 ... フレーク	15
14006 調合油	1

（つづく）

(つづき)

以下、展開食の献立表（食品番号・食品名・使用量g）を左から順に示す。

献立1（夕）

料理	食品番号	食品名	使用量(g)
焼きじゃがいものスープ	02017	じゃがいも	60
	11176	ロースハム	5
	14006	調合油	1
	17021	かつお・昆布だし	120
	17012	食塩	0.9
	17064	こしょう 白	0
	06274	切りみつば	3
果物	07148	りんご	70
ごはん	01088	精白米 うるち米	200
焼き魚	10136	しろさけ 焼き	(60→)45
	17012	食塩	0.5
菊花かぶ	06038	かぶ	20
	17015	穀物酢	4
	03032	還元水あめ	2
	17012	食塩	0.2
炒め煮	06134	だいこん	30
	06214	にんじん	20
	06084	ごぼう	10
	02003	板こんにゃく	10
	08014	乾しいたけ ゆで	(1→)6
	14006	調合油	3
	17021	かつお・昆布だし	3
	17138	料理酒	7
	17007	こいくちしょうゆ	3
	16025	みりん	20
	17138	料理酒	3
	06021	さやえんどう ゆで	(5→)5
	16025	みりん	3
油揚げとはくさいの煮浸し	04040	油揚げ	10
	06233	はくさい	40
	17021	かつお・昆布だし	10
	17007	こいくちしょうゆ	5
	06103	しょうが	1
果物	07054	キウイフルーツ	70

1日合計 E：1,795 kcal，P：60.1 g，F：38.3 g，C：276.9 g，食塩相当量：8.4 g

献立2（夕）

料理	食品番号	食品名	使用量(g)
	11176	ロースハム	5
	14006	調合油	1
	17021	かつお・昆布だし	120
	17012	食塩	0.9
	17064	こしょう 白	0
	06274	切りみつば	3
果物	07148	りんご	70
ごはん	01088	精白米 うるち米	160
焼き魚	10136	しろさけ 焼き	(60→)45
	17012	食塩	0.5
菊花かぶ	06038	かぶ	20
	17015	穀物酢	4
	03032	還元水あめ	2
	17012	食塩	0.2
炒め煮	06134	だいこん	30
	06214	にんじん	20
	06084	ごぼう	10
	02003	板こんにゃく	10
	08014	乾しいたけ ゆで	(1→)6
	14006	調合油	3
	17138	料理酒	7
	17007	こいくちしょうゆ	3
	16025	みりん	20
	17138	料理酒	3
	06021	さやえんどう ゆで	(5→)5
	16025	みりん	3
油揚げとはくさいの煮浸し	04040	油揚げ	10
	06233	はくさい	40
	17021	かつお・昆布だし	10
	17007	こいくちしょうゆ	5
	06103	しょうが	1
果物	07054	キウイフルーツ	70

1日合計 E：1,529 kcal，P：56.9 g，F：33.8 g，C：225.4 g，食塩相当量：8.1 g

献立3（昼・夕）

料理	食品番号	食品名	使用量(g)
じゃがいもとミツ葉の酢の物	02019	じゃがいも 水煮	(40→)39
	06274	切りみつば	5
	14006	調合油	2
	17015	穀物酢	3
	03003	上白糖	1
	17012	食塩	0.3
果物	07148	りんご	70
ごはん	01088	精白米 うるち米	160
焼き魚	10144	たいせいようさけ	40
	06153	たまねぎ	30
	14006	調合油	3
	17007	こいくちしょうゆ	7
	07156	レモン 果汁	2
	06239	パセリ	1
炒め煮	06134	だいこん	30
	06212	にんじん	20
	06084	ごぼう	10
	02003	板こんにゃく	10
	08014	乾しいたけ ゆで	(1→)6
	14006	調合油	3
	17021	かつお・昆布だし	3
	17138	料理酒	10
	17007	こいくちしょうゆ	5
	16025	みりん	3
	17007	こいくちしょうゆ	5
	06021	さやえんどう ゆで	(5→)5
	16025	みりん	2
油揚げとはくさいの煮浸し	04040	油揚げ	10
	06233	はくさい	20
	17021	かつお・昆布だし	10
	17007	こいくちしょうゆ	1
ももゼリー	07138	もも 缶詰 白肉種	50
	09049	てんぐさ 粉寒天	1
	07156	レモン 果汁	1
	03015	粉あめ	30

1日合計 E：1,792 kcal，P：34.9 g，F：44.2 g，C：291.3 g，食塩相当量：5.6 g

献立4（昼・夕）

料理	食品番号	食品名	使用量(g)
じゃがいもとミツ葉の酢の物	02019	じゃがいも 水煮	(40→)39
	06274	切りみつば	5
	14006	調合油	2
	17015	穀物酢	3
	03003	上白糖	1
	17012	食塩	0.3
果物	07148	りんご	70
ごはん	01088	精白米 うるち米	200
焼き魚	10134	しろさけ 焼き	(60→)40
	17012	食塩	0.5
菊花かぶ	06038	かぶ	20
	17015	穀物酢	4
	03003	上白糖	1
	17012	食塩	0.1
炒め煮	06134	だいこん	30
	06214	にんじん	20
	06084	ごぼう	10
	02003	板こんにゃく	10
	08014	乾しいたけ ゆで	(1→)6
	14006	調合油	1
	17021	かつお・昆布だし	10
	17138	料理酒	10
	17007	こいくちしょうゆ	5
	16025	みりん	3
	17007	こいくちしょうゆ	5
	06021	さやえんどう ゆで	(5→)5
	16025	みりん	2
油揚げとはくさいの煮浸し	04040	油揚げ	10
	06233	はくさい	20
	17021	かつお・昆布だし	10
	17007	こいくちしょうゆ	3
	06103	しょうが	1
果物	07054	キウイフルーツ 緑肉種	70

1日合計 E：1,726 kcal，P：54.8 g，F：35.9 g，C：272.5 g，食塩相当量：5.6 g

献立5（昼・夕）

料理	食品番号	食品名	使用量(g)
昼	17021	かつお・昆布だし	120
	17012	食塩	0.9
	17064	こしょう 白	0
	06228	ごねぎ	3
果物	07148	りんご	70
ごはん	01088	精白米 うるち米	200
煮魚	10100	まがれい	60
	06226	根深ねぎ	20
	17138	料理酒	5
	17007	こいくちしょうゆ	7
	03003	上白糖	5
菊花かぶ	06038	かぶ	20
	17015	穀物酢	4
	03003	上白糖	2
	17012	食塩	0.2
煮しめ	04038	焼き豆腐	60
	06134	だいこん	30
	06214	にんじん	20
	06010	さやいんげん	10
	17021	かつお・昆布だし	20
	17138	料理酒	3
	17007	こいくちしょうゆ	5
	16025	みりん	3
はくさいの煮浸し	06233	はくさい	30
	17021	かつお・昆布だし	10
	17007	こいくちしょうゆ	2
	16025	みりん	3
	06103	しょうが	1
果物	07054	キウイフルーツ 緑肉種	70

1日合計 E：1,618 kcal，P：61.9 g，F：16.6 g，C：279.0 g，食塩相当量：8.3 g

献立6（昼・夕）

料理	食品番号	食品名	使用量(g)
昼	17021	かつお・昆布だし	120
	17012	食塩	0.9
	17064	こしょう 白	0
	06228	ごねぎ	3
果物	07138	もも 缶詰 白肉種	50
粥	01093	[水稲全かゆ] 精白米	350
煮魚	10100	まがれい	80
	06226	根深ねぎ	20
	17138	料理酒	5
	17007	こいくちしょうゆ	7
	03003	上白糖	5
煮しめ	04038	焼き豆腐	60
	06134	だいこん	30
	06214	にんじん	20
	06010	さやいんげん	10
	17021	かつお・昆布だし	120
	17138	料理酒	3
	17007	こいくちしょうゆ	5
	16025	みりん	3
はくさいの煮浸し	06233	はくさい	30
	17021	かつお・昆布だし	10
	17007	こいくちしょうゆ	2
	16025	みりん みりん	3
	06103	しょうが	1
果物	07107	バナナ	50

1日合計 E：1,509 kcal，P：57.9 g，F：32.3 g，C：230.8 g，食塩相当量：7.2 g

・昼の主菜の唐揚げを煮物に変更し，ナムルは油を使用しないおかか和えに変更する．

・スープのロースハムはツナ缶（水煮）にする．

・夕食の主菜は焼き魚から油の少ない魚に換え，煮魚に変更する．煮浸しの油揚げをなくし，煮しめに焼き豆腐を加える．

⑤常食→軟食

・ごはんを全粥に変更する．

・炒り卵から卵とじに変更し軟らかく調理できる献立にする．

・ごま和えのごまは粒の残らないペースト状のものを使用する．

・みそ汁の生揚げを木綿豆腐に変更する．

・昼の主菜は唐揚げから鶏団子のおろし煮に変更する．

・かみごたえのあるナムルからにんじんのマヨネーズ和えに変更する．

・スープのロースハムは軟らかいツナ缶（水煮）に変更する．

・果物は缶詰か軟らかく調理できるコンポートなどにする．

・夕食の主菜は焼き魚から身離れの良い，軟らかく調理できる白身魚などにして煮魚に変更する．

課題 3-3　治療食への展開

はじめに常食の献立を作成し，その献立を基に表 3.14 の治療食に展開する．

表 3.14　治療食への展開

	常食	エネルギーコントロール食	たんぱく質コントロール食	食塩コントロール食	脂質コントロール食	軟食（全粥）
エネルギー（E）(kcal)	1,800	1,500	1,800	1,700	1,600	1,500
たんぱく質（P）(g)	60	60	40	60	60	60
脂質（F）(g)					20	
食塩相当量（g）			6	6		

3.3 糖尿病（DM）患者の栄養管理

A. 症例1

患者氏名	Y. M.	生年月日	19XX年3月5日 （50歳）	性別	男性	家族構成・家族歴
職業	会社員					
主訴	口渇，多飲，多尿，全身倦怠感					
主病名	糖尿病，脂質異常症					
既往歴	なし					
薬剤の服用	メトホルミン塩酸塩，アカルボース					
臨床所見 （空腹時）	**身長** 168 cm，**体重** 77 kg（20歳時の体重 58 kg），**血圧** 139/85 mmHg	**TP** 7.5 g/dL，**Alb** 4.3 g/dL，**FBS** 180 mg/dL，**HbA1c** 9.2%，**TG** 180 mg/dL，**HDL-C** 43 mg/dL，**LDL-C** 170 mg/dL，**BUN** 18 mg/dL，**Cr** 0.9 mg/dL，**eGFR** 70.8 mL/分/1.73 m^2					
現病歴と経緯	35歳から仕事上の付き合いで外食が増え（週3回程度），体重が急激に増加した．以前は草野球チームに所属して，休日は練習や試合に参加していたが，仕事が多忙になり，運動をする機会がほとんどなくなった．5年前の健康診断で高血糖を指摘されたが，自覚症状がなかったため放置していた．母親も糖尿病でインスリン療法を行っている．最近，口渇感と多飲，全身倦怠感がみられ，就寝後に尿意のため覚醒することがある．今年の健康診断で精密検査を勧められ，当院を受診し，入院となった．					
食事摂取状況と生活スタイル	朝食や付き合いのない日の夕食は自宅で妻の料理を食べるが，夕食の時間が遅いことが多い．毎日晩酌をしており，350 mLの缶ビールを2本常飲している．野菜は嫌いで，昼食は丼物やラーメンなど単品で脂っぽいメニューが多い．食事をするスピードが早く，満腹感が得られるまで食べる習慣がある．夜の付き合いでは肉類を好み，ビールは5～6杯と飲酒量は多い．普段は2,500 kcal程度と推測されるが，夜に外食へ行く日は3,000 kcalをオーバーしている．					

家族構成・家族歴：78 □—○ 75 DM／兄 52 □，50 □本人—○ 46／18 □，○ 15

□ 男，○ 女，□ 男本人，▨ は同居を表す

B. 症例の栄養評価

a. 典型的なことがらおよび特徴的な症状

①口渇，多飲，多尿，全身倦怠感，②肥満（20歳のころより19 kg増加），③運動習慣なし，④夕食時間が遅く，アルコール多飲

b. 臨床検査値などの評価

◎**栄養素等摂取状況**：エネルギー必要量は，本症例の適正量が多くても1,800 kcalとすると，700～1,200 kcalも過剰である．◎**身長168 cm，体重77 kg**：BMI 27.2より肥満（1度）と判定される．◎**TP 7.5 g/dL，Alb 4.3 g/dL**：基準範囲内であり，栄養状態に問題はない．◎**TG 180 mg/dL，HDL-C 43 mg/dL，LDL-C 180 mg/dL**：脂質異常症である．このことからもエネルギー摂取量が多いことが推測できる．◎**BUN 18 mg/dL，Cr 0.9 mg/dL，eGFR 70.8 mL/分/1.73 m^2**：腎機能障害はみられず，まだ合併症（腎症）は発症していないと考えられる．しかし，尿検査の結果も評価する必要がある．◎**FBS 180 mg/dL，HbA1c 9.2%**：血糖コントロールはかなり不良である．

c. 栄養診断：候補コードと選択された（下線）コード

【該当する栄養診断コード】NI-1.3 エネルギー摂取量過剰，**NI-2.2　経口摂取量過剰**，N-4.3 アルコー

ル摂取量過剰，**NC-2.2** 栄養関連の検査値異常，**NC-3.3** 過体重・肥満，**NB-1.1** 食物・栄養関連の知識不足，**NB-1.3** 食事・ライフスタイル改善への心理的準備不足，**NB-2.1** 身体活動不足

【**PES 報告**】体重増加，FBS や HbA1c の上昇があることから，生活習慣病と不適切な食生活スタイル（エネルギー摂取など）関連の知識不足を原因とする，経口摂取量過剰である.

C. 食事内容の設定

a. 栄養量の設定

(1) 目標体重：$1.68\,m \times 1.68\,m \times 22\,kg/m^2 = 62.1\,kg$

(2) エネルギー：$25 \sim 30\,kcal/kg$ 目標体重 $\times 62.1\,kg = 1{,}552 \sim 1{,}863\,kcal$

　運動をする機会が少なく，肥満もあるため，高いエネルギー設定は望ましくないことから，1,600 kcal で設定する. エネルギー摂取量の 50 〜 60%は，炭水化物から摂取する. ショ糖や果糖などの単純糖質よりも，穀類やいも類などの複合糖質から摂取する.

(3) たんぱく質：$1.0 \sim 1.2\,g/kg$ 目標体重 $\times 62.1\,kg = 62.1 \sim 74.5\,g$

　腎症予防のためにも，70 g 程度を目安に摂取する.

(4) 脂質：エネルギー摂取量の 20 〜 25%とし，40 g とする. 脂質異常症もみられることから，コレステロールや飽和脂肪酸の多い動物性食品の過剰な摂取は避ける.

(5) 食物繊維：食物繊維は腸管からの糖吸収を遅延させて食後高血糖を抑制し，血中脂質の改善効果も期待できることから，1 日に 20 〜 25 g 程度摂取する.

(6) 食塩：高血圧予防のためにも 1 日 7.5 g 未満とする.

b. 食生活の指示

　減量を目標として，適正なエネルギー量の食事を摂取する. 食事時間は 3 食規則正しいことが望ましいが，仕事のため夕食時間が遅くなる傾向があるので，夕食を分割食とするなどの工夫が必要である. また，アルコール多飲のため夕食はエネルギー量過剰の状態にある. アルコールは，体重の減量や血糖コントロールが良好となるまでは禁酒とする. 野菜もなるべく摂取するよう心がける.

D. 食品構成の作成

糖尿病食事療法のための食品交換表による食品構成の単位配分（1,600 kcal，20 単位，炭水化物 55%）

分類	単位	炭水化物（g）	たんぱく質（g）	脂質（g）
表1	3	54	6	0
	3	54	6	0
	3	54	6	0
表2	1	19	1	0
表3	5	5	40	25
表4	1.5	10.5	6	6
表5	1.5	0	0	13.5
表6	1.2	16.8	4.8	1.2
調味料	0.8	9.6	2.4	14.4
合計	20	223.9	72.2	60.1

表1（穀物，いも，炭水化物の多い野菜と種実，豆（大豆を除く））：炭水化物のエネルギー比率が 50 〜 60%になるようにする. ただし，50%にすると必然的にたんぱく質摂取量が増えるので，腎症 2 期以降の患者には適さない. 決められた単位の半分を目安に設定する. いも類の摂取頻度が多い患者には，あらかじめ 1 単位を設定しておくと，同じ主食の量を毎食摂取できる.

表2（くだもの）：過剰な摂取を控える．必要なビタミンやミネラル，食物繊維を摂取するために1単位を上限として設定する．

表3（魚介，大豆とその製品，卵，チーズ，肉）：1食に1〜2単位を目安に設定する．目標のたんぱく質摂取量に合わせると，日常の表3の摂り方が多いことがわかる．低糖質の食材だからという理由で多く設定することはせず，全体のバランスを考えて設定する．

表4（牛乳と乳製品（チーズを除く））：目標量のカルシウムを摂取できるように，料理に使用する乳製品というよりも，コップ1杯の牛乳など毎日摂取する想定で設定する．

表5（油脂，脂質の多い種実，多脂性食品）：脂質エネルギー比率で20〜25％にするためには，1〜2単位の設定になる．たとえば，1単位の設定であれば，油料理や多脂性食品の使用は1日1回程度を目安に献立を作る．

表6（野菜（炭水化物の多い一部の野菜を除く），海藻，きのこ，こんにゃく）：1.2単位（300g）に設定するが，食後高血糖を抑える食物繊維を多く摂取でき，低エネルギーなので，厳しく量を制限するというよりできるだけ多く摂取する．毎食100g以上は摂取する．300g以上の野菜を摂取してエネルギー量（kcal）がオーバーしても，血糖値を上げることにはならないので，推奨する．ただし，かぼちゃ，れんこん，とうもろこしなどは糖質を多く含むことから表1に分類される．また，この300g以外に，海藻，きのこ，こんにゃくを使用する．これらは低エネルギーで食事のボリュームを増やすことができるので，大いに利用できる．

調味料（みそ，みりん，砂糖など）：一般的に使用する調味料の量として見積もっているが，みりんや砂糖は低エネルギー甘味料などを利用するのもよい．必ず，この量まで調味料を使用するということではない．

E. 食品構成に基づいた献立例

	料理名・食品番号・食品名	可食部（g）	表1	表2	表3	表4	表5	表6	調味料	エネルギー（kcal）
朝	トースト									
	01026　食パン	80	2.5							198
	目玉焼き									
	12004　鶏卵	50			1					71
	14006　調合油	2					0.2			18
	17012　食塩	0.3								0
	17065　こしょう　混合	少々								0
	06312　レタス	15						＊		2
	06264　ブロッコリー　ゆで	(30→)33						＊		10
	06182　トマト	20						＊		4
	野菜スープ									
	11183　ぶた　ばらベーコン	10					0.5			40
	02017　じゃがいも	40	0.5							24
	06153　たまねぎ	20						＊		7
	06214　にんじん	5						＊		2
	水	120								
	17027　固形ブイヨン	3								7
	牛乳									
	13003　普通牛乳	180				1.5				110
	果物									
	07041　オレンジ　バレンシア	100		0.5						42
昼	ごはん									
	01088　精白米　うるち米	150	3							234
	まながつおの塩焼き									
	10266　まながつお	60			1.5					97
	17012　食塩	0.5								0
	06226　根深ねぎ	40						＊		14
	07155　レモン	10								4

	料理名・食品番号・食品名	可食部（g）	表1	表2	表3	表4	表5	表6	調味料	エネルギー（kcal）
	切り干しだいこん炒り煮									
	06334　切り干しだいこん　ゆで	(15→)84						*		11
	06214　にんじん	10						*		3
	08039　しいたけ	30						*		8
	17021　かつお・昆布だし	70								1
	03003　上白糖	2							0.1	8
	17007　こいくちしょうゆ	3								2
昼	酢の物									
	09041　乾燥わかめ　素干し　水戻し	(2→)12						*		3
	06065　きゅうり	60						*		8
	06103　しょうが	2						*		1
	03003　上白糖	2							0.1	8
	17007　こいくちしょうゆ	4								3
	17015　穀物酢	5								1
	果物									
	07107　バナナ	50		0.5						47
	ごはん									
	01088　精白米　うるち米	150	3							234
	和風豆腐ハンバーグ									
	04032　木綿豆腐	70			0.7					51
	11230　にわとり　ひき肉	40			1					68
	06153　たまねぎ	25								8
	01079　パン粉　乾燥	9								33
	12004　鶏卵	15			0.3					21
	17012　食塩	0.5								0
	17065　こしょう　混合	少々								0
	14006　調合油	3				0.3				27
	17021　かつお・昆布だし	30								0
	16001　清酒　普通酒	8								9
	16025　みりん	8							0.2	19
夕	17007　こいくちしょうゆ	6								5
	02034　じゃがいもでん粉	1								3
	06134　だいこん	30								5
	06320　わけぎ	5								2
	かぶとトマトのサラダ									
	06038　かぶ	60						*		11
	06182　赤色トマト	30						*		6
	17039　和風ドレッシング	10								8
	ほうれんそうの磯辺和え									
	06268　ほうれんそう　ゆで	(60→)42						*		10
	17007　こいくちしょうゆ	3						*		2
	17021　かつお・昆布だし	4								0
	09004　焼きのり	0.5								1
	しめじとねぎのみそ汁									
	08016　ぶなしめじ	30						*		8
	06226　根深ねぎ	20						*		7
	17021　かつお・昆布だし	180								4
	17044　米みそ　甘みそ	8							0.2	16
	合計		9	1	4.5	1.5	1		0.6	1,546

F. 症例2（課題症例）

症例2の栄養管理計画を作成し，その指示を満たした献立をたてる．また栄養食事指導内容も検討する.

患者氏名	T. O.	生年月日	19XX 年 7 月 19 日 (35 歳)	性別	女性	家族構成・家族歴
職業	会社員（事務）					
主訴	口渇，多飲，多尿，全身倦怠感，両足しびれ					
主病名	糖尿病，脂質異常症					
既往歴	なし					
薬剤の服用	メトホルミン塩酸塩，エパルレスタット					独居　別居（祖母，父，母，兄 1 人）
臨床所見 （空腹時）	身長 159 cm，体重 72 kg（20 歳時の体重 52 kg），血圧 135/89 mmHg	TP 7.3 g/dL，Alb 4.0 g/dL，FBS 264 mg/dL，HbA1c 10.2%，TG 330 mg/dL，HDL-C 43 mg/dL，LDL-C 164 mg/dL，BUN 9.4 mg/dL，Cr 0.5 mg/dL，eGFR 102 mg/分/1.73 m^2				
現病歴と経緯	仕事が忙しくなり，この 5 年で体重が 10 kg 増加した．3 年前の検診で初めて高血糖を指摘されたが，自覚症状がなかったので，そのまま放置していた．母親も 2 型糖尿病で，現在治療薬を服用中である．昨年，全身倦怠感が現れたため近医を受診したところ，高血糖と脂質異常症を指摘された．管理栄養士による栄養食事指導を受けるよう医師から指示されたが，処方された薬のみで放置していた．その後，仕事も忙しく，自覚症状もなくなったので治療を中断したところ，最近になって両足のしびれがみられるようになり再び来院し，教育入院することになった．退院を前に，自宅での食事療法について，栄養食事指導の依頼があった.					
食事摂取状況と生活スタイル	朝食はコーヒーのみで食べないことが多く，昼食は外食や宅配弁当で揚げ物が多い．仕事で帰宅時間が遅くなる日が多いため，間食に菓子パンやチョコレートなどを食べている．夕食もコンビニ弁当が多く，夜食には好物のカステラやどら焼きなどをほぼ毎日食べている．野菜不足を自覚しており，不足しがちな栄養素を補うために，野菜ジュースやサプリメント（ビタミンとミネラル）を服用している．ほとんど運動はしておらず，学生時代から運動は嫌いである．患者への聞き取り結果から，普段のエネルギー摂取量は 2,500 kcal 程度．たんぱく質は 80g 程度であると推定される.					

3.4 高度肥満症患者の栄養管理

A. 症例1

患者氏名	S. N.	生年月日	19XX 年 12 月 21 日 （37 歳）	性別	男性	家族構成・家族歴
職業	学習塾講師（デスクワーク中心，勤務時間不規則）					
主訴	不眠，日中の眠気，強い疲労感					
主病名	高度肥満症，脂質異常症					
既往歴	なし					
薬剤の服用	なし					

家族構成・家族歴（図）：
65 本態性高血圧症 — 62 2型糖尿病合併症無
姉 42，姉 40，37（本人）
□男，○女，■男本人，■は同居を表す

臨床所見 （空腹時）	**身長** 165 cm，**体重** 96 kg，**腹囲** 103 cm， **血圧** 135/85 mmHg	**TP** 8.0 g/dL，**Alb** 4.5 g/dL，**FBS** 105 mg/dL，**HbA1c** 6.0%，**TG** 179 mg/dL，**HDL - C** 51 mg/dL，**LDL - C** 145 mg/dL，**AST** 38 U/L，**ALT** 45 U/L，γ**GT** 65 U/L，**UA** 7.0 mg/dL，**下痢，便秘など消化器的所見**（－）
現病歴と経緯	25 歳ころから，仕事が忙しくなり徐々に運動する機会も減り活動量が低下してきた．元は電車とバス通勤であったが，夜が遅くなるため自動車通勤となり，そのころから体重が増加した（毎年平均 3 kg 程度ずつ増加）．健康診断にて何度も体重・血圧・血中脂質異常を指摘されるも忙しさから未受診が続いた．最近特に疲労感が強く，寝不足ぎみで朝は目覚めも悪く，さらに朝食の欠食や仕事以外の外出回数の減少傾向があるために，母親が心配して無理やり受診させた．生活習慣など日常的な問題以外にも，睡眠時無呼吸症候群を疑う症状（いびきや起床時の頭痛など）があり，精査および早期の減量目的にて入院となった．	
食事摂取状況と 生活スタイル	食事は脂質の多い高エネルギーのものが好きで，早食いと毎食満腹まで食べる習慣がある．朝食は欠食しがちの一方，昼食は外食中心で，時間がないために主食中心で脂質の多い一品メニュー（麺類・カレーライス・丼物など）が多い．夜の付き合いは週 1 回程度で，飲酒量は大びんビール 2 ～ 3 本，2 年前より禁煙するも飲酒時は 4 ～ 5 本喫煙する．普段は糖尿病と高血圧症の両親が作る比較的バランスのよい食事だが，空腹感から夕食後に間食している．両親も厳しく指摘できないため，自己管理できない状況が続いていた．	

［金子康彦，臨床栄養管理学実習，p.53，講談社（2010）を改変］

B. 症例の栄養評価

a. 典型的なことがらおよび特徴的な症状

①食事やお菓子，飲料によるエネルギー摂取過剰，② 3 食の偏りや早食いなどの食習慣，③定期的な運動習慣なし，④睡眠時無呼吸症候群の疑いあり

b. 臨床検査値などの評価

◎栄養素等摂取状況：食事時間が不規則で欠食もあるが，現体重から約 2,900 kcal 以上は摂取していると推測される．経口摂取量過剰である．◎**体重 96 kg，腹囲 103 cm**：BMI 35.3 kg/m^2，BMI 35 kg/m^2 以上で肥満（3 度）．腹囲から内臓脂肪蓄積も考えられる．◎**血圧 135/85 mmHg**：高値血圧．注意が必要であるが，体重が減れば正常範囲まで下がる可能性が十分ある．◎ **TP 8.0 g/dL，Alb 4.5 g/dL**：基準範囲内．◎ **TG 179 mg/dL，LDL-C 145 mg/dL**：脂質異常症．これも食生活習慣の改善によって是正できる．◎ **FBS 105 mg/dL，HbA1c 6.0%**：ともに基準値の上限で，このままの食生活を続けていると糖尿病に至る可能性が高い．◎ **AST 38 U/L，ALT 45 U/L，**γ**GT 65 U/L**：基準値上限あるいは基準値を超えていること

や，生活習慣と肥満，高トリグリセリド血症などから考えて脂肪肝の可能性が考えられる．◎ UA 7.0 mg/dL：基準値上限．高尿酸血症の一歩手前であり，高度肥満を招く食生活習慣が影響している可能性が高い．

c. 栄養診断：候補コードと選択された（下線）コード

【該当する栄養診断コード】NI-1.3 エネルギー摂取量過剰，**NI-2.2 経口摂取量過剰**，NI-5.6.2 脂質摂取量過剰，NI-5.8.2 炭水化物摂取量過剰，NC-2.2 栄養関連の検査値異常，NC-3.3　過体重・肥満，NB-1.1 食物・栄養関連の知識不足，NB-1.7 不適切な食物選択，NB-2.1 身体活動不足，NB-2.3 セルフケアの管理不能や熱意の不足

【PES 報告】BMI 35.3 kg/m^2，腹囲 103 cm，TG 179 mg/dL がみられることから，体格と食物・栄養とのかかわりの認識不足を原因とする経口摂取量過剰である．

C. 食事内容の設定

a. 栄養量の設定

(1) 標準体重：1.65 m × 1.65 m × 22 kg/m^2 = 59.9 kg

(2) エネルギー：

・長期目標：現体重の 10%減（86.4 kg）をめざし，高度肥満症を改善する食生活を身につける．

・短期目標：睡眠時無呼吸症候群の症状改善目的より，入院治療 1 か月により現体重の 7%減で約 89 kg，およそ 7 kg 減量する．退院後は外来にて 3 〜 6 か月間をかけて退院時の体重から 3%減をめざす．（「肥満症診療ガイドライン 2022」の高度肥満症（BMI 35 kg/m^2 以上）の治療目標 5 〜 10%減，また肥満症（BMI 25 以上 35 kg/m^2 未満）の治療目標 3 〜 6 か月間で現体重から 3%以上減に基づき設定）

　入院中の治療として目標を達成させるために，20 〜 25 kg/kg 標準体重× 59.9 kg = 1,198 〜 1,498 kcal の範囲に設定する．本症例では睡眠時無呼吸症候群の治療と患者の希望より，以下のスケジュールにて 1 週間フォーミュラ食を 1 日 1 食組み入れた 1 日 900 kcal の低エネルギー食（LCD）の実施を計画する．

　1 か月で体脂肪 7 kg を減量するにはエネルギー量を 7,200 kcal × 7 kg = 50,400 kcal 減にする必要がある．現在の推定エネルギー消費量を現体重より 96 kg × 30 kcal/kg = 2,880 kcal/ 日とした場合，以下の計画とする．

・1,500 kcal × 2 日

　（1 日あたりエネルギー減量は 2,880 kcal − 1,500 kcal = 1,380 kcal，2 日で 2,760 kcal 減）

・1,200 kcal × 7 日

　（1 日あたりエネルギー減量は 2,880 kcal − 1,200 kcal = 1,680 kcal，7 日で 11,760 kcal 減）

・900 kcal × 7 日　（フォーミュラ食を 1 日 1 食，昼食に組み入れる）

　（1 日あたりエネルギー減量は 2,880 kcal − 900 kcal = 1,980 kcal，7 日で 13,860 kcal 減）

・1,200 kcal × 10 日（10 日で 16,800 kcal 減）

・1,500 kcal × 4 日（4 日で 5,520 kcal 減）

　以上より，30 日間で合計 50,700 kcal 減となる．（ただし，計画時の体重をもとにしているため，減量するとその都度の減った体重のエネルギー差も減ることから，実際は 6 kg 減程度と予測されるが，250 kcal/日程度の運動を行うことで目標達成できる）

(3) たんぱく質：エネルギー制限をするため，日本人の食事摂取基準の推奨量 0.9 g/kg より高めに設定する．1.0 〜 1.3 g/kg 標準体重× 59.9 kg = 59.9 〜 77.9 g/kg より，60 g 以上は確保し，70 g 前後を目安

にする.

(4) 炭水化物および脂質：炭水化物は最低でも 100 g/日は確保する. このため, 基礎代謝量以下のエネルギー量の設定にする場合は, 1日の設定エネルギーからたんぱく質量と炭水化物量を優先して設定し, 残ったエネルギー量を脂質で摂取することにより必須脂肪酸を確保する.

(5) 食塩：高血圧の基準値（診察室血圧：140/90 mmHg）を超えてはいないが, 高値血圧（診察室血圧：130～139 かつ／または 80～89 mmHg）であることから, 重症化予防の観点からも食塩制限は必要であると考える. まずは日本人の食事摂取基準より 7.5 g 未満とする.

b. 食生活の指示

　入院治療にて睡眠時無呼吸症候群の症状などを早期改善する減量目標（入院中におよそ7%減量）を設定し, 基本的に院内食以外は摂取しないことを理解してもらう. 栄養指導の際は, 家族にも本人の治療の必要性を理解してもらい, 退院後の食生活改善の協力を得るようにする. 入院中に, よく噛んで早食いを改善するなどの簡単な食教育, および今後のエネルギー量設定の管理に向けて糖尿病食品交換表の使い方を教育する. 外来での自己管理に向けて, 日々の体重と活動内容（院内を散歩するなどエネルギー消費量が低下しないよう積極的に体を動かすよう促す）を記録させ, 状況や問題点を具体化させる習慣づけのきっかけとする. また退院後も外来にて治療継続が必要なことについて理解してもらっておく.

D. 食品構成の作成

◆各エネルギー量設定での食品構成 （糖尿病治療のための食品交換表を活用）

食品群	1,500 kcal (19 単位)	1,200 kcal (15 単位)	726 kcal (9 単位)
表1	7	4.5	2
表2	1	1	1
表3	6	5	3
表4	1.5	1.5	1.5
表5	1.5	1	0
表6	1.2	1.2	1.2
調味料	0.8	0.8	0.3
単位の合計	19.0	15.0	9.0

栄養成分	1,500 kcal (19 単位)	1,200 kcal (15 単位)	726 kcal (9 単位)
炭水化物 (g)	187.9	141.9	88.9
たんぱく質 (g)	76.2	63.2	40.7
脂質 (g)	52.3	42.8	22.8
エネルギー (kcal)	1,527	1,206	724

◆ 900 kcal 食の栄養成分

栄養成分	M1 包	9単位＋M1 包
炭水化物 (g)	11.4 (糖質)	100.3
たんぱく質 (g)	20.0	60.7
脂質 (g)	3.6	26.4
食物繊維 (g)	8.0	＊＋8.0
エネルギー (kcal)	174	898

M：マイクロダイエット, ＊9単位食中の食物繊維

◆フォーミュラ食（M）栄養成分 （例）

	M1 包
エネルギー (kcal)	174
脂質 (g)	3.6
糖質 (g)	11.4
たんぱく質 (g)	20
食物繊維 (g)	8
ビタミンA (μg)	350
ビタミンD (μg)	4.2
ビタミンE (mg)	4.4
ビタミンK (μg)	65
ビタミンB$_1$ (mg)	0.9
ビタミンB$_2$ (mg)	0.9
ナイアシン (mg)	13
ビタミンB$_6$ (mg)	1.3
葉酸 (μg)	163
ビタミンB$_{12}$ (μg)	2.2
パントテン酸 (mg)	3.3
ビタミンC (mg)	60
カルシウム (mg)	380
リン (mg)	250
カリウム (mg)	800
ナトリウム (mg)	270
マグネシウム (mg)	116
鉄 (mg)	9
亜鉛 (mg)	5
銅 (mg)	0.8
ヨウ素 (μg)	70
セレン (μg)	20
クロム (μg)	30
アミノ酸スコア	100

M：マイクロダイエット（ココア味）

○ **1,500 kcal 食**：糖尿病食品交換表 19 単位（炭水化物 50%）の食品構成を活用して献立作成を行う.

○ **1,200 kcal 食**：糖尿病食品交換表 15 単位（炭水化物 50%）を食品構成に活用して献立作成を行う. 入院中の半分以上の日数がこのエネルギー設定であるため，たんぱく質の確保のため表 3 を増やして調整する.

○ **900 kcal 食**：7 日間，フォーミュラ食（例：マイクロダイエット 1 包 174 kcal，たんぱく質 20 g）を 1 日 1 食，昼食に組み入れた低エネルギー食を実施する. 900 − 174 = 726 kcal であり，糖尿病食品交換表 9 単位（炭水化物 50%）を朝食・夕食の食品構成に活用して献立作成を行う.

表 1（穀類，いも，炭水化物の多い野菜と種実，豆（大豆を除く））：糖質，食物繊維の供給源として少なすぎも過剰も問題であり，必要量の確保が大切である. 玄米など精白度の低い穀類を用い，よく噛んで食べることで満足感が得られる.

表 2（くだもの）：糖質，ビタミン，ミネラル，食物繊維の供給源であり，甘味があるため過剰にならない範囲で間食に利用するとよい.

表 3（魚介，大豆とその製品，卵，チーズ，肉）：おもにたんぱく質の供給源として，肉や卵だけでなく，魚介や大豆製品も積極的に確保して，脂肪酸の内容にも配慮する.

表 4（牛乳と乳製品（チーズを除く））：おもにカルシウム源であり，長期の減量による骨量低下にならないよう確保する. 食事量を減らすと便秘になりやすいため，乳酸菌を含むヨーグルト類を朝食や間食に利用するとよい.

表 5（油脂，脂質の多い種実，多脂性食品）：脂質の供給源であり，高エネルギーであるため過剰摂取にならないように留意し，植物性油脂を中心に使う.

表 6（野菜（炭水化物の多い一部の野菜を除く），海藻，きのこ，こんにゃく）：おもにビタミン，ミネラル，食物繊維の供給食品である. 野菜類は 1 日 360 g を使用する. またこの量に含めない海藻，きのこ，こんにゃくは食事のボリューム付けに使用するとよい. 食物繊維の多い根菜類などを大きめに切って，食事はこれらから食べ始めてよく噛む習慣をつけ，エネルギーの高い食品を食べ過ぎないよう工夫する.

調味料（みそ，みりん，砂糖など）：砂糖は料理に使う分を中心とし，コーヒーなどのし好飲料で使う量はごく少量になるため留意する.

E. 食品構成に基づいた献立例

	料理名・食品番号・食品名	可食部 (g)	表1	表2	表3	表4	表5	表6	調味料	エネルギー (kcal)	たんぱく質 (g)	脂質 (g)	炭水化物 (g)	食塩相当量 (g)
朝	ぶどうパン													
	01033 ぶどうパン	30	1							79	2.2	1.0	15.0	0.3
	ゆで卵とブロッコリーのサラダ													
	12005 鶏卵 ゆで	(50→)50			1					67	5.6	4.5	1.1	0.2
	10263 （まぐろ類）缶詰 油漬 フレーク ライト	15			0.5					40	2.2	3.2	0.6	0.1
	06264 ブロッコリー ゆで	(70→)78						*		23	2.0	0.2	1.8	Tr
	06182 トマト	60						*		12	0.3	0.1	2.1	0
	06119 セロリ	30						*		4	0.1	0.0	0.4	0.0
	06312 レタス	20						*		2	0.1	Tr	0.3	0
	17039 和風ドレッシングタイプ調味料 ノンオイルタイプ	10								8	0.3	0.0	1.7	0.7
	りんごヨーグルト													
	07148 りんご	75		0.5						40	0.1	Tr	9.2	0
	13025 ヨーグルト 全脂無糖	120				1				67	4.0	3.4	4.6	0.1
	コーヒー													
	16045 コーヒー 浸出液	200								8	0.2	Tr	1.6	0

	料理名・食品番号・食品名	可食部 (g)	表1	表2	表3	表4	表5	表6	調味料	エネルギー (kcal)	たんぱく質 (g)	脂質 (g)	炭水化物 (g)	食塩相当量 (g)
昼	フォーミュラ食													
	マイクロダイエット（ココア味）									174	20.0	3.6	11.4 + 8.0	0.7
	玄米ごはん													
	01085 ［水稲めし］ 玄米	50	1							76	1.2	0.5	16.0	0
	筑前煮													
	11224 若どり もも 皮なし	90			1.5					102	14.7	3.4	2.1	0.2
	02003 板こんにゃく 精粉	50						＊		3	0.1	Tr	0.1	0
	06317 れんこん	20						＊		13	0.3	Tr	2.8	0.0
	06214 にんじん	30						＊		9	0.2	0.0	1.7	0.0
	06084 ごぼう	30						＊		17	0.3	0.0	3.1	0
	06025 グリンピース 冷凍	5						＊		4	0.2	0.0	0.5	0
	08013 乾しいたけ	1						＊		3	0.1	0.0	0.2	0
	16025 みりん	10							0.3	24	0.0	Tr	4.3	0
	17007 こいくちしょうゆ	8								6	0.5	0	0.7	1.2
	17021 かつお・昆布だし	100								2	0.2	Tr	0.5	0.1
	えのきとわかめのすまし汁													
夕	09041 乾燥わかめ 素干し 水戻し	(2→)12						＊		3	0.2	0.0	0.1	0.1
	08001 えのきたけ	30						＊		10	0.5	0.0	1.4	0
	17021 かつお・昆布だし	150								3	0.3	Tr	0.6	0.2
	16001 清酒 普通酒	1								1	0.0	0	0.1	0
	17012 食塩	0.6								0	0	0	0	0.6
	17008 うすくちしょうゆ	5								3	0.2	0	0.3	0.8
	17021 かつお・昆布だし	150								3	0.3	Tr	0.6	0.2
	だいこんときゅうりの浅漬け風													
	06134 だいこん	50						＊		8	0.2	Tr	1.4	0
	06065 きゅうり	50						＊		7	0.4	Tr	1.0	0
	09020 刻み昆布	1						＊		1	0.0	0.0	0.0	0.1
	17015 穀物酢	5								1	0.0	0	0.1	0
	17012 食塩	0.3								0	0	0	0	0.3
	いちご練乳がけ													
	07012 いちご	125		0.5						39	0.9	0.1	7.4	0
	13013 加糖練乳	12				0.5				38	0.8	1.0	6.4	0.0
	合計									900	58.7	21.0	101.2	5.9

F. 症例 2（課題症例）

　症例 1（S. N. 氏）の退院後，外来通院での栄養管理計画を作成し，その指示を満たした食品構成にて献立作成する．また栄養食事指導の内容も検討する．退院後は，特に生活背景の問題点にも注目する．

患者氏名	S. N.	生年月日	19XX 年 12 月 21 日（37 歳）	性別	男性	家族構成・家族歴
職業	学習塾講師					
主訴	時々，不眠感がある					
主病名	睡眠時無呼吸症候群，肥満症，脂質異常症					
既往歴	なし					
薬剤の服用	なし					父（65 歳）本態性高血圧症，母（62 歳）2 型糖尿病合併症無と本人同居．別居の姉が 2 人おり，本人は姉弟の 3 番目である．
臨床所見（空腹時）	**身長** 165 cm，**体重** 90 kg，**腹囲** 97 cm，**血圧** 130/80 mmHg	RBC 480 万/μL，**Hb** 14.5 g/dL，**Ht** 43.0%，**TP** 7.0 g/dL，**Alb** 4.0 g/dL，FBS 100 mg/dL，**HbA1c** 5.8%，**TG** 150 mg/dL，**HDL−C** 50 mg/dL，LDL−C 140 mg/dL，**AST** 35 U/L，**ALT** 40 U/L，γGT 50 U/L，UA 6.0 mg/dL，**下痢，便秘など消化器的所見**（−）				
現病歴と経緯	25 歳ころから，仕事多忙により運動の機会が減って活動量が低下してきた．元は電車とバス通勤であったが，夜が遅くなるため自動車通勤となり，そのころから毎年平均 3 kg 程度ずつ体重が増加した．健康診断にて何度も体重・血圧・血中脂質異常を指摘されるも，忙しさから未受診が続いた．最近強い疲労感と寝不足から母親の強い勧めで受診したところ，高度肥満症と睡眠時無呼吸症候群のために 1 か月間入院して減量治療と CPAP 治療をすることになった．入院中はエネルギー制限による空腹感に苦しんだが，1 週目を過ぎたころからよく眠れるようになり，疲労感がなくなってきた．低エネルギー食を終えたころには，体が軽くなる良い変化を実感し，自己管理に興味が出てきた．退院まで周囲に励まされながらおよそ 6 kg の減量に成功し，退院後は外来にて睡眠時無呼吸症候群および肥満症の治療のため減量継続となった．				
食事摂取状況と生活スタイル	食事は脂質の多い高エネルギーのものが好きで，早食いと毎食満腹まで食べる習慣がある．朝食は欠食しがちの一方，昼食は外食中心で，時間がないために主食中心で脂質の多い一品メニュー（麺類・カレーライス・丼物など）が多い．夜の付き合いは週 1 回程度で，飲酒量は大びんビール 2 〜 3 本，2 年前より禁煙するも飲酒時は 4 〜 5 本喫煙する．普段は糖尿病と高血圧症の両親と比較的バランスのよい食事だが，空腹感から夕食後に間食して自己管理できない状況が続いていた．入院中の減量治療が食生活を見直すきっかけとなり，エネルギーに興味を持ったが，入院中の食事量を厳しく減量したために，リバウンドするのではないかと，今後の自宅での自己管理にとても不安を感じている．患者への聞き取り結果から，普段のエネルギー摂取量は，以前より減ったものの 2,700 kcal 程度とエネルギーの摂り過ぎが疑われる．				

CPAP：continuous positive airway pressure（シーパップ），経鼻的持続陽圧呼吸法

3.5 | 動脈硬化症（脂質異常症）患者の栄養管理

A. 症例 1

患者氏名	A. H.	生年月日	19XX 年 8 月 X 日 （51 歳）	性別	女性	家族構成・家族歴
職業	会社員（事務職，勤務時間は 9 〜 17 時）					
主訴	特になし					
主病名	高血圧，脂質異常症					
薬剤の服用	アムロジピンベシル酸塩，アジルサルタン					□男，○女，◎女本人，▧は同居を表す
臨床所見 （空腹時）	**身長** 150.1 cm，**体重** 82.5 kg，**腹囲** 98 cm，**血圧** 131/79 mmHg，**ABI**（足関節上腕血圧比）1.0		**TP** 7.3 g/dL，**Alb** 4.4 g/dL，**FBS** 89 mg/dL，**TG** 191 mg/dL，**LDL-C** 161 mg/dL，**HDL-C** 35 mg/dL，**AST** 29 U/L，**ALT** 45 U/L，*γ*GT 36 U/L			
現病歴と経緯	会社の健康診断で中性脂肪とコレステロールが高いと指摘されていたが放置していた．もともと高血圧で通院内服を開始していたが，その際主治医に今の検査値では脂質異常症の内服も今後開始する可能性があると伝えられ，これ以上の内服は避けたいという気持ちから食事療法に取り組むため，栄養指導を希望された．喫煙は 5 本/日まで減らしている．					
食事摂取状況と生活スタイル	〈昨日の食事内容〉 **朝食**：菓子パン 1 個，ミルクティーカップ 1 杯，子どものご飯の残りを少し **昼食**：冷凍のドリア，お茶 **夕食**：18 時ごろ　次男と一緒にご飯，味噌汁，お惣菜の春巻きと唐揚げ，サラダ 　　　　22 時ごろ　長男，夫と一緒にしゃぶしゃぶ（豚バラ肉 150 g/人程度）鍋，ラーメン少し，ポテトサラダ（市販），アイスクリーム 朝食はパン，昼食は冷凍食品，夕食は家族の都合で 2 回に分けて食べることが習慣化している．間食は控えるようにしているが子どもの送迎などで空腹のときはナッツを食べて気を紛らわせている．菓子類も控えているが入浴後や帰宅後に少し食べることがある．外食は少なく，自宅で料理したものを家族に食べてもらおうとしているが，自分のことには手が回らず，子ども用に買った菓子パンなどで済ませることが増えている．おおよその摂取量はエネルギー 3,000 kcal 以上，脂質 100 g 以上と推測される．					

家族歴の人物：53 □ — ◎ 51，14 □，8 □

B. 症例の栄養評価

a. 典型的なことがらおよび特徴的な症状

①多脂性食品の摂取過多，②動物性脂肪の偏り

b. 臨床検査などの評価

◎**栄養素摂取状況**：望ましい脂質摂取量が 50 g/日であるのに対し，おおよその摂取量は 100 g 以上と推測されることから，約 50 g 以上の脂質摂取量過剰である．◎**体重 82.5 kg**：BMI 36.1 kg/m² である．減量による検査値の改善を期待するが，標準体重を目標とせず，現体重の 5%を目安に段階的な減量に取り組む．◎**腹囲 98 cm**：内臓脂肪蓄積が考えられる．◎**血圧 131/79 mmHg**：内服により適切に管理されている．◎ **TP 7.3 g/dL, Alb 4.4 g/dL**：栄養状態に問題はない．◎ **FBS 89 mg/dL**：基準範囲内．ただし，高血圧，脂質異常症，高度肥満の既往ありインスリン抵抗性を生じている可能性が考えられる．DM の家族歴を確認する．◎**血中脂質 TG 191 mg/dL**：基準値を超えている．脂質摂取量および果糖を含めた糖質の摂取量を確認する．LDL-C 161 mg/dL，HDL-C 35 mg/dL：動脈硬化性疾患予防ガイドライン（2022 年版）の

久山町スコアによる冠動脈疾患発症予測モデルでは中リスクに該当するため LDL-C 値の管理目標は 140 mg/dL 未満となる．◎ **AST 29 U/L，ALT 45 U/L，γGT 36 U/L**：肝機能正常，ただし，肥満者の 20～30%には脂肪肝がみられるため今後の数値の上昇に留意する．◎ **ABI（足関節上腕血圧比）1.0**：正常域であるものの継続観察が必要である．◎**食生活**：家族に合わせて食事時間が不規則となっている．朝食は家族の準備の後，自身はコーヒーと菓子パンなどの軽食で済ませ家事に追われている．昼食は冷凍のドリアやカレーなど簡単に食べられるもの，夕食は家族が食べる時間帯に合わせて夕食が 2 回に分かれてしまうことがある．子どもの好みに合わせて肉類中心（軟らかい肉類として豚バラ肉や鶏もも肉を好み 4 人家族で 800～1,000 g の使用），揚げ物やポテトサラダなどのお惣菜の利用は毎日，ダイエットのためにココナツオイルを購入し，サラダに振りかける，おやつにナッツを食べるなど，多脂性食品に偏った食品選択となっている．◎**活動量**：通勤は車で移動，平日は子どもの塾の送迎，休日は習い事の送迎の役割により自身が運動する時間は取れない．早朝から動き回っており夜は疲れて夕食後すぐ寝てしまうことが多い．菓子類の摂取は意識的に減らしているが，入浴後など子どもと一緒にアイスクリームなどを食べてしまうことがある．喫煙歴 30 年．

c. 栄養診断：候補コードと選択された（下線）コード

【該当する栄養診断コード】**NI-5.6.2 脂質摂取量過剰**，NI-5.6.3 脂質の不適切な摂取，NI-5.8.5 食物繊維摂取量不足，NB-1.1 食物・栄養関連の知識不足，NB-1.5 不規則な食事パターン，NC-2.2 栄養関連の臨床検査値以上，NC-3.3 過体重・肥満症

【PES 報告】BMI 36.1 kg/m^2，腹囲 98 cm，TG 191 mg/dL，LDL-C 161 mg/dL，多脂性食品の継続的な過剰摂取と家族優先の不規則な食生活を原因とする脂質摂取量過剰である．

C. 食事内容の設定

a. 栄養量の設定

(1) **設定体重**：1.50 m × 1.50 m × 22～24.9 kg/m^2 = 49.5～56.0 kg

今回は高度肥満症例であり，標準体重の上限を選択する．

(2) **エネルギー**：25～30 kcal/kg 標準体重 × 56.0 kg = 1,400～1,680 kcal

これまでの摂取量が多いことから過度な制限は行わない．まずは 1,600 kcal から始める．可能であれば徐々に低減する．

(3) **たんぱく質**：1.0～1.2 g/kg 標準体重× 56.0 kg = 56.0～67.2 g/日より，56～67 g を目安とする．

(4) **脂質**：1,600 kcal × 20～25% = 35.0～44.4 g/日

上記の基準を目安とするが，まずは本人が実践可能な範囲で徐々に低減していく．脂質異常症では脂質の質が影響することが知られているため，飽和脂肪酸／一価不飽和脂肪酸／多価不飽和脂肪酸（SMP 比）が 3：4：3 となるように肉類のほか，魚や大豆製品を取り入れる．「動脈硬化性疾患予防ガイドライン 2022」においては飽和脂肪酸の摂取上限 7%総エネルギー未満が推奨されている．

(5) **コレステロール**：200 mg/日以下とする．

(6) **食物繊維**：食事摂取基準に沿って 10 g/1,000 kcal に従い，17 g/以上を目安とする．

(7) **食塩**：高血圧であることから 6 g 未満とする．

b. 食生活の指示

本症例ではまず家族に合わせた食品選択の嗜好を変えていくことを本人に促す必要がある．家族のため，という事情で食品を選んでいることもあり，食品購入の時点から家族への対応を含めた実行可能な具体的な

提案が求められる．肉類の種類の変更および頻度の調整を提案する．やわらかい肉を好む家族のために脂質含有量の多い部位を選んでいるため頻度を減らすか量を減らすなどの小さな目標を本人と相談する．ダイエットのためにと利用しているココナツオイルやナッツ類の使用を中止し，脂質量の低減を図る．昼食に利用している冷凍食品には簡便さを求めているためコンビニやスーパーで買える低脂質のお弁当の例などを提案する．食物繊維の摂取については野菜料理の作り置きや市販品の活用などを紹介する．夕食の時間が家族に合わせて2回となっているため，患者本人はなるべく早い時間帯に食べ，家族との食事の時間にはサラダや汁物だけにする，など食事の摂り方を工夫するよう指導する．可能なら毎日ではなく隔日から始める，など少しずつ取り組んでもらう．

D. 食品構成の作成

食品群（代表的な食品）	使用量 (g)	エネルギー (kcal)	たんぱく質 (g)	脂質 (g)	コレステロール (mg)	炭水化物 (g)	食物繊維総量 (g)	食塩相当量 (g)	飽和脂肪酸 (g)	一価不飽和脂肪酸 (g)	多価不飽和脂肪酸 (g)
穀類（ごはん）	450	702	9.0	0.9	0	155.7	6.8	0	0.45	0.23	0.36
いも類（じゃがいも）	100	59	1.3	Tr	0	8.5	8.9	0	0.02	0.00	0.02
果実類（バナナ）	150	140	1.1	0.2	0	31.7	1.7	0	0.11	0.03	0.06
魚介類（まさば）	70	148	12.5	9.0	43	4.3	0	0.2	3.20	3.52	1.86
肉類（にわとり　もも）	70	79	11.4	3.0	61	1.6	0	0.1	0.97	1.44	0.50
卵類（卵）	10	14	1.1	0.9	37	0.3	0	0.0	0.31	0.43	0.14
豆類（木綿豆腐）	150	110	10.1	6.8	0	1.2	1.7	0	1.19	1.38	3.90
乳類（牛乳）	200	122	6.0	7.0	24	8.8	0	0.2	4.66	1.74	0.24
油脂類（調合油）	10	89	0.0	9.7	0	0.3	0	0	1.10	4.11	4.09
野菜類（にんじん）	200	93	1.9	0.2	1	18.3	6.3	0.2	0.03	Tr	0.10
（たまねぎ）	100										
藻類，きのこ類	少々										
砂糖（上白糖）	10	39	0.0	0.0	0	9.9	0	0	—	—	—
みそ（淡色辛みそ）	10	18	1.1	0.6	0	1.9	0.5	1.2	0.10	0.11	0.36
合計	1,530	1,613	55.5	38.3	166	242.5	25.9	1.9	12.14	12.99	11.63

穀類，いも類：昨今，糖質制限と称して主食やいも類を少なくしてしまう事例が散見されるが，食物繊維の重要な供給源であること，たんぱく質の過剰な摂取を抑える，間食を控えるために重要な位置づけの食品であることを強調し，適正量の摂取を促す．雑穀や麦などの使用も取り入れるとよい．

果実類：中性脂肪の上昇につながる果糖を多く含むため過剰摂取に注意する．

魚介類，肉類：飽和脂肪酸を多く含む肉類については脂質の少ない部位を選ぶことを勧める．魚介類については DHA や EPA といった多価不飽和脂肪酸が多い青魚を中心に積極的に使用する．コレステロール摂取量制限のために卵の使用を控えることもあるが，本症例では家族との食事の兼ね合いがあるため少量使用可とした．

乳類：牛乳は飽和脂肪酸が多く含まれることから，過剰摂取に当たらないよう適正量の摂取を促す．多く摂取したい場合は低脂肪乳の利用を検討する．

油脂類：不飽和脂肪酸の多い植物性油脂（サラダ油やオリーブオイルなど）の使用を勧めるが，量が多くならないように注意する．

野菜類：食物繊維の摂取源として毎食の摂取を促す．ビタミン類の供給源としても有用なため緑黄色野菜の摂取を意識する．野菜ジュースは，果糖の摂取につながるケースもあるため1日量を指定して利用する．

藻類，きのこ類：適宜使用する．藻類は簡便に利用できるため汁物の具以外に炒め物などにも積極的に利用するなど手軽な利用の料理の提案を行う．

調味料：市販の減塩調味料の提案を行う．

E. 食品構成に基づいた献立例

	料理名・食品番号・食品名	可食部 (g)	エネルギー (kcal)	たんぱく質 (g)	脂質 (g)	コレステロール (mg)	炭水化物 (g)	食物繊維総量 (g)	飽和脂肪酸 (g)	一価不飽和脂肪酸 (g)	多価不飽和脂肪酸 (g)	食塩相当量 (g)
朝	**ごはん**											
	01088　精白米　うるち米	150	234	3.0	0.3	0	51.9	2.3	0.15	0.08	0.12	0
	ウインナーソテー											
	11186　ぶた　ウインナーソーセージ	30	96	3.2	8.8	18	0.9	0	3.29	4.03	1.08	0.6
	06086　こまつな	30	4	0.4	0.0	0	0.2	0.6	0.01	Tr	0.02	0
	06153　たまねぎ	30	10	0.2	Tr	0	2.1	0.5	0	Tr	0.01	0
	17064　こしょう　白　粉	0.01	0	0	0	0	0	—	0	0	0	0
	17012　食塩	0.2	0	0	0	0	—	0	—	—	—	0.2
	芋の煮物											
	02017　じゃがいも	60	35	0.8	Tr	0	5.1	5.3	0.01	0	0.01	0
	06212　にんじん	30	11	0.2	0.0	0	2.0	0.8	0.01	Tr	0.02	0.0
	10381　焼き竹輪	20	24	2.3	0.3	5	2.9	0	0.1	0.09	0.14	0.4
	03003　上白糖	2	8	0	0	0	2.0	0	—	—	—	0
	17007　こいくちしょうゆ	4	3	0.3	0	0	0.5	0	—	—	—	0.4
	みそ汁											
	04033　絹ごし豆腐	30	17	1.6	1.0	0.3	0.3	0.3	0.17	0.2	0.56	0
	06268　ほうれんそう　ゆで	(30→)21	5	0.4	0.1	0	0.3	0.8	0.01	0.00	0.04	0
	08001　えのきたけ	10	3	0.2	0.0	0	0.5	0.4	0	0	0.01	0
	17045　米みそ　淡色辛みそ	4	7	0.4	0.2	0	0.7	0.2	0.04	0.04	0.14	0.5
	バナナヨーグルト											
	07107　バナナ	50	47	0.4	0.1	0	10.6	0.6	0.04	0.01	0.02	0
	13026　ヨーグルト　脱脂加糖	100	65	4	0.2	4	11.2	0	0.13	0.06	0.01	0.2
昼	**ごはん**											
	01088　精白米　うるち米	150	234	3.0	0.3	0	51.9	2.3	0.15	0.08	0.12	0
	さばのカレーピカタ											
	10154　まさば	70	148	12.5	9.0	43	4.3	0	3.2	3.52	1.86	0.2
	17012　食塩	0.3	0	0	0	0	—	0	—	—	—	0.3
	01015　薄力粉　1　等	5	17	0.4	0.1	0	3.7	0.1	0.02	0.01	0.05	0
	17061　カレー粉	0.3	1	0.0	0.0	0	0.1	0.1	0	0.01	0.04	0
	12004　鶏卵	10	14	1.1	0.9	37	0.3	0	0.31	0.43	0.14	0.0
	13038　ナチュラルチーズ　パルメザン	3	13	1.2	0.8	3	0.2	0	0.54	0.21	0.03	0.1
	14007　とうもろこし油	4	35	0	3.9	0	0.1	0	0.52	1.12	2.06	0
	06264　ブロッコリー　ゆで	(30→)33	10	0.9	0.1	0	0.8	1.4	0.02	0.02	0.03	0
	06183　赤色ミニトマト	15	5	0.1	0.0	0	0.8	0.2	0	0	0	0
	コールスローサラダ											
	06061　キャベツ	50	11	0.5	0.1	0	1.8	0.9	0.01	0.01	0.01	0
	06215　にんじん　皮なし　ゆで	(10→)9	3	0.0	0.0	0	0.5	0.3	0.00	Tr	0.00	0.0
	06180　スイートコーン　缶詰　ホールカーネルスタイル	5	4	0.1	0.0	0	0.7	0.2	0.01	0.01	0.01	0.0
	17012　食塩	0.5	0	0	0	0	0	0	—	—	—	0.5
	17118　マヨネーズタイプ調味料　低カロリー	10	26	0.3	2.6	6	0.3	0.1	0.3	1.25	0.98	0.4
	フルーツ											
	07077　すいか	100	41	0.3	0.1	0	9.5	0.3	0.01	0.02	0.03	0
夕	**ごはん**											
	01088　精白米　うるち米	150	234	3	0.3	0	51.9	2.3	0.15	0.08	0.12	0
	鶏ごぼうの煮物											
	11224　にわとり　もも　皮なし	70	79	11.4	3.0	61	1.6	0	0.97	1.44	0.5	0.1
	06084　ごぼう	40	23	0.4	0.0	0	4.2	2.3	0.01	0.01	0.02	0
	08016　ぶなしめじ	30	8	0.5	0.1	0	0.8	0.9	0.02	0.01	0.05	0
	06103　しょうが	3	1	0.0	0.0	0	0.1	0.1	0	0	0	0
	14006　調合油	3	27	0	2.9	0	0.1	0	0.33	1.23	1.23	0
	03003　上白糖	3	12	0	0	0	3.0	0	—	—	—	0
	17007　こいくちしょうゆ	4	5	0.4	0	0	0.7	0	—	—	—	0.6
	豆腐サラダ											
	04032　木綿豆腐	100	73	6.7	4.5	0	0.8	1.1	0.79	0.92	2.6	0

料理名・食品番号・食品名		可食部 (g)	エネルギー (kcal)	たんぱく質 (g)	脂質 (g)	コレステロール (mg)	炭水化物 (g)	食物繊維総量 (g)	飽和脂肪酸 (g)	一価不飽和脂肪酸 (g)	多価不飽和脂肪酸 (g)	食塩相当量 (g)
	06065 きゅうり	30	4	0.2	Tr	0	0.6	0.3	0	Tr	0	0
	06156 赤たまねぎ	5	2	0.0	Tr	0	0.4	0.1	0	Tr	0	0
	06315 サニーレタス	20	3	0.1	0.0	0	0.3	0.4	0.01	0	0.02	0
	17116 分離液状 和風ドレッシング	8	14	0.1	1.1	0	0.8	0.0	0.13	0.46	0.47	0.3
わかめスープ												
夕	09041 乾燥わかめ 素干し 水戻し	(2→)12	4	0.3	0.0	0	0.2	0.8	0.00	0.00	0.01	0.5
	10376 かに風味かまぼこ	8	7	0.9	0.0	1	0.8	0	0.01	0.01	0.01	0.2
	06019 トウミョウ	8	2	0.2	0.0	0	0.2	0.3	—	—	—	0
	17093 顆粒中華だし	1	2	0.1	0.0	0	0.4	0	0.01	0.01	0	0.5
	17064 こしょう 白	0.01	0	0	0	0	0	—	0	0	0	0
	99999 水	120	—	—	—	—	—	—	—	—	—	—
合計			1,631	62.1	40.8	178.3	233.1	26.3	11.48	15.37	12.57	6.1

F. 症例 2（課題症例）

症例 2 の栄養管理計画を作成し，その指示を満たした献立を立てる．また，栄養指導の内容も検討する．

患者氏名	H. H.	生年月日	19XY 年 6 月 X 日 (56 歳)	性別	男性	家族構成・家族歴
職業	会社員（営業職だが現在は在宅勤務，勤務時間は 9 時〜 17 時）					
主訴	特になし					
主病名	脂質異常症					
既往歴	特になし					
薬剤の服用	なし					独居 別居（父 80 歳，母 79 歳）
臨床所見 （空腹時）	**身長** 167 cm，**体重** 92.2 kg（1 年前 84 kg），**血圧** 139/88 mmHg		**TP** 7.5 g/dL，**Alb** 4.0 g/dL，**FBS** 125 mg/dL，**HbA1c** 6.0%，**TG** 324 mg/dL，**LDL−C** 172 mg/dL，**AST** 38 U/L，**ALT** 54 U/L，γ**GT** 42 U/L			
現病歴と経緯	リモートワークになってから体重増加傾向，健康診断でも肝機能の数値が高いこと，コレステロール値が高いことを指摘されている．外食機会が減ったため，自宅での飲酒量が増えた．友人からコレステロール値を下げるというサプリメントを勧められている．健診で指摘を受けたので受診，内服を開始する前に栄養指導開始となった．					
食事摂取状況と生活スタイル	〈昨日の食事内容〉 **朝食**：カップうどん 1 個（約 350 kcal） **昼食**：レトルトのカレーとパックご飯 2 パック（約 800 kcal），お茶，15 時頃アイスクリーム 1 個（約 200 kcal） **夕食**：ネットスーパーで配達を頼んでいる．生姜焼き（約 350 kcal），餃子 6 切れ（約 180 kcal），サケの塩焼き 1 切れ（約 220 kcal），カット野菜サラダ 100 g，ビール 500 mL × 3 〜 4 缶程度（アルコール量にして 60 〜 80 g/ 日）． 平日はリモートワークで歩数が 200 〜 500 歩程度．体重増加傾向にあり，運動不足を自覚している．リモートワークの前は片道 1 時間の通勤を行っていたため，今後はその時間を目安にウォーキングを始めようと考えている．					

3.6 高尿酸血症・痛風患者の栄養管理

A. 症例1

患者氏名	Y. N.	生年月日	19XX 年 2 月 20 日 (50 歳)	性別	男性	家族構成・家族歴
職業	ソフトウェア開発					
主訴	左拇趾の痛み					
主病名	高尿酸血症・痛風					
既往歴	高尿酸血症・痛風（30 歳時）					
薬剤の服用	ナプロキセン，ロサルタン（いずれも 30 ～ 33 歳まで）					

家族構成・家族歴の図：
50（男本人・同居）—— 48（女・同居）
26（男・同居） 24（女・同居）

□ 男，○ 女，□ 男本人，（網掛け）は同居を表す

臨床所見 (空腹時)	**身長** 172.0 cm，**体重** 71.6 kg（20 歳時体重 68.0 kg，30 歳時体重 75.0 kg，40 歳時 71.0 kg），**腹囲** 86 cm，**血圧** 128/82 mmHg	**UA** 9.2 mg/dL，**HbA1c** 6.0%，**FBS** 105 mg/dL，**AST** 48 U/L，**ALT** 62 U/L，γ**GT** 142 U/L，**TG** 182 mg/dL，**LDL-C** 120 mg/dL，**HDL-C** 76 mg/dL，**BUN** 15 mg/dL，**Cr** 0.8 mg/dL，**eGFR** 80.6 mL/分/1.73 m^2
現病歴と経緯	30 歳時に高尿酸血症を患い，その時の治療では，食事療法と薬物療法を実施していた．この時に，アルコールの過剰摂取がおもな原因と考えられたが，禁酒外来には通院していなかった．その後，症状と尿酸値に改善がみられ，33 歳の時から通院をしていなかった．2 か月前，左拇趾に過去にも経験した痛風の痛みが出たため，再度，病院を受診し治療を再開した．しかし，その後の尿酸値の改善がみられないため，この度，栄養指導の依頼があった．	
食事摂取状況と生活スタイル	本人は，デスクワーク中心の仕事をしているが，営業回りを含め出張を月に 10 回程行っていた．過去に高尿酸血症を患った経験から，アルコールの摂取は控えていると本人は話していた．しかし具体的な内容の聞き取りができなかったため，配偶者に聞いたところ，本人から貰うレシートを見たら出張先で居酒屋に行き，飲酒（ビール（ジョッキ）3 杯，日本酒 2 合，ハイボール 1 杯）をしていたと話された．再度，本人へ確認したところ，「管理職となり，取引先との飲酒機会が多くなった．当初，症状がないため大丈夫だと思い，日頃のストレスから出張時に飲むことが増えた」と話された． 家での食事は，配偶者が準備している．配偶者は，過去に高尿酸血症の食事療法を本人と一緒に管理栄養士から話を聞いていた．それゆえ，この頃より食事は，ごはんは 150 g，肉の量は 100 g，魚は 1 切れと 1 人前量を決めていた．昼食は，30 歳の頃から会社近くの定食屋を利用している．間食は，ガムや飴玉（1 日 5 ～ 7 つ）を好んでおり，それ以外は機会があった時に食べる程度であった．普段の摂取量は 2,000 kcal，たんぱく質 90 g と推測される． 飲水に関して，会社に居る際はコーヒー（ブラック）を 1 日カップ 4 杯程度飲む．出張の際は，食事外で 500 mL ペットボトルの水を 1 本飲んでいる．	

B. 症例の栄養評価

a. 典型的な事柄および特徴的な症状

①アルコールの過剰摂取，②本人から飲酒状況を聞き取れなかった，②飲酒に対する食事療法の受け入れができていない，③飲水量不足

b. 臨床検査値などの評価

◎**栄養素等摂取状況**：エネルギーは，食事摂取基準を参考に本症例の必要量が 2,200 kcal/日とすれば，今の摂取量は約 2,000 kcal/日であり，体重増加を防ぐ観点からほぼ適正量である．たんぱく質は，食事摂取基準を参考に本症例の目標量が 77 ～ 110 g/日とすれば，今の摂取量は約 90 g であり，適量である．アルコール量は，適正量をアルコール換算で 20 ～ 25 g/日とすると，出張先でのアルコール摂取がおよそ 126

g であり，およそ 100 g の過剰の状態である．飲水量は，1 日 500 ～ 800 mL ＋食事由来の水分量（1,000 mL）と考えられ，推奨される 2,000 mL/日より少ない．◎**体重**：現在の BMI（24.2）は基準範囲内であるが，20 歳時と比較して体重は増加している．過去の発作時でも体重増加による高尿酸血症の発症リスク増加が考えられるため，これ以上の体重増加は注意が必要．◎**UA**：高尿酸血症の基準値である 7.0 mg/dL を超えている．◎**メタボリックシンドローム**：腹囲と中性脂肪の 2 項目が該当するだけであり，メタボリックシンドロームの基準は満たしていない．しかし，いずれの項目も基準範囲の上限に近いため，さらなる悪化を防ぐ必要がある．◎**AST 48 U/L，ALT 62 U/L，γGT 142 U/L**：基準値を超えており，AST ＜ ALT のため肝障害が考えられる．特に γGT が高値を示しており，食事摂取状況を考慮すると，肝障害はアルコールの過剰摂取が影響している．◎**TG 182 mg/dL**：アルコールの摂取量が高いと，高値を示す場合がある．推測される飲酒量と合わせて考えれば，アルコールの過剰摂取によるものと考えられる．◎**BUN 15 mg/dL，Cr 0.8 mg/dL**：Cr は基準値内である．◎**食生活習慣**：家での食事は，前回の治療時から継続的に食事療法を続けていた．この食事療法で痛風・高尿酸血症が改善した経緯もあるため，今回の尿酸値悪化への関与は考えにくい．また，今日まで食事療法を続けているため，調理担当者である妻の協力は得やすい．

c. 栄養診断：候補コードと選択した（下線）コード

【該当する栄養診断コード】NI-4.3 アルコール摂取量過剰，NI-3.1 水分摂取量不足，NB-1.3 食生活・ライフスタイル改善への心理的準備不足

【PES 報告】高尿酸血症，高 TG 血症がみられることから，出張先での飲酒を隠しているなど，食生活・ライフスタイル改善への心理的準備不足を原因とする，アルコール摂取量過剰である．

C. 食事内容の設定

a. 栄養量の設定

(1) **標準体重**：1.72 m × 1.72 m × 22 kg/m^2 = 65.1 kg

(2) **エネルギー**：25 ～ 30 kcal/kg 標準体重× 65.1 kg = 1,628 ～ 1,953 kcal/日

　デスクワーク中心のため，軽労作の活動量と考え，上記のエネルギー量（概ね 1,800 kcal/日）で開始する．尿酸値は，体重増加によって悪化する危険性がある．そのため，このエネルギー量で体重の増加がみられる場合は，食事摂取状況の確認のうえ，エネルギー量の見直しを図る．

(3) **たんぱく質**：食事摂取基準に則る（たんぱく質エネルギー比率 14 ～ 20%：1,800 kcal × 14 ～ 20%／4 kcal = 63 ～ 90 g/ 日）

　たんぱく質は特別な制限がないため，食事摂取基準に則る．しかし，プリン体の制限があり，たんぱく質が多い食材は種類によってプリン体を多く含む．そのため，プリン体の過剰摂取につながらないよう注意する．

(4) **プリン体**：400 mg/日程度

　尿酸値を悪化させるため，プリン体の摂取量は制限する．

(5) **水分**：2,000 ～ 2,500 mL/日

　合併症となる尿路結石の発症予防のため，1 日の尿量が 2,000 mL 以上になるように水分摂取を行う．

(6) **アルコール**：禁酒または節酒（男性 20 g/日以下，女性 10 ～ 15 g/日以下）

　アルコールの摂取は，尿酸値の上昇をきたしやすい．酒の種類ではなくアルコール量に注意する．

b. 食生活の指示

　単に痛風の痛みを治すのではなく，高尿酸血症・痛風の悪化の先に腎疾患や動脈硬化症が潜んでいる旨を

伝え，病気の正しい認識と食事療法の受け入れを図る．

　お酒の摂取は，医師と相談のうえ，禁酒または節酒とする．節酒となるアルコール摂取量は，20 g/日以下のため，表3.15を参考に飲み方を指導する．飲酒状況の確認は，本人だけでなく配偶者など第三者から聞き取りができると，より明確になる．一方で，本人の飲酒をしてしまう気持ちに寄り添い，心理面から飲酒をしなくてもよいように図っていく．

　家での食事は，体重増加に注意し，現状の内容を続けてもらう．尿酸値の改善がおもわしくない場合は，

表3.15　お酒のアルコール含有量一覧表

酒の種類	アルコール度数*	一般的なアルコール含有量
ビール	5%	10 g/中ジョッキ（500 mL）
日本酒	15%	22 g/1 合（180 mL）
焼酎	25%	20 g/1 杯（100 mL）
ワイン	12%	12 g/1 杯（120 mL）
ウイスキー	40%	10 g/シングル 1 杯（30 mL）

＊商品によって異なる場合がある．純アルコール量の計算：お酒の量（mL）×アルコール度数（%）/100 ×比重（0.8）

表3.16　食品のプリン体含有量一覧表

食品	プリン体 (mg/100 g)	プリン体 (mg/1 食分)	1 食分（g）	食品		プリン体 (mg/100 g)	プリン体 (mg/1 食分)	1 食分（g）
穀類				肉類				
白米	25.9	20.7	180	豚肉	肩ロース	95.1	76.1	80
スパゲッティ	6.8	13.6	200		バラ	75.8	60.6	80
食パン	4.4	2.6	60		ヒレ	119.7	95.8	80
うどん	12.1	30.3	250		ロース	90.9	72.7	80
そば	7.7	15.3	200	牛肉	肩ロース	90.2	72.2	80
いも類					ヒレ	98.4	78.7	80
かぼちゃ	56.6	28.3	50		タン	90.4	72.4	80
さつまいも	17.0	8.5	50	鶏肉	手羽	137.5	110.0	80
じゃがいも	6.5	3.3	50		ササミ	153.9	123.1	80
果実類					モモ	122.9	98.3	80
いちご	2.1	1.0	50		ムネ	141.2	112.9	80
バナナ	3.0	1.5	50		レバー	312.2	249.8	80
魚介類				豆類				
カツオ	211.4	169.1	80（刺身5切れ）	豆腐		20.0	20.0	100（1/3 丁）
マグロ	157.4	125.9	80	枝豆		47.9	19.2	40（50 粒）
サワラ	139.3	111.5	80	納豆		113.9	45.6	40（小 1 カップ）
マアジ	165.3	115.7	70（中 1 尾 150 g）	乳類				
マサバ	122.1	97.7	80	牛乳		0.0	0.0	200（1 カップ）
ブリ	120.8	96.7	80	粉チーズ		12.9	2.6	20
サケ	119.3	95.5	80	野菜類				
サンマ	154.9	154.9	100（1 尾 150 g）	ほうれん草　葉（生）		51.4	20.6	40
マガレイ	113.0	90.4	80	小松菜　　葉（生）		10.6	4.2	40
ウナギ	92.1	73.7	80	もやし		35.0	17.5	50
ホッケ	150.0	120.0	80	長ネギ		41.4	8.3	20
タラ	98.0	78.4	80	ピーマン		2.4	1.2	50
カズノコ	21.9	6.6	30（1 本）	なす		50.7	25.4	50
明太子	159.3	31.9	20（1/4 腹）	白菜		7.0	3.5	50
スルメイカ	186.8	186.8	100（1/2 杯強）	大根　　　根		1.7	0.9	50
ヤリイカ	160.5	80.2	50	キャベツ		3.2	1.6	50
車エビ	195.3	97.6	50（5 尾）	キュウリ		9.4	4.7	50
しらす干し	471.5	9.4	2	タマネギ		2.2	1.1	50
				ニンジン		2.1	1.1	50
				トマト		6.5	3.3	50
				レタス		4.6	2.3	50
				海藻類				
				わかめ　　乾燥		262.4	5.2	2
				焼き海苔　乾燥		591.7	11.8	2

［高尿酸血症・痛風の治療ガイドライン第 3 版（2018）より改変］

アルコールの摂取状況を考慮しつつ，エネルギー量を抑え体重の減量を行う．外出先での食事は，表3.16を参考にプリン体の過剰摂取につながらないよう，店のメニューから適切な料理を本人が選択できるよう指導する．

　1食分のプリン体量は，定食（主食と一汁二菜または一汁三菜）のような食事で，主菜の肉や魚を80〜100g使っている場合，140〜180 mgである．一方で，プリン体の少ない豆腐，納豆，卵，乳製品を主菜にすると，1食分のプリン体量は30〜40 mgとなる．そのため1日の食事は，定食のような食事を2回，プリン体の少ない食材を使った定食を1回とするとよい．

　水分の摂取について，尿酸値を上昇させやすい果糖を含む清涼飲料水やジュース類は避けてもらう．

D. 食品構成の作成

食品構成表

食品群（代表的な食品）	使用量（g）	エネルギー（kcal）	たんぱく質（g）	脂質（g）	プリン体（mg）
穀類（ごはん）	540	842	10.8	1.1	139.9
いも類（じゃがいも）	50	30	0.7	Tr	3.3
果実類（いちご）	50	16	0.4	0.1	1.0
魚介類（さけ）	80	99	15.1	3.0	95.4
肉類（ぶた肩ロース脂無）	80	170	12.2	12.2	76.1
卵類（鶏卵）	100	142	11.3	9.3	0.0
豆類（絹ごし豆腐）	100	56	5.3	3.2	20.0
乳類（牛乳）	200	122	6.0	7.0	0.0
油脂類（調合油）	20	177	—	19.4	—
野菜類（にんじん）	200	60	1.2	0.2	4.4
（たまねぎ）	100	33	0.7	0.0	2.2
藻類，きのこ類（カットわかめ）	2	4	0.3	0.0	5.2
砂糖類（上白糖）	10	39	—	—	—
調味料（淡色辛みそ）	18	33	2.0	1.1	—
合計		1,823	66	56.6	347

穀類，いも類：食事摂取基準の炭水化物エネルギー比率を参考に，エネルギー比率50〜60%とする．

果実類：ショ糖・果糖の過剰摂取は，痛風の発症につながる．そのため，果物の過剰摂取は避ける．

魚介類，肉類，卵類，豆類，乳類：プリン体の摂取量が400 mg/日程度となるよう表2を参考に，種類と量を調整する．比較的プリン体が少ない豆腐，卵，牛乳を組み合わせるとよい．特に，卵と牛乳はプリン体が0 mgであり，たんぱく質の確保のため，積極的に利用する．

油脂類：食事摂取基準の脂質エネルギー比率を参考に，25〜30%とする．

野菜類，藻類：積極的に摂取する．

E. 食品構成に基づいた献立例

　プリン体は，「高尿酸血症・痛風の治療ガイドライン第3版」の付録に掲載されている食品のみ算出した．

	料理名・食品番号・食品名	可食部（g）	エネルギー（kcal）	たんぱく質（g）	脂質（g）	プリン体（mg）
	ごはん					
	01088　精白米　うるち米	180	281	3.6	0.4	46.6
	卵焼き					
	12004　鶏卵	100	142	11.3	9.3	0.0
	17012　食塩	0.6	0	—	—	—
朝	17021　かつお・昆布だし	20	0	0.0	—	—
	14006　調合油	5	44	—	4.9	—
	大根なます					
	06134　だいこん	40	6	0.1	0	0.7
	06214　にんじん	10	3	0.1	0.0	0.2
	17012　食塩	0.3	0	—	—	—
	17015　穀物酢	5	1	—	—	—

	料理名・食品番号・食品名	可食部（g）	エネルギー（kcal）	たんぱく質（g）	脂質（g）	プリン体（mg）
朝	03003 上白糖	1	4	—	—	—
	17007 こいくちしょうゆ	1	1	0.1	—	0.5
	なすとわかめの味噌汁					
	06191 なす	20	3	0.1	0	10.1
	09041 乾燥わかめ 素干し 水戻し	(1→)6	1	0.1	0.0	2.6
	17045 米みそ 淡色辛みそ	8	15	0.9	0.5	—
	17021 かつお・昆布だし	150	3	0.3	Tr	—
	牛乳					
	13003 普通牛乳	200	122	6	7	0.0
昼	**ごはん**					
	01088 精白米 うるち米	180	281	3.6	0.4	46.6
	鮭と白菜の煮浸し					
	10134 しろさけ	80	99	15.1	3.0	95.4
	06233 はくさい	40	5	0.2	0	7.4
	14006 調合油	5	44	—	4.9	—
	06103 しょうが	8	2	0.1	0.0	0.2
	17021 かつお・昆布だし	30	1	0.1	Tr	—
	16025 みりん	6	14	0.0	—	0.1
	16023 合成清酒	5	5	—	—	—
	17007 こいくちしょうゆ	7	5	0.4	—	3.2
	冷奴					
	04033 絹ごし豆腐	100	56	5.3	3.2	20.0
	06228 こねぎ	1	0	0.0	0.0	—
	17007 こいくちしょうゆ	4	3	0.2	—	1.8
	なめことオクラのポン酢和え					
	08020 なめこ	30	6	0.3	0.0	8.6
	06033 オクラ ゆで	(20→)19	6	0.3	0.0	7.9
	10091 かつお節	1	3	0.6	0.0	—
	17110 ぽん酢しょうゆ	10	5	0.3	—	—
	果物					
	07012 いちご	50	16	0.4	0.1	1.1
夕	**ごはん**					
	01088 精白米 うるち米	180	281	3.6	0.4	46.6
	豚肉の生姜焼き					
	11120 ぶた かたロース 皮下脂肪なし	80	170	12.2	12.2	76.1
	06365 しょうが おろし	5	3	0.0	0.0	0.1
	16025 みりん	6	14	0.0	—	0.1
	17007 こいくちしょうゆ	7	5	0.4	—	3.2
	14006 調合油	4	35	—	3.9	—
	06061 キャベツ	40	8	0.4	0.0	1.3
	切り干し大根の煮物					
	06334 切干しだいこん ゆで	(5→)28	4	0.2	Tr	—
	04086 油揚げ 油抜き ゆで	(5→)11	18	1.4	1.4	2.7
	06214 にんじん	10	3	0.1	0.0	0.2
	14006 調合油	4	35	—	3.9	—
	17021 かつお・昆布だし	20	0	0.0	Tr	—
	17007 こいくちしょうゆ	6	5	0.4	—	2.7
	03003 上白糖	2	8	—	—	—
	小松菜の胡麻和え					
	06087 こまつな ゆで	(70→)62	9	0.9	0.1	7.4
	05018 ごま いり	3	18	0.6	1.5	1.1
	17007 こいくちしょうゆ	3	2	0.2	—	1.4
	03003 上白糖	1.5	6	—	—	—
	じゃがいもと玉ねぎの味噌汁					
	02017 じゃがいも	40	24	0.5	0	2.6
	06153 たまねぎ	10	3	0.1	0	0.2
	17021 かつお・昆布だし	150	3	0.3	—	—
	17045 米みそ 淡色辛みそ	9	16	1.0	0.5	—
合計			1,847	71.8	57.6	398.6

F. 症例 2（課題症例）

症例 2 の栄養管理計画を作成し，その指示を満たした献立を立てる．また栄養食事指導内容を検討する．

患者氏名	S. T.	生年月日	19XX 年 10 月 11 日 （26 歳）	性別	女性	家族構成・家族歴
職業	イベント業（企画・運営）					
主訴	健康診断にて，尿酸値が高値を示した					
主病名	高尿酸血症					
既往歴	なし					
薬剤の服用	なし					
						父 48 歳，母 49 歳，兄 32 歳，独居
臨床所見 （空腹時）	**身長** 161.2 cm，**体重** 66.5 kg（20 歳時 体重 57.3 kg），**血圧** 117/79 mmHg	**UA** 8.9 mg/dL，**HbA1c** 5.7%，**AST** 34 U/L，**ALT** 56 U/L，**γGT** 39 U/L，**TG** 128 mg/dL，**LDL-C** 153 mg/dL，**HDL-C** 52 mg/dL，**BUN** 9 mg/dL，**Cr** 0.9 mg/dL，**eGFR** 101 mL/分/1.73 m^2				
現病歴と経緯	半年前に会社で行われた健康診断にて，尿酸値の高値が指摘された．この度，仕事が一段落したため，病院へ受診した．この時，臨床検査を行ったところ，尿酸値と合わせ，LDL コレステロールも高値を示したため，栄養指導を行う運びとなった．					
食事摂取状況と 生活スタイル	イベントの企画，運営の仕事をしているため，社外での打ち合わせが多く，夜 10 時近くまで仕事をしている時が多い．自炊は出来るが，仕事の忙しさから入職して以降，近場のスーパー・コンビニで総菜を買って食べている生活となった．お酒は弱く，ほとんど飲めない． 1 年前より体重を落とそうと，炭水化物を控えていた（朝：8 枚切りのパンを 1 枚，昼：なし，夕：ごはんを 1/3 合）．反対に，たんぱく質と野菜をたくさん摂ろうと，主菜（朝：サラダチキン 120 g，昼・夕：脂身の少ない肉 120 〜 150 g または魚 2 切れの総菜）と副菜（2 品以上）を摂取している．また，美容意識からビタミン C を取るため，果汁 100%のジュースを 1 日 500 mL を最低 1 本摂取していた． この食生活にしてから，3 kg の体重減少があり，本人はこの食事内容を続けようと考えていた．患者への聞き取り調査から，普段のエネルギー摂取量は 1,500 〜 1,700 kcal 程度．					

3.7 | 胃切除術後患者の栄養管理

A. 症例 1

患者氏名	O. I.	生年月日	19XX 年 9 月 11 日 （60 歳）	性別	男性	家族構成・家族歴
職業	会社役員					60 □—○ 55
主訴	なし					□ 28
主病名	胃がん					
既往歴	59 歳より高血圧					
薬剤の服用						□ 男，○ 女，□ 男本人，▦ は同居を表す
臨床所見 （空腹時）	（入院時→術後 1 日目→退院時・術後 11 日目） **身長** 166 cm，**体重** 75.3 → 71.7 → 68.6 kg， **血圧** 120/80 → 100/59 → 116/60 mmHg			**Hb** 14.5 → 11.8 → 12.6 g/dL，**Ht** 42.6 → 35.4 → 37.8%， **TP** 6.9 → 5.0 → 6.7 g/dL，**Alb** 4.1 → 2.9 → 3.6 g/dL， **FBS** 109 → 100 → 92 mg/dL，**HbA1c** 5.6%（入院時のみ）， **TG** 56 mg/dL（入院時のみ），**TC** 202 mg/dL（入院時のみ）， **ダンピング症状**（−），**下痢**（−），**便秘**（−），**食欲**（＋）		
現病歴と経緯	健康診断の胃透視で異常を指摘され，精査目的に総合病院消化器内科を受診．上部消化管内視鏡検査で前庭部小弯の胃がんと診断された．そのため消化器外科において，本人と家族同意のうえ手術が行われた．病変は進行がんで内視鏡的切除は困難．開腹手術となりリンパ節郭清も行われた．術式は幽門側 2/3 胃切除術で Roux−Y 法により再建が行われた．術後は絶食で末梢静脈から 500 kcal/日維持液の点滴が行われた．1 日目に水分の経口摂取が開始，2 日目から胃切後食（6 回分割）が開始となった．術後の経過は良好で，食事も重湯，五分粥，全粥，米飯と順調に進み，点滴は 5 日目で終了した．11 日目の退院日に栄養食事指導を行うことになった．					
食事摂取状況と生活スタイル	2 年前から仕事上のストレスでアルコール量が増え，毎晩日本酒 2 合とビール大ビン 2 本を飲んでいた．そのため少しずつ太りはじめ，68 kg だった体重は 2 年間で 75 kg になった．入院前の食習慣は特に好き嫌いなく規則的に食べていた．減塩とダイエットに気をつけていたがアルコールは減らせなかった． 術後は以前のように食べられないことに戸惑ったが，少量ずつよく噛んでゆっくり食べることを実行．入院中一度もダンピング症状は起こらず，ひどい下痢もなかった．退院時には 6 回分割食で 1,200 kcal/日摂取まで回復していた．食事内容は偏りなく，概ね炭水化物 50 ～ 55%：たんぱく質 15 ～ 18%：脂質 25 ～ 30%のバランスよいエネルギー比率で食べることができていた．					

B. 症例の栄養評価（退院時・術後 11 日目）

a. 典型的なことがらおよび特徴的な症状

①分割食を摂取，②術後の変化からの回復

b. 臨床検査値などの評価

◎**栄養素等摂取状況**：摂取量は回復しているものの，現在の摂取量 1,200 kcal は，目標の 1,800 kcal に対して 600 kcal の不足である．同様にたんぱく質摂取量も不足している．◎**体重 68.6 kg**：基準範囲の上限（BMI 24.9）．入院時は肥満 1 度（BMI 27.3）であったが，術後体重は 6.7 kg 減少．食事摂取量は増えてきているが，今後しばらくは体重減少が続くと予測されるので経過をみる．◎ **Hb 12.6 g/dL，Ht 37.8%，TP 6.7 g/dL，Alb 3.6 g/dL**：基準範囲下限値．現時点で栄養状態は良好とはいえないが手術直後と比較すると改善している．現在食事はバランスのよい内容で摂取量も少しずつ増加している．順調であれば今後も食事量の増加とともに改善していくと予測されるので，経過をみる．◎ **FBS 92 mg/dL，HbA1c 5.6%，TG**

56 mg/dL，TC 202 mg/dL：入院中の検査で血糖，血中脂質は問題ない．◎**血圧 116/60 mmHg**：手術前日から降圧剤はいったん休薬となっているが，問題なく安定している．◎**ダンピング症状（−）**：胃の容量は小さくなり食べ物の貯留能力はなくなっている．そのため食べ物が急に腸に送られダンピング症状を起こしやすいが，分割食の実行やよく噛んでゆっくり食べることの実行でうまく対応ができている．◎**下痢（−）**：胃の蠕動運動や消化液の分泌機能も弱くなるため，食べ物が未消化のまま腸に送られ下痢になりやすい．これに対しても易消化の献立やよく噛んで食べることの実行でうまく対応ができている．◎**食欲（+）**：空腹を感じるようになった．

c．栄養診断：候補コードと選択した（下線）コード

【**該当する栄養診断コード**】NI-**1.2** エネルギー摂取量不足，NI-**2.1** **経口摂取量不足**，NI-**5.1** 栄養素必要量の増大，NC-**1.4** 消化管機能異常，NC-**2.2** 栄養関連の検査値異常

【**PES報告**】現在の食事摂取量が 1,200 kcal/日であり，体重減少していることから，胃切除術後の回復途中で，十分な食事量を摂取する能力が不足していることによる，経口摂取量不足である．

C．食事内容の設定（退院後）

a．栄養量の設定

（1）**標準体重**：1.66 m × 1.66 m × 22 kg/m^2 = 60.6 kg

（2）**エネルギー**：30 〜 35 kcal/kg 標準体重 × 60.6 kg = 1,818 〜 2,121 kcal

　　<u>1,800 kcal</u> を（術後 1 年間程度）目標エネルギー摂取量とする．退院直後は，1,200 kcal から無理せず段階的に増やす．食事量がなかなか増えず体重減少が続く場合は，栄養剤の利用など，より効率よいエネルギー摂取方法を実行する．

（3）**たんぱく質**：1.2 〜 1.3 g/kg 標準体重 × 60.6 kg = 72.7 〜 78.8 g

　　術後のストレスを考慮し多めに設定．目安として <u>75 〜 80 g/日</u>とする．

（4）**脂質**：1,800 kcal × 25 〜 30％／9 kcal/g = <u>50 〜 60 g/日</u>とする．

　　食事量が少ないときは効率よくエネルギー確保するため，30％と多めに設定する．

b．食生活の指示

　　ダンピング症候群の予防のために，1 回の食事量を少なくして 1 日 6 回の分割食にする．また砂糖などの単純糖質の多量摂取を控える．献立は少量で高エネルギーとなるようにして，さらにしっかりとたんぱく質は適量確保する．食物繊維の少ない消化のよい食材を選び，かつ，軟らかく調理する方法を選び，同時によく噛んでゆっくり食べることも指導する．噛み砕きにくい食材は，切り方など調理工夫をして吻合部に詰まらないようにする．その後 1 回の食事が少しずつ増え，体重減少がおさまり，栄養指標が改善してきたら食事回数を 5 回，4 回へと減らしていく．アルコールは量が増えると食事が確保できなくなるので，当面は禁止する．

D．食品構成の作成

食品構成表

食品群（代表的な食品）	使用量（g）	エネルギー（kcal）	たんぱく質（g）	脂質（g）	炭水化物（g）
穀類（ごはん）	330	515	6.6	0.7	114.2
（食パン）	60	149	4.4	2.2	26.5
菓子類（ビスケット）	30	154	1.6	7.2	20.1
いも類（さつまいも）	50	63	0.5	0.1	14.2
果実類（バナナ）	100	93	0.7	0.1	21.1

食品群（代表的な食品）	使用量（g）	エネルギー（kcal）	たんぱく質（g）	脂質（g）	炭水化物（g）
魚介類（たい）	90	144	16.3	7.0	4.0
肉類（ぶたヒレ赤肉）	90	106	16.7	3.0	3.3
卵類（鶏卵）	80	114	9.0	7.4	2.7
豆類（木綿豆腐）	100	73	6.7	4.5	0.8
乳類（牛乳）	300	183	9.0	10.5	13.2
油脂類（バター）	20	140	0.1	14.9	1.4
野菜類（ほうれんそう）	100	18	1.7	0.2	0.3
（たまねぎ）	100	33	0.7	Tr	6.9
藻類，きのこ類					
砂糖（上白糖）	15	59	0.0	0.0	14.9
みそ（淡色辛みそ）	12	22	1.3	0.7	2.2
合計		1,866	75.3	58.5	245.8

場合により栄養剤なども組み入れる.

穀類，菓子類，いも類：粥よりごはんのほうが容量が少なくてエネルギーを確保できる. 全粒粉パンや玄米，とうもろこしなど食物繊維の多いものや，麺類，もちはよく噛まずに食べるので控える. ダンピング予防のために食事が炭水化物のみに偏らないようにする.

果実類：柑橘類（うす皮含む），パイナップル，ドライフルーツなどは消化が悪いので控える.

魚介類，肉類，卵類：たんぱく質をしっかり摂取するために，バラ肉など脂質の多い部位や加工食品ばかりに偏らないようにする. 貝類やいか，たこなどは噛み砕きにくい食材であり控える. 生食は菌の繁殖に注意が必要であり，当面は加熱処理がよい.

豆類：煮豆，えだまめ，おからは消化が悪いが豆腐はよい.

乳類：牛乳で下痢する場合は，ヨーグルトやスキムミルクなどを試してみる. 間食にも積極的に利用する.

油脂類：調理に使うことでエネルギーアップができる. 下痢や胸やけの症状があるときには，揚げ物など油脂類を多く含むものは控える.

野菜類：量は控えめにし，特にごぼう，たけのこ，ふきなど食物繊維の多い物は避ける. レタス，もやしなど軟らかくても噛み砕きにくいものは，吻合部に詰まらないように調理で細かく刻むなどの工夫をする. ビタミン類確保に緑黄色野菜を優先する.

藻類，きのこ類：食物繊維が多く消化が悪いため控える.

強化食品：鉄分やカルシウムなどの吸収障害の対応が必要な場合は適宜利用するとよい.

E. 食品構成に基づいた献立例

	料理名・食品番号・食品名	可食部（g）	エネルギー（kcal）	たんぱく質（g）	脂質（g）	炭水化物（g）
朝	トースト					
	01026　食パン	60	149	4.4	2.2	26.5
	07013　いちご　ジャム　高糖度	10	25	0.0	0.0	6.2
	ホットミルク					
	13003　普通牛乳	100	61	3.0	3.5	4.4
	スクランブルエッグ					
	12004　鶏卵	60	85	6.8	5.6	2.0
	14017　無発酵バター　有塩バター	3	21	0.0	2.2	0.2
	17036　トマトケチャップ	5	5	0.1	0.0	1.2
	付け合わせ					
	06182　赤色トマト	30	6	0.2	0.0	1.1
	06264　ブロッコリー　ゆで	(30→)33	10	0.9	0.1	0.8
	17042　マヨネーズ　全卵型	3	20	0.0	2.2	0.1
間	クラッカー・クリームチーズ添え					
	15093　クラッカー	20	96	1.5	4.2	12.8

料理名・食品番号・食品名		可食部（g）	エネルギー（kcal）	たんぱく質（g）	脂質（g）	炭水化物（g）
	13035　ナチュラルチーズ　クリーム	20	63	1.5	6.0	0.5
	スライス果物					
間	07175　もも　缶詰　黄肉種	20	17	0.1	—	3.9
	ミルクティー					
	16044　紅茶　浸出液	40	0	—	—	0.0
	13003　普通牛乳	80	49	2.4	2.8	3.5
	ごはん					
	01088　精白米　うるち米	110	172	2.2	0.2	38.1
	豚肉の味噌焼き・粉ふきいも添え					
	11140　ぶた　ヒレ　赤肉	60	71	11.1	2.0	2.2
	17045　米みそ　淡色辛みそ	8	15	0.9	0.5	1.5
	03003　上白糖	2	8	—	—	2.0
	17138　料理酒	5	4	0.0	—	0.2
	14006　調合油	2	18	—	1.9	0.1
	02019　じゃがいも　水煮	(30→)29	21	0.4	Tr	4.6
昼	17012　食塩	0.1	0	—	—	0
	ごま和え					
	06268　ほうれんそう　ゆで	(40→)28	6	0.6	0.1	0.3
	06215　にんじん　ゆで	(5→)4	1	0.0	0.0	0.2
	05042　ごま　ねり	3	19	0.5	1.7	0.3
	17007　こいくちしょうゆ	1	1	0.1	—	0.1
	冷や奴					
	04033　絹ごし豆腐	100	56	5.3	3.2	0.9
	06095　しそ　葉　生	1	0	0.0	Tr	0.0
	17007　こいくちしょうゆ	3	2	0.2	—	0.3
	さけのおにぎり					
	01088　精白米　うるち米	110	172	2.2	0.2	38.1
間	10139　しろさけ　塩ざけ	30	55	5.8	2.9	1.3
	果物					
	07148　りんご	30	16	0.0	Tr	3.7
	ごはん					
	01088　精白米　うるち米	110	172	2.2	0.2	38.1
	さばの塩焼き					
	10156　まさば　焼き	(60→)46	121	9.8	7.9	2.8
	17012　食塩	0.5	0	—	—	0
	だいこんおろし（添）					
	06367　だいこん　おろし	(50→)9	2	0.0	—	0.3
	17007　こいくちしょうゆ	1	1	0.1	—	0.1
	きゅうりと錦糸卵の酢の物					
	06065　きゅうり	20	3	0.1	Tr	0.4
	17012　食塩	少々				
	12004　鶏卵	20	28	2.3	1.9	0.7
	17015　穀物酢	4	1	—	—	0.1
夕	03003　上白糖	1	4	0.0	0.0	1.0
	17008　うすくちしょうゆ	1	1	0.0	—	0.1
	17012　食塩	0.5	0	—	—	0
	ささ身のクリーム和え					
	11217　にわとり　ささみ	30	32	6.1	0.2	1.4
	06154　たまねぎ　水さらし	(40→)40	10	0.2	Tr	2.0
	06215　にんじん　ゆで	(5→)4	1	0.0	0.0	0.2
	14006　調合油	2	18	—	1.9	0.1
	01015　薄力粉　1等	4	14	0.3	0.1	2.9
	14017　無発酵バター　有塩バター	4	28	0.0	3.0	0.3
	13003　普通牛乳	40	24	1.2	1.4	1.8
	17027　固形ブイヨン	0.5	1	0.0	0.0	0.2
	17012　食塩	0.6	0	—	—	0
	バナナヨーグルト					
	07107　バナナ	50	47	0.4	0.1	10.6
間	13026　ヨーグルト　脱脂加糖	80	52	3.2	0.2	9.0
	ウエハース					
	15092　ウエハース	10	44	0.7	1.2	7.5
	合計		1,848	76.8	59.6	236.7

F. 症例2（課題症例）

症例2の栄養管理計画を作成し，その指示を満たした献立をたてる．また栄養食事指導の内容も検討する．

患者氏名	H. K.	生年月日	19XX 年 8 月 20 日 （83 歳）	性別	女性	家族構成・家族歴
職業	なし					
主訴	なし					
主病名	胃がん					
既往歴	19 歳虫垂炎，33 歳子宮筋腫，骨粗鬆症，高血圧					
薬剤の服用	アムロジピンベシル酸塩，ピコスルファートナトリウム水和物， 半消化態栄養剤（エンシュアリキッド®）					独居（近所に長男家族あり：長男58歳，嫁56歳，孫・女28歳，孫・女25歳）
臨床所見 （空腹時）	（入院時→術後 1 日目→術後 21 日） **身長** 142.9 cm，**体重** 47.0 → 46.3 → 43.2 kg， **血圧** 145/70 → 130/66 → 133/69 mmHg		**Hb** 12.4 → 10.6 → 11.0 g/dL，**Ht** 38.3 → 33.8 → 33.7%， **TP** 7.2 → 5.3 → 6.1 g/dL，**HbA1c** 5.4%（入院時のみ）， **Alb** 4.0 → 3.0 → 3.6 g/dL，**FBS** 99 → 109 → 109 mg/dL， **TG** 99 mg/dL（入院時のみ），**TC** 229 mg/dL（入院時のみ）， **ダンピング症状**（＋），**下痢**（－），**便秘**（＋），**食欲**（＋）			
現病歴と経緯	健康診断の胃透視で異常を指摘され，上部消化管内視鏡検査を受けたところ，胃の噴門近く小弯側に病変を認め，精査の結果，胃がんと診断された．そのため消化器外科において，本人と家族同意のうえ手術が行われた．術式は胃全摘術で Roux-Y 法により再建された．術後は絶食で末梢静脈から 500 kcal/日維持液の点滴が行われた．1 日目に水分の経口摂取が開始，2 日目から胃切後食（6 回分割）が開始となった． 術後経過に関して大きなトラブルはなかったが，高齢のため食事摂取量の回復には時間がかかり，術後 21 日目に退院が決まった．退院後はしばらく長男家族と同居することになり，本人と長男の嫁に栄養指導をすることになった．					
食事摂取状況と 生活スタイル	高齢だが生活は自立し，食事は規則正しくしっかり食べていた．入れ歯だがよく噛むこともできた．青魚で蕁麻疹がでることがあった．アルコールは飲まない． 術後はおもゆ，5 分粥と進んでいったが，7 日目の食事直後に動悸とめまいを感じ，激しいダンピング症状を経験した．それ以来不安になり，食事は一進一退であった．医師から点滴を止めるので頑張るよう言われたが，主食，副食ともに 3 〜 4 口程度しか食べられなかった．そのため栄養剤 2 本（500 kcal）/日を処方．退院時，食事は粥食で約 1,000 kcal/日の摂取と栄養剤は 1 本は飲めている．また，術後 7 日目あたりから便秘に困っていた．					

3.8 炎症性腸疾患患者の栄養管理

3.8.1 潰瘍性大腸炎患者の栄養管理

A. 症例1

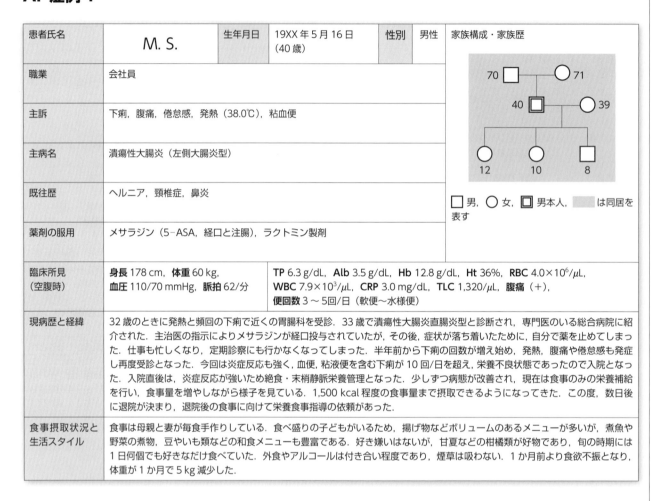

患者氏名	M. S.	生年月日	19XX 年 5 月 16 日 (40 歳)	性別	男性	家族構成・家族歴
職業	会社員					
主訴	下痢，腹痛，倦怠感，発熱（38.0℃），粘血便					
主病名	潰瘍性大腸炎（左側大腸炎型）					
既往歴	ヘルニア，頸椎症，鼻炎					
薬剤の服用	メサラジン（5-ASA，経口と注腸），ラクトミン製剤					
臨床所見（空腹時）	**身長** 178 cm，**体重** 60 kg，**血圧** 110/70 mmHg，**脈拍** 62/分	**TP** 6.3 g/dL，**Alb** 3.5 g/dL，**Hb** 12.8 g/dL，**Ht** 36%，**RBC** 4.0×10⁶/μL，**WBC** 7.9×10³/μL，**CRP** 3.0 mg/dL，**TLC** 1,320/μL，**腹痛**（＋），**便回数** 3～5回/日（軟便～水様便）					
現病歴と経緯	32 歳のときに発熱と頻回の下痢で近くの胃腸科を受診．33 歳で潰瘍性大腸炎直腸炎型と診断され，専門医のいる総合病院に紹介された．主治医の指示によりメサラジンが経口投与されていたが，その後，症状が落ち着いたために，自分で薬を止めてしまった．仕事も忙しくなり，定期診察にも行かなくなってしまった．半年前から下痢の回数が増え始め，発熱，腹痛や倦怠感も発症し再度受診となった．今回は炎症反応も強く，血便，粘液便を含む下痢が 10 回/日を超え，栄養不良状態であったので入院となった．入院直後は，炎症反応が強いため絶食・末梢静脈栄養管理となった．少しずつ病態が改善され，現在は食事のみの栄養補給を行い，食事量を増やしながら様子を見ている．1,500 kcal 程度の食事量まで摂取できるようになってきた．この度，数日後に退院が決まり，退院後の食事に向けて栄養食事指導の依頼があった．					
食事摂取状況と生活スタイル	食事は母親と妻が毎食手作りしている．食べ盛りの子どもがいるため，揚げ物などボリュームのあるメニューが多いが，煮魚や野菜の煮物，豆やいも類などの和食メニューも豊富である．好き嫌いはないが，甘夏などの柑橘類が好物であり，旬の時期には 1 日何個でも好きなだけ食べていた．外食やアルコールは付き合い程度であり，煙草は吸わない．1 か月前より食欲不振となり，体重が 1 か月で 5 kg 減少した．					

B. 症例の栄養評価

a. 典型的なことがらおよび特徴的な症状

①血便，②粘液便，③下痢，④腹痛，⑤寛解期と活動期を繰り返す

b. 臨床検査値などの評価

◎**栄養素等摂取状況**：少しずつ増えてきているが，総エネルギー摂取量が 1,500 kcal であることは，少なく見積もった必要量の 2,100 kcal に比べて 600 kcal も不足している．◎**体重 60 kg**：BMI 18.9 kg/m²（標準）で，やせ気味．過去 1 か月の体重減少率 7.7%であり，その体重が続いているため，軽度の栄養障害である．◎**血圧 110/70 mmHg，脈拍 62/分**：正常範囲であるが頻脈に注意する．◎ **TP 6.3 g/dL，Alb 3.5 g/dL**：総たんぱく質とアルブミンが低下しているため，十分な栄養補給が必要である．◎ **Hb 12.8 g/dL，Ht 36%，RBC 4.0 × 10⁶/μL**：いずれも低値を示しており貧血が考えられる．血便による出血と低栄養が関係

しているると考えられる．◎ WBC 7.9 × 10³/μL：感染はないと考えられる．◎ CRP 3.0 mg/dL：依然，炎症反応はある．この値がほぼゼロに近づけば寛解期と判断できる．◎ TLC 1,320/μL：軽度の栄養障害である．◎発熱（38.0℃），腹痛（＋），便回数 3 〜 5 回/日（粘血便）：入院前より改善されたものの，軽症から中等症と考えられ，今後，注意しながら寛解期に誘導する．

c. 栄養診断：候補コードと選択した（下線）コード

【該当する栄養診断コード】**NI-2.1** 経口摂取量不足，**NI-5.1** 栄養素必要量の増大，**NI-5.3** たんぱく質・エネルギー摂取量不足，**NC-1.4** 消化機能異常，**NC-2.2** 栄養関連の検査値異常，**NC-3.1** 低体重，**NB-1.1** 食物・栄養関連の知識不足

【PES 報告】大腸の炎症が認められ，体重減少や低アルブミン血症が認められることから，潰瘍性大腸炎の診断があったにもかかわらず，十分な食事指導を受けずに不適切な食生活を続けていたことを原因とする，食物・栄養関連の知識不足の状態である．

C. 食事内容の設定

a. 栄養量の設定

(1) 標準体重：1.78 m × 1.78 m × 22 kg/m² = 69.7 kg

(2) エネルギー：30 〜 35 kcal/kg 標準体重× 69.7 kg = 2,091 〜 2,440 kcal

　栄養状態の改善を図るために，高エネルギーが必要であるが，経口摂取可能な食事量なども考えて，まずは 2,100 kcal として様子をみる．これでも栄養状態の改善がみられなければ 2,400 kcal まで増やす．

(3) たんぱく質：1.0 〜 1.2 g/kg 標準体重× 69.7 kg = 69.7 〜 83.6 g

　栄養状態の改善を図るために，高たんぱく質が必要であるが，経口摂取可能な食事量なども考えて，まずは 75 g として様子をみる．

(4) 脂質：エネルギー比率 20 〜 25%以下にする．寛解期であっても高脂肪食が続くことは避ける．

(5) 食物繊維：炎症や狭窄がなければ厳しい制限はしない．

　男性 21 g/日以上，女性 19 g/日以上，高齢者 10 g/1,000 kcal/日

(6) ビタミンおよびミネラル：特に欠乏症がなければ食事摂取基準に準じる．

(7) 水分：30 〜 35 mL × 69.7 kg = 2,091 〜 2,440 mL．水分は不足しないようにする．

b. 食生活の指示

　大腸温存治療で炎症が治まり寛解期になったら，下痢の軽減のために刺激物は避け，脂肪の摂取を控えた和食中心の食事内容とする．主食はごはんをしっかり摂り，主菜に青魚（いわし，あじ，さんま，さばなど），卵，豆腐などの大豆製品を中心とし，肉類は高たんぱく質で低脂肪の部位を選んで摂るようにする．副菜では，排便コントロールのために食物繊維の過度の制限を避け，水溶性食物繊維を積極的に摂る．また，ヨーグルトなどをプラスして腸内細菌叢の改善・維持を心がける．

D. 食品構成の作成

食品構成表

食品群（代表的な食品）	使用量（g）	エネルギー（kcal）	たんぱく質（g）	脂質（g）
穀類（ごはん）	750	1,170	15.0	1.5
いも類（じゃがいも）	100	59	1.3	Tr
果実類（バナナ）	100	93	0.7	0.1
魚介類（あじ）	120	134	20.2	4.2
肉類（にわとりむね皮なし）	80	84	15.4	1.3

食品群（代表的な食品）	使用量（g）	エネルギー（kcal）	たんぱく質（g）	脂質（g）
卵類（鶏卵）	60	85	6.8	5.6
豆類（木綿豆腐）	100	73	6.7	4.5
乳類（ヨーグルト）	100	56	3.3	2.8
油脂類（オリーブ油）	10	89	0	9.9
野菜類（にんじん）	100	30	0.6	0.1
（だいこん）	250	38	0.8	Tr
藻類，きのこ類	少々			
砂糖（上白糖）	12	47	0	0
みそ（淡色辛みそ）	15	27	1.7	0.9
合計		1,985	72.5	30.9

穀類：適正なエネルギー量（30〜35 kcal/kg）を確保するためには十分な量が必要である．寛解期で排便に問題がなければ胚芽米や五穀米など繊維の多い穀類も可とする．パンやパスタ類は摂取可能であるが，献立が洋食になり脂質が増えるケースが多いので注意が必要である．

いも類：さつまいもなど，不溶性食物繊維が多いいも類は，ガスが出やすいため過食に注意する．

果実類：生食はできる限り避ける必要がある．しかし，水溶性食物繊維を多く含み，便の有形に効果があるため適量は摂取する．

魚介類：消化管の炎症抑制に効果があるn−3系脂肪酸を摂取するために，脂質の多い魚を摂取する．ただし，脂質の指示量を超えないようにする．肉類よりも魚類を多く摂取する．

肉類，卵類：脂質量が多くならないように並量を超えないようにする．肉類は脂質の少ない種類や部位を選ぶ．

豆類：豆腐などは消化も良く，たんぱく質を多く含むが，脂質も多いので，過度の摂取は控える．

乳類：乳糖不耐症や下痢を誘発する場合は摂取を控える．それ以外の場合は，脂質量を考えて摂取する．腸内細菌叢を整えるプロバイオティクスとして乳酸菌飲料やヨーグルトを適量摂取するのも良い．

油脂類：寛解期であっても，大量の揚げ物など摂り過ぎないようにする．料理に少しずつ使用する程度で抑える．

野菜類：便の状態を整えるために，不溶性食物繊維と水溶性食物繊維を適量（300〜400 g）摂取する．偏った摂取ではなく，3食すべてに適量摂取できるように心がける．

藻類，きのこ類：便の状態に問題がなければ，献立の中に加える．難消化性なので下痢のときなどは控える．

E. 食品構成に基づいた献立例

	料理名・食品番号・食品名	可食部（g）	エネルギー（kcal）	たんぱく質（g）	脂質（g）	食物繊維（g）
朝	ごはん					
	01088　精白米　うるち米	250	390	5.0	0.5	3.8
	高野豆腐の卵とじ					
	04087　凍り豆腐　水煮	(10→)43	45	4.6	2.9	0.2
	06214　にんじん	10	3	0.1	0	0.2
	12004　鶏卵	50	71	5.7	4.7	0
	17021　かつお・昆布だし	30	1	0.1	0	0
	16001　清酒　普通酒	1	1	0	0	0
	16025　みりん	2	5	0.0	0	0
	17007　こいくちしょうゆ	4	3	0.2	0	Tr
	06278　糸みつば	5	1	0.0	0	0.1
	はくさいのごま和え					
	06234　はくさい　ゆで	(70→)50	7	0.4	Tr	0.7
	05017　ごま　乾	2	12	0.4	1.1	0.2
	17007　こいくちしょうゆ	4	3	0.2	0	Tr

	料理名・食品番号・食品名	可食部（g）	エネルギー（kcal）	たんぱく質（g）	脂質（g）	食物繊維（g）
朝	**かぼちゃのみそ汁**					
	06048　西洋かぼちゃ	40	31	0.5	0.1	1.4
	06153　たまねぎ	20	7	0.1	Tr	0.3
	17021　かつお・昆布だし	150	3	0.3	0	0
	17045　米みそ　淡色辛みそ	12	22	1.3	0.7	0.6
	06228　こねぎ	3	1	0.0	0.0	0.1
	果物					
	07148　りんご	80	42	0.1	Tr	1.1
昼（弁当）	**ごはん**					
	01088　精白米　うるち米	250	390	5.0	0.5	3.8
	鶏肉ソテー					
	11220　にわとり　むね　皮なし	60	63	11.5	1.0	0
	08039　しいたけ	15	4	0.3	0.0	0.7
	14001　オリーブ油	3	27	0	3.0	0
	17012　食塩	0.5	0	0	0	0
	17065　こしょう　混合	少々	0	0	0	0
	ゆでウインナーとゆで野菜					
	11186　ウインナーソーセージ	20	64	2.1	5.9	0
	06215　にんじん　ゆで	(20→)17	5	0.1	0.0	0.5
	06055　カリフラワー　ゆで	20	5	0.4	0.0	0.6
	17012　食塩	0.3	0	0	0	0
	ほうれんそうとツナの和え物					
	06268　ほうれんそう　ゆで	(50→)35	8	0.7	0.1	1.3
	10260　まぐろ　缶詰　水煮　フレーク　ライト	20	14	2.6	0.1	0
	14002　ごま油	1	9	0	1.0	0
	17012　食塩	0.4	0	0	0	0
	17007　こいくちしょうゆ	3	2	0.2	0	Tr
	ヨーグルト					
	13025　ヨーグルト　全脂無糖	100	56	3.3	2.8	0
夕	**ごはん**					
	01088　精白米　うるち米	250	390	5.0	0.5	3.8
	さけのワイン蒸し					
	10134　しろさけ	80	99	15.1	3.0	0
	08016　ぶなしめじ	20	5	0.3	0.0	0.6
	06153　たまねぎ	10	3	0.1	Tr	0.2
	06214　にんじん	5	2	0.0	0.0	0.1
	06010　さやいんげん	5	1	0.1	0.0	0.1
	16010　ぶどう酒　白	10	8	0	0	0
	17012　食塩	0.8	0	0	0	0
	17065　こしょう　混合	少々	0	0	0	0
	グリーンサラダ					
	06264　ブロッコリー　ゆで	(20→)22	7	0.6	0.0	0.9
	06008　グリーンアスパラ　ゆで	(20→)19	5	0.3	0.0	0.4
	06312　レタス	15	2	0.1	Tr	0.2
	17039　和風ドレッシングタイプ調味料　ノンオイルタイプ	10	8	0.3	0.0	0.1
	カレースープ					
	01064　マカロニ・スパゲッティ　ゆで	(10→)22	33	1.2	0.2	0.7
	10376　かに風味かまぼこ	20	18	2.3	0.1	0
	06021　さやえんどう　ゆで	(5→)5	2	0.1	0.0	0.2
	水	150				
	17027　固形ブイヨン	2	5	0.2	0.1	0.0
	17012　食塩	0.5	0	0	0	0
	17061　カレー粉	少々	0	0	0	0
	果物					
	07134　メロン	50	20	0.4	0.1	0.3
	合計		1,903	71.3	28.4	23.2

3.8.2 クローン病患者の栄養管理

A. 症例1

患者氏名	T. N.	生年月日	20XX年8月27日 （17歳）	性別	男性	家族構成・家族歴
職業	学生（高校2年生）					
主訴	下痢，腹痛，肛門痛，発熱（38.0℃）					
主病名	クローン病（大腸型）軽症					
既往歴	食物アレルギー（えび，そば）					
薬剤の服用	メサラジン，ラクトミン製剤，成分栄養剤（エレンタール® 1包）					

家族構成・家族歴：
□男，○女，■男本人，黒ぬりは死亡
□は同居を表す

臨床所見 （空腹時）	**身長** 169 cm，**体重** 55 kg， **血圧** 100/65 mmHg，**脈拍** 60/分	【入院時の状態】 **TP** 7.0 g/dL，**Alb** 3.6 g/dL，**Hb** 11.8 g/dL，**Ht** 36%，**RBC** 4.1 × 10^6/μL， **WBC** 8.1 × 10^3/μL，**CRP** 1.8 mg/dL，**Plt** 40.0 × 10^4/μL，**腹痛**（＋）， **便回数** 6回以上/日（水様便，粘血便） **IOIBDスコア** 腹痛：**あり**　　　　1日6回以上の下痢あるいは粘血便：**あり** 肛門部病変：**あり**　　瘻孔：**なし**　　その他の合併症：**なし** 腹部腫瘤：**なし**　　体重減少：**あり**　　38℃以上の発熱：**あり** 腹部圧痛：**なし**　　10 g/dL以下の血色素：**なし**　　　　　合計5点
現病歴と経緯	高校受験のため，中学3年生のときから塾通いが始まり，塾の授業の前に毎日ハンバーガーと炭酸飲料を買って食べていた．高校入学2週間後に腹痛と下痢，発熱で入院し，精査の結果，クローン病（大腸型）軽症と診断された．メサラジンと成分栄養剤（エレンタール®）が処方されたが，在宅療養で症状が落ち着いてくると，通院しなくなり，成分栄養剤も止めてしまった．高校2年生になって，進路のことや成績のことなど悩むことが多くなり，2か月前から腹痛と下痢がみられるようになった．その症状は治まることなく，このたび，頻回の下痢，腹痛，肛門痛を訴えて入院となった．入院直後は絶食で末梢静脈栄養より栄養補給を開始し，薬物による治療が開始された．すぐに炎症は治まったので，成分栄養剤による経口栄養を開始し，少しずつ食事（低残渣低脂肪食）の量が増えるのに従い，成分栄養剤1包まで減らすことができた．CRP 0.4 mg/dLになったので退院となった．	
食事摂取状況と 生活スタイル	中学生のころはジャンクフードが好きであったが，病気を発症してからは，ハンバーガーが原因だと自分で思っているため，母親の作る料理を食べていた．ときどき，友達とハンバーガーショップに立ち寄っていた．高校生になって，ますます神経質になり，学生生活など細かいことまでクヨクヨすることが多くなった．食事を摂ることが病態によくないと考えており，調子が悪くなりそうと感じると欠食し，1日何も食べないこともある．そのため体重の増減を繰り返していた．特に入院直前は1週間で2 kg減った．その頃の摂取量は，朝は欠食，昼・夕はそれぞれ500 kcal程度であった．	

B. 症例の栄養評価（入院時）

a. 典型的なことがらおよび特徴的な症状

①頻回の下痢，②腹痛，③発熱，④体重減少，⑤寛解期と活動期を繰り返す，⑥若年

b. 臨床検査値などの評価

◎**栄養素等摂取状況**：入院前の摂取量は約1,000 kcal/日であり，炎症時の必要量2,200 kcalからみると1,200 kcal不足している．同様に他の栄養素も不足していると推測される．◎**体重55 kg**：BMI 19.3 kg/m^2 で，やせ気味．過去1週間の体重減少率3.5%であり，栄養状態は悪いと考えられる．普段の食生活に体重減少の原因があり，さらに症状の悪化と重なって減少した．少なくとも入院直前の57 kgで維持することが望ましい．◎**血圧100/65 mmHg，脈拍60/分**：正常範囲であるが炎症が激しい場合は頻脈に注意す

る．◎ TP 7.0 g/dL, Alb 3.6 g/dL：総たんぱく質とアルブミンが低下しているため栄養状態は悪いと考えられる．十分な栄養補給が必要である．◎ Hb 11.8 g/dL, Ht 36%, RBC 4.1 × 10^6/μL：いずれも低値を示しており貧血が考えられる．血便による出血と低栄養が原因と考えられる．◎ WBC 8.1 × 10^3/μL：感染はないと考えられる．◎ CRP 1.8 mg/dL：炎症反応があるが，軽度と判断できる．この値がほぼゼロに近づけば寛解期と判断できる．現在は 0.4 mg/dL まで低下し，腹痛と下痢もないことから，寛解期に向かっていると考えてよい．◎ Plt 40.0 × 10^4/μL：正常範囲上限である．消化管の出血による反応性増加と考えられる．◎ IOIBD スコア 5 点：2 点以上が活動期と判断されるので，本症例は活動期である（退院前は腹痛，下痢，発熱が見られなくなり，0 点であるので寛解期と判断できる）．

c. 栄養診断

【該当する栄養診断コード】NI-2.1 経口摂取量不足，NI-5.1 栄養素必要量の増大，NI-5.2 栄養失調，NI-5.3 たんぱく質・エネルギー摂取量不足，NC-1.4 消化機能異常，NC-2.2 栄養関連の検査値異常，NC-3.1 低体重，NB-1.3 食事・ライフスタイル改善への心理的準備不足

【PES 報告】体重の増加や極端な減少，欠食の頻度が多く，低アルブミン血症をきたしていることから，クローン病の病態には食べないほうがよいと考えて適切な食事摂取を行っていないことを原因とする，経口摂取量不足である．

C. 食事内容の設定

a. 栄養量の設定

(1) 標準体重：1.69 m × 1.69 m × 22 kg/m^2 = 62.8 kg

(2) エネルギー：30 ～ 35 kcal/kg 標準体重× 62.8 kg = 1,884 ～ 2,198 kcal

　栄養状態の改善を図るために，高エネルギーが必要であり，これまでの経口摂取量なども考えて，2,100 kcal とする．エレンタール 1 包（300 kcal）は処方されているので，食事は 1,800 kcal とする．

(3) たんぱく質：1.0 ～ 1.5 g/kg 標準体重× 62.8 kg = 62.8 ～ 94.2 g

　栄養状態の改善を図るために，高たんぱく質が必要であり，90 g として様子をみる．エレンタール 1 包（14 g）は処方されているので，食事は 75 g とする．

(4) 脂質：寛解期で状態がよくてもエネルギー比率 20％以下程度にする．

(5) 食物繊維：炎症や狭窄がなければ厳しい制限はせず，野菜類を並量の 300 g 程度摂取する．ただし，特に硬い食材（レンコン，たけのこ，ごぼうなど）や，海藻類，きのこ類などは控えるほうがよい．

(6) ビタミンおよびミネラル：特に欠乏症がなければ食事摂取基準に準じる．

b. 食生活の指示

　炎症が治まり寛解期になったので，これまでの食生活を改善して適正な食事を摂取できるようにする．すなわち，欠食を避け，脂質を控えたバランスの良い食事を摂る．脂肪の多い食品，油脂類を減らし，また炎症を悪化させる n-6 系脂肪酸や飽和脂肪酸を控え，炎症を抑える n-3 系脂肪酸を含む食品を積極的に摂取するようにする．また，ヨーグルトをプラスして腸内細菌叢の改善・維持を心掛ける．万が一，腹痛や下痢などがあらわれたら，成分栄養剤の量を増やし，その分の食事量を少なくする．

D. 食品構成の作成

食品構成表

食品群（代表的な食品）	使用量（g）	エネルギー（kcal）	たんぱく質（g）	脂質（g）
穀類（ごはん）	600	936	12.0	1.2
いも類（じゃがいも）	50	30	0.7	Tr
果実類（バナナ）	50	47	0.4	0.1
（果汁ジュース）	200	108	0.6	0.2
魚介類（かれい）	120	107	21.4	1.2
肉類（にわとりもも皮なし）	60	68	9.8	2.6
卵類（鶏卵）	50	71	5.7	4.7
豆類（木綿豆腐）	100	73	6.7	4.5
乳類（ヨーグルト）	100	56	3.3	2.8
油脂類（調合油）	5	44	0	4.9
野菜類（にんじん）	100	30	0.6	0.1
（だいこん）	200	30	0.6	Tr
藻類，きのこ類				
砂糖（上白糖）	10	39	0	0
みそ（淡色辛みそ）	12	22	1.3	0.7
菓子類（ビスケット）	20	84	1.3	1.8
合計		1,745	64.4	24.8

　食品選択では，脂質の多いもの，不溶性食物繊維が多く難消化性の野菜類，刺激の強いもの，かたいものなどは量と頻度を減らす．寛解期はバランスよく食べることが大切であるが，再燃期（活動期）は下記のような食品は控えるようにする.

【活動期に控えたほうがよい食品】

穀類：クロワッサン，デニッシュパン，ドーナツ，調理パン，玄米，五穀米，とうもろこしなど

いも類：こんにゃく

果実類：かたい干果物など

魚介類：脂質の多いうなぎ，油漬缶詰，小骨の多い魚，難消化性のたこ，いか，えび，貝など

肉類：脂質の多いばら肉，ロース肉，ベーコン，ソーセージなど

豆類：不溶性食物繊維が多いおから，そら豆などの豆類の皮

乳類：脂質の多い生クリーム，フレッシュチーズなど

油脂類：寛解期であっても，大量の揚げ物などを摂り過ぎないようにする．料理に少しずつ使用する程度で抑える.

野菜類，藻類，きのこ類：難消化性のたけのこ，れんこん，にら，セロリなど．消化できない海藻類ときのこ類

調味料：唐辛子，カレー粉，こしょうなどの刺激物

菓子類：クリームやチョコレートなど脂質が多い菓子類

E. 食品構成に基づいた献立例

	料理名・食品番号・食品名	可食部（g）	エネルギー（kcal）	たんぱく質（g）	脂質（g）
	ごはん				
	01088　精白米　うるち米	200	312	4.0	0.4
	ポーチドエッグ				
朝	12004　鶏卵	50	71	5.7	4.7
	06182　トマト　皮むき	20	4	0.1	0
	06011　さやいんげん　ゆで	(15→)14	3	0.2	0
	17039　和風ドレッシングタイプ調味料　ノンオイルタイプ	10	8	0	0

料理名・食品番号・食品名	可食部（g）	エネルギー（kcal）	たんぱく質（g）	脂質（g）
炒り豆腐				
04032　木綿豆腐	50	37	3.4	2.3
06134　だいこん	30	5	0.1	Tr
06214　にんじん	15	5	0.1	0.0
14002　ごま油	1	9	0	1
17021　かつお・昆布だし	適量			
17054　みりん	2	5	0	0
17007　こいくちしょうゆ	5	4	0.3	0
里芋のみそ汁				
02010　さといも	30	16	0.4	0.0
06226　白ねぎ	20	7	0.2	Tr
17021　かつお・昆布だし	120	2	0.2	Tr
17045　米みそ　淡色辛みそ	10	18	1.1	0.6
ごはん				
01088　精白米　うるち米	200	312	4.0	0.4
鶏のくずたたき（大根おろし）				
11216　にわとり　もも　皮なし	60	77	11.1	2.5
16023　合成清酒	2	2	0	0
17012　食塩	0.3	0	0	0
02034　じゃがいもでん粉	5	17	0	0
06367　だいこん　おろし	(35→)6	2	0.0	0.0
06095　大葉	1	0	0	Tr
17015　穀物酢	8	3	0	0
17007　こいくちしょうゆ	8	6	0.5	0
17054　みりん	1	2	0	0
ツナとかぶの洋風煮				
06038　かぶ	60	11	0.3	0.1
10263　（まぐろ類）缶詰　油漬　フレーク　ライト	20	53	2.9	4.3
17027　固形ブイヨン	1.5	3	0.1	0.1
17012　食塩	0.3	0	0	0
水	適量			
17078　パセリ　乾	0.1	0	0	0
手まり麩のお吸い物				
01065　生ふ	3	5	0.4	0
17021　かつお・昆布だし	120	2	0.2	Tr
16023　合成清酒	2	2	0	0
17007　こいくちしょうゆ	5	4	0.3	0
17012　食塩	0.4	0	0	0
06274　切りみつば	2	0	0	0
15097　ハードビスケット	10	42	0.6	0.9
07118　グレープジュース	200	108	0.6	0.2
ごはん				
01088　精白米　うるち米	200	312	4.0	0.4
まぐろの鍋風煮				
10252　きはだ	100	102	20.6	0.6
04032　木綿豆腐	50	37	3.4	2.3
06233　はくさい	30	4	0.2	Tr
06214　にんじん	5	2	0	0
17021　かつお・昆布だし	100	2	0.2	Tr
16023　合成清酒	2	2	0	0
17054　みりん	1	2	0	0
17008　うすくちしょうゆ	10	6	0.5	0
キャベツと三つ葉のおかか和え				
06062　キャベツ　ゆで	(50→)45	9	0.3	0.0
06279　糸みつば　ゆで	(5→)4	1	0.0	0
10091　かつお節	0.1	0	0.1	0
17007　こいくちしょうゆ	5	4	0.3	0
春雨スープ				
02062　普通はるさめ　ゆで	(5→)21	16	0	Tr
06153　たまねぎ	10	3	0.1	Tr
水	120			
17093　顆粒中華だし	2	4	0.2	0
17012　食塩	0.2	0	0	0
17007　こいくちしょうゆ	2	2	0.1	0
06228　こねぎ	2	1	0	0.0

朝・昼・間食・夕

	料理名・食品番号・食品名	可食部（g）	エネルギー(kcal)	たんぱく質（g）	脂質（g）
夕	ヨーグルト				
	13026　ヨーグルト　脱脂加糖	100	65	4.0	0.2
	果物				
	07148　りんご	50	27	0.1	Tr
	合計		1,758	70.9	21.0

F. 症例 2（課題症例）

症例 2 の栄養管理計画を作成し，その指示を満たした献立をたてる．また栄養食事指導の内容も検討する．

患者氏名	T. T.	生年月日	19XX 年 1 月 31 日（22 歳）	性別	女性	家族構成・家族歴
職業	学生（大学 4 年生）					
主訴	下痢，腹痛，肛門痛，発熱（38.0℃）					
主病名	クローン病（小腸大腸型）					
既往歴	肛門部難治性痔瘻，狭窄					
薬剤の服用	メサラジン，インフリキシマブ，抗ヒト TNF-α モノクローナル抗体製剤，成分栄養剤（エレンタール® 3 包）					大学生一人暮らし 家族は両親（父 60 歳　母 55 歳）と妹 2 人（20 歳，17 歳）

臨床所見 （空腹時）	**身長** 165 cm，**体重** 51 kg， **血圧** 115/85 mmHg，**脈拍** 63/分	【入院時の状態】 **TP** 5.5 g/dL，**Alb** 3.1 g/dL，**Hb** 9.1 g/dL，**Ht** 31%，**RBC** $3.2 \times 10^6/\mu L$， **WBC** $8.5 \times 10^3/\mu L$，**CRP** 15.8 mg/dL，**Plt** $55.0 \times 10^4/\mu L$，**腹痛**（＋）， **便回数** 10 回程度/日（粘血便） **IOIBD スコア** 　腹痛：**あり**　　　　　　1 日 6 回以上の下痢あるいは粘血便：**あり** 　肛門部病変：**あり**　　瘻孔：**なし**　　その他の合併症：**あり** 　腹部腫瘤：**なし**　　体重減少：**あり**　　38℃以上の発熱：**あり** 　腹部圧痛：**あり**　　10 g/dL 以下の血色素：**あり**　　　　　　合計 8 点

現病歴と経緯	高校 1 年生のときに腹痛と下痢が続くために検査を行ったところクローン病と診断された．2 か月の入院中の薬物療法で症状が治まり，栄養食事指導を受けて退院した．寛解期はとても快調で，普通の食事をしても下痢や腹痛はないが，毎年 12 月になると下痢と腹痛が現れて入院していた．本年も 11 月下旬（2 週間前）ごろから症状が現れ，これまでにないくらいの腹痛と血便を繰り返し，救急車で運ばれて入院となった．絶食・中心静脈栄養による栄養補給を行いながら，メサラジンより薬物療法を開始された．炎症が治まった後，成分栄養剤による経口栄養に変更され，インフリキシマブによる治療も始まった．その後，少しずつ食事摂取を試してみるように指示があり，順調に食事量を増やすことができている．現在はエレンタール 3 包と低残渣低脂肪食で栄養補給しており，下痢と腹痛はかなり改善され，CRP は 1.4 mg/dL まで下がってきた．
食事摂取状況と生活スタイル	最初の退院後は栄養食事指導の内容を忠実に守っていたが，調子がよくなるにつれ，家族と同じ食事に近くなってきた．もともと，アイスクリームや洋菓子，チョコレート，果物など甘いものが大好きであった．また，中学のころより暑い夏になると食が細くなって体重が落ち，秋になると食欲が旺盛になり体重が増えるというパターンを繰り返している．菓子類と果物が多くなってくると体調が悪くなるが，本人は気づいておらず，別に原因があると思っている．このたびは，今までにないくらい症状が悪かったので，退院後は食事療法をしっかり取り組むつもりである．患者への聞き取り調査から，普段（ただし，寛解期）のエネルギー摂取量は 1,800 ～ 2,100 kcal 程度．

3.9 脂肪肝患者の栄養管理

A. 症例1

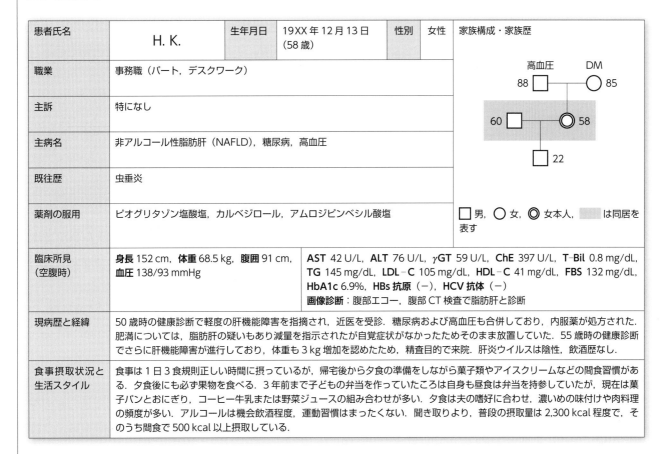

患者氏名	H. K.	生年月日	19XX年12月13日 (58歳)	性別	女性	家族構成・家族歴
職業	事務職（パート，デスクワーク）					
主訴	特になし					
主病名	非アルコール性脂肪肝（NAFLD），糖尿病，高血圧					
既往歴	虫垂炎					
薬剤の服用	ピオグリタゾン塩酸塩，カルベジロール，アムロジピンベシル酸塩					
臨床所見 （空腹時）	**身長** 152 cm，**体重** 68.5 kg，**腹囲** 91 cm，**血圧** 138/93 mmHg	**AST** 42 U/L，**ALT** 76 U/L，γ**GT** 59 U/L，**ChE** 397 U/L，**T−Bil** 0.8 mg/dL，**TG** 145 mg/dL，**LDL−C** 105 mg/dL，**HDL−C** 41 mg/dL，**FBS** 132 mg/dL，**HbA1c** 6.9%，**HBs抗原**（−），**HCV抗体**（−） **画像診断**：腹部エコー，腹部CT検査で脂肪肝と診断				
現病歴と経緯	50歳時の健康診断で軽度の肝機能障害を指摘され，近医を受診．糖尿病および高血圧も合併しており，内服薬が処方された．肥満については，脂肪肝の疑いもあり減量を指示されたが自覚症状がなかったためそのまま放置していた．55歳時の健康診断でさらに肝機能障害が進行しており，体重も3 kg増加を認めたため，精査目的で来院．肝炎ウイルスは陰性，飲酒歴なし．					
食事摂取状況と 生活スタイル	食事は1日3食規則正しい時間に摂っているが，帰宅後から夕食の準備をしながら菓子類やアイスクリームなどの間食習慣がある．夕食後にも必ず果物を食べる．3年前まで子どもの弁当を作っていたころは自身も昼食は弁当を持参していたが，現在は菓子パンとおにぎり，コーヒー牛乳または野菜ジュースの組み合わせが多い．夕食は夫の嗜好に合わせ，濃いめの味付けや肉料理の頻度が多い．アルコールは機会飲酒程度，運動習慣はまったくない．聞き取りより，普段の摂取量は2,300 kcal程度で，そのうち間食で500 kcal以上摂取している．					

B. 症例の栄養評価

a. 典型的なことがらおよび特徴的な症状

①肥満，②食事と間食からのエネルギー摂取過剰，③運動不足

b. 臨床検査値などの評価

◎**栄養素等摂取状況**：58歳女性のエネルギー必要量を1,650 kcalとすると，現在の摂取量2,300 kcalは約500 kcal過剰であり，ちょうど間食量に相当する．◎**体重68.5 kg，BMI 29.6 kg/m²**：肥満（2度），◎**腹囲91 cm，血圧138/93 mmHg，FBS 132 mg/dL，HbA1c 6.9%**：高血圧，糖尿病などの生活習慣病を合併しており，メタボリックシンドロームの肝病変である．◎**AST 42 U/L，ALT 76 U/L，γGT 59 U/L**：AST，ALT，γGTの軽度上昇を認め，過栄養性脂肪肝では，ALT優位（ALT＞AST）であることが多い．◎**ChE 397 U/L**：基準範囲上限である．肝障害で肝機能が低下するとChEは低下するが，脂肪肝では上昇することが特徴である．改善とともに低下すると考えられる．◎**T−Bil 0.8 mg/dL**：基準範囲内．◎**TG 145 mg/dL，LDL−C 105 mg/dL，HDL−C 41 mg/dL**：基準範囲内．TGは上限であるが，食事療法によって低下すると考えられる．◎**飲酒歴なし，HBs抗原（−），HCV抗体（−）**：飲酒歴（エタノール換算で男性30 g/日，女性20 g/日以上）がなく，血液検査でウイルス性肝炎は否定され，NAFLD（nonalcoholic fatty liver disease：非アルコール性脂肪性肝疾患）と診断された.

c　栄養診断：候補コードと選択した（下線）コード

【該当する栄養診断コード】NI-1.3 <u>エネルギー摂取量過剰</u>，NI-2.2 経口摂取量過剰，NI-5.8.2 炭水化物摂取量過剰，NC-2.2 栄養関連の検査値異常，NC-3.3 過体重・肥満，NB-1.1 食物・栄養関連の知識不足，NB-1.3　食生活・ライフスタイルの改善への心的準備不足

【PES 報告】BMI 30 kg/m²，FBS と HbA1c の上昇，肝酵素の上昇がみられることから，エネルギー摂取にかかわる食物・栄養関連の知識不足からくる間食量の増加を原因とする，エネルギー摂取量過剰である.

C. 食事内容の設定

a. 栄養量の設定

(1) 標準体重：1.52 m × 1.52 m × 22 kg/m² = 50.8 kg

(2) エネルギー：25 ～ 30 kcal/kg 標準体重× 50.8 kg = 1,270 ～ 1,524 kcal

　現在の推定エネルギー摂取量を考慮し，減量目的のため <u>1,400 kcal</u>（28 kcal/kg 標準体重）で設定する.

(3) たんぱく質：1.0 ～ 1.5 g/kg 標準体重× 50.8 kg = 50.8 ～ 76.2 g　<u>60 g</u> を目安にする.

(4) 脂質：エネルギー比率 20 ～ 25% = 31 ～ 39 g　血中脂質が基準値内であることと，炭水化物のエネルギー比率を抑えるため <u>35 g</u> を目安に設定する. 飽和脂肪酸の摂取を控え，多価不飽和脂肪酸を多く含む植物油や魚類の摂取頻度を増やす.

(5) 炭水化物：エネルギー比率で <u>60%</u>（210 g）を上回らないようにし，単糖類や二糖類を多く含む飲料や菓子，果物などの摂取を控える.

(6) 食塩：高血圧を合併しているため <u>6 g 未満</u>に制限する.

b. 食生活の指示

　問診により食生活習慣から問題点を明らかにする. 肥満とともに糖尿病も合併しているので，その原因を排除し，体重コントロールを行う. 昼食は社員食堂の利用もしくは弁当を持参する. 帰宅後の間食は，夕食後に食べていた果物に変更する. まずは，1 か月に 2 kg 程度の体重減少を目標とする. 体重（体脂肪）を1 kg 減らすためには，約 7,000 kcal 消費しなければならないため，2 kg 体重減少するためには，1 日に約− 500 kcal となる. 食事によるエネルギー制限に加えて，ウォーキング（早足で汗ばむ程度）などの有酸素運動を毎日 30 分程度継続して行う.

　肝生検で NASH（非アルコール性脂肪性肝炎）と診断された場合は，必要に応じて鉄制限食（6 mg/日以下）が有効である.

D. 食品構成の作成

食品構成表

食品群（代表的な食品）	使用量（g）	エネルギー（kcal）	たんぱく質（g）	脂質（g）	炭水化物（g）
穀類（ごはん）	360	562	7.2	0.7	124.6
いも類（じゃがいも）	50	30	0.7	Tr	4.3
果実類（バナナ）	100	93	0.7	0.1	21.1
魚介類（あじ）	60	67	10.1	2.1	2.0
肉類（ぶたロース皮下脂身なし）	60	114	11.0	6.8	2.2
卵類（鶏卵）	50	71	5.7	4.7	1.7
豆類（木綿豆腐）	100	73	6.7	4.5	0.8
乳類（牛乳）	200	122	6.0	7.0	8.8
油脂類（調合油）	10	89	0.0	9.7	0.3

食品群（代表的な食品）	使用量（g）	エネルギー（kcal）	たんぱく質（g）	脂質（g）	炭水化物（g）
野菜類（にんじん）	100	30	0.6	0.1	5.7
（だいこん）	200	30	0.6	Tr	5.6
藻類，きのこ類	適量				
砂糖（上白糖）	10	39	0.0	0	9.9
みそ（淡色辛みそ）	12	22	1.3	0.7	2.2
合計		1,342	50.6	36.4	189.2

穀類，いも類：糖質の摂取量がエネルギー比率60%を上回らないようにする.

果実類：果物の過剰摂取は肥満や糖尿病がある場合には注意する.

魚介類，肉類：動脈硬化予防となるn−3系多価不飽和脂肪酸を摂取するために，肉類よりも魚介類の摂取頻度を多くする.

豆類：食物繊維が多く，良質なたんぱく質を含むため積極的に使用する.

乳類：牛乳は乳脂肪が多いため，脂質量が多くなる場合には低脂肪牛乳を使用する.

油脂類：飽和脂肪酸の多いバターやラードなどの動物性油脂の摂取を抑え，不飽和脂肪酸を多く含むオリーブ油やサラダ油を使用する.

野菜類：カリウム，マグネシウムの摂取は血圧低下作用がある. また，食物繊維や抗酸化物質の供給源として十分に摂取する.

藻類，きのこ類：食物繊維が豊富であり，便秘の改善，糖質やコレステロールの吸収を緩やかにする働きがある. 見た目のボリュームがあり，低エネルギーで満足感が得られる.

E. 食品構成に基づいた献立表

	料理名・食品番号・食品名	可食部（g）	エネルギー（kcal）	たんぱく質（g）	脂質（g）	炭水化物（g）	食塩相当量（g）
朝	ごはん						
	01088 精白米 うるち米	120	187	2.4	0.2	41.5	0
	卵焼きの大根おろし添え						
	12004 鶏卵	50	71	5.7	4.7	1.7	0.2
	17019 かつおだし 荒節	10	0	0	Tr	0	0
	16025 みりん	2	5	0	Tr	0.9	0
	17007 こいくちしょうゆ	3	2	0.2	0	0.3	0.4
	14006 調合油	3	27	0	2.9	0.1	0
	06367 だいこん おろし	(40→)7	2	0.0	0.0	0.2	0.0
	温野菜サラダ						
	06264 ブロッコリー ゆで	(30→)33	10	0.9	0.1	0.8	Tr
	06055 カリフラワー ゆで	(30→)30	8	0.6	0.0	0.9	0
	17118 マヨネーズタイプ調味料 低カロリータイプ	5	13	0.1	1.3	0.1	0.2
	果物						
	07107 バナナ	100	93	0.7	0.1	21.1	0
	牛乳						
	13003 普通牛乳	200	122	6.0	7.0	8.8	0.2
昼	ごはん						
	01088 精白米 うるち米	120	187	2.4	0.2	41.5	0
	豚肉生姜焼き						
	11150 ぶた ロース 皮下脂肪なし	60	122	10.7	7.9	2.1	0.1
	06103 しょうが	0.5	0	0	0	0	0
	14006 調合油	3	27	0	2.9	0.1	0
	17007 こいくちしょうゆ	3	2	0.2	0	0.3	0.4
	17138 料理酒	2	2	0	Tr	0.1	0
	16025 みりん	5	12	0	Tr	2.2	0
	付け合わせ						
	02019 じゃがいも 水煮	(50→)49	35	0.7	Tr	7.2	0
	06011 さやいんげん ゆで	(40→)38	10	0.5	0.1	1.2	0

料理名・食品番号・食品名		可食部 (g)	エネルギー (kcal)	たんぱく質 (g)	脂質 (g)	炭水化物 (g)	食塩相当量 (g)
昼	17012　食塩	0.2	0	0	0	0	0.2
	サラダ						
	06061　キャベツ	30	6	0.3	0	1.1	0
	06182　赤色トマト	30	6	0.2	0	1.1	0
	06065　きゅうり	20	3	0.1	Tr	0.4	0
	06009　アスパラガス　水煮缶詰	15	4	0.2	0	0.5	0.1
	06315　サニーレタス	5	1	0	0	0.1	0
	17039　和風ドレッシングタイプ調味料　ノンオイルタイプ	10	8	0.3	0	1.7	0.7
	冷奴						
	04032　木綿豆腐	50	37	3.4	2.3	0.4	0
	06227　葉ねぎ	5	1	0.1	0	0.2	0
	10092　削り節	0.5	2	0.3	0	0.1	0
	17110　ぽん酢しょうゆ	3	1	0.1	0	0.2	0.2
夕	**ごはん**						
	01088　精白米　うるち米	120	187	2.4	0.2	41.5	0
	あじの塩焼き						
	10005　まあじ　皮つき　焼き	(60→)43	68	9.2	2.2	2.7	0.2
	17012　食塩	2	0	0	0	0	2.0
	07155　レモン	5	2	0	0	0.3	0
	お浸し						
	06267　ほうれんそう　ゆで	(80→)56	13	1.2	0.2	0.7	0
	10092　削り節	1	3	0.6	0	0.1	0
	17007　こいくちしょうゆ	3	2	0.2	0	0.3	0.4
	紅白煮						
	06134　だいこん	80	12	0.2	Tr	2.2	0
	06214　にんじん	20	6	0.1	0	1.1	0
	17007　こいくちしょうゆ	5	4	0.3	0	0.4	0.7
	16025　みりん	3	7	0	Tr	1.3	0
合計			1,310	50.3	32.3	187.5	6.0

F. 症例 2（課題症例）

症例 2 の栄養管理計画を作成し, その指示を満たした献立をたてる. また栄養食事指導の内容も検討する.

患者氏名	Y. Y.	生年月日	19XX 年 12 月 13 日 （46 歳）	性別	男性	家族構成・家族歴
職業	事務職（内勤, デスクワーク）					
主訴	倦怠感					
主病名	アルコール性脂肪肝					
既往歴	特になし					
薬剤の服用	特になし					妻 48 歳, 娘 17 歳（高校 2 年生）, 父 76 歳：肝硬変の 4 人暮らし
臨床所見 （空腹時）	**身長** 170 cm, **体重** 82.0 kg, **%AC** 106%, **%TSF** 127%, **%AMC** 75%, **血圧** 127/85 mmHg		**Alb** 4.0 g/dL, **AST** 92 U/L, **ALT** 78 U/L, γ**GT** 104 U/L, **ChE** 118 U/L, **T-Bil** 0.8 mg/dL, **TG** 210 mg/dL, **LDL-C** 153 mg/dL, **HDL-C** 37 mg/dL **HbA1c** 5.9%, **HBs 抗原**（−）, **HCV 抗体**（−）, **画像診断**：腹部 CT 検査で脂肪肝と診断			
現病歴と経緯	10 年ほど前から徐々に体重増加を認めた. 昨年, 人間ドックで軽度の肝機能障害を指摘され病院を受診するように勧められたが, 自覚症状なく仕事も忙しかったため放置していた. 今年の社内健診で肝機能の数値がさらに悪化しており, 1 か月ほど前から倦怠感も続いていたため心配になり精査目的で来院した.					
食事摂取状況と 生活スタイル	朝食は, ごはん 1 杯, みそ汁, ハムエッグ, 漬物, 昼食は社員食堂で日替わり定食（ごはん大盛り, フライ物を選択）, 夕食は帰宅時間が 21 時過ぎと遅く, 晩酌（ビール 3 缶, 日本酒 1 合）しながらごはん 1 杯, 干物, 肉料理, 野菜炒めなどが多い. 外での飲酒機会も多く, その時は酔いつぶれるまで飲んでしまう. 仕事が忙しいことや倦怠感もあることから休日は自宅で 1 日中過ごすことが多く, 運動習慣はまったくない. 患者への聞き取りから, 普段のエネルギー摂取量は 2,200 〜 2,400 kcal 程度.					

3.10 | 肝硬変患者の栄養管理

A. 症例1

患者氏名	K. K.	生年月日	19XX年1月16日 (65歳)	性別	女性	家族構成・家族歴
職業	無職					
主訴	下腿浮腫，倦怠感，食欲不振，夜間こむら返り					
主病名	肝硬変（C型肝炎ウイルス感染）					
既往歴	輸血歴あり（30歳分娩時大量出血）					
薬剤の服用	肝不全用経腸栄養剤（アミノレバン® EN配合散2包），スピロノラクトン，ラクツロース，ウルソデオキシコール酸					

家族構成・家族歴（図）: 66 □ ── ◎ 65 ／ 41 ○ ， 35 □

□ 男，○ 女，◎ 女本人，■ は同居を表す

臨床所見 (空腹時)	**身長** 158 cm，**体重** 48 kg，**血圧** 125/79 mmHg，%AMC 91%	**RBC** 3.5 × 10⁶/μL, **Plt** 7.9 × 10⁴/μL, **TP** 6.5 g/dL, **Alb** 2.8 g/dL (A/G比 0.91), **プロトロンビン活性値 (INR)** 71%, **TC** 132 mg/dL, **ChE** 150 U/L, **AST** 86 U/L, **ALT** 65 U/L, **T-Bil** 2.2 mg/dL, **FBS** 89 mg/dL, **NH₃** 78 μg/dL, **フェリチン** 236 ng/mL, **AFP** 15 ng/mL, **腹水**（少量），**黄疸**（−），**肝性脳症**（−），**Child-Pugh 分類** グレードB

現病歴と経緯	56歳でC型肝炎ウイルス感染による慢性肝炎が判明．通院加療していたが，58歳で肝硬変と診断された．このたび，肝不全用経腸栄養剤（アミノレバン® EN配合散2包，うち1包眠前）を用いた就寝前エネルギー投与（LES）を導入することになり，自宅での食事療法について栄養食事指導の依頼があった．
食事摂取状況と生活スタイル	LES実施は今回が初めて．最近の1日あたりの推定摂取量はエネルギー1,700 kcal，たんぱく質60 g，脂質40 g，食塩8 gであり，食欲はあまりないが，努力して食べるようにしている．疲れやすく，1日中，家で過ごすことが多い．飲酒習慣はない．不定期に健康食品・サプリメントを摂取している．

B. 症例の栄養評価

a. 典型的なことがらおよび特徴的な症状

① C型肝炎ウイルスの持続感染による肝硬変，②非代償性肝硬変に特徴的な症状のうち，浮腫・腹水，倦怠感，食欲不振，こむら返りなどの症状が出現している．

b. 臨床検査値などの評価

◎**栄養素等摂取状況の評価**：本症例のエネルギー必要量を1,800 kcalとすると，およそのエネルギー摂取量は1,700 kcalであり，100 kcalの不足の状態である．たんぱく質必要量を70 gとすると，たんぱく質摂取量は60 gであり，10 gの不足の状態である．努力して食べるようにしていることで，顕著な不足状態ではないが，食欲低下による食事量の低下が認められる．肝不全用経腸栄養剤との併用による食事療法を導入するため，食事量（エネルギー摂取量，たんぱく質摂取量）の調整を行う．◎**身長158 cm，体重48 kg**：BMI 19.2 kg/m² となるが，体液貯留（浮腫・腹水）のため，参考値にとどめる．◎**%AMC 91%**：骨格筋量が低下している．◎ **RBC 3.5 × 10⁶/μL, Plt 7.9 × 10⁴/μL**：基準範囲以下．門脈圧亢進では脾臓の腫大がみられることが多く，それに伴い赤血球や血小板数の減少がみられることがある．◎ **TP 6.5 g/dL, Alb 2.8 g/dL，A/G比 0.91**：肝臓でのアルブミン合成が低下するため，低アルブミン血症になる．低アルブミ

ン血症は血漿膠質浸透圧を低下させ，浮腫・腹水の原因になる．炎症反応によって，γ-グロブリンが上昇するので，A/G 比は低下する．◎**プロトロンビン活性値（INR）71%**：肝での血液凝固因子の産生が低下している．◎**TC 132 mg/dL，ChE 150 U/L**：肝機能の低下が疑われる．◎**AST 86 U/L，ALT 65 U/L**：炎症による肝細胞傷害で基準値より高値になる．しかし，進展した肝硬変では，肝実質細胞数は減少し，ALT，AST は基準値に近い値を示すことがあるので，この値だけから肝機能障害の程度を判断するのは難しい．肝硬変に特徴的な AST ＞ ALT を呈している．◎**T-Bil 2.2 mg/dL，黄疸（－）**：高値．血清 T-Bil 値の上昇は胆汁排泄障害によって，黄疸の原因となる．T-Bil 値が 2.5 mg/dL 以上になると黄疸が認められる．本症例はまだ黄疸が認められないが，注意が必要である．◎**FBS 89 mg/dL**：肝硬変では，インスリン抵抗性を主因とする食後高血糖と，グリコーゲン貯蔵能減少による空腹時低血糖（特に早朝）を生じやすく，病態に影響を与える．本症例でも今後，耐糖能異常が出現する恐れがあり，引き続きインスリン抵抗性や耐糖能異常の評価が必要である．◎**NH₃ 78 µg/dL**：肝臓でのアンモニア処理能（尿素回路）の低下により，高値を示す．また，腸内細菌叢で産生されるアンモニアによる血中濃度上昇を防ぐためにラクツロースを服用しているが，高値であることから，食事中たんぱく質の制限により肝性脳症の発症を予防することが重要である．100 µg/dL 以上になると，肝性脳症を発症する可能性が高くなる．◎**フェリチン 236 ng/mL**：基準範囲以上であり，肝への鉄過剰蓄積を反映する．酸化ストレスを惹起し，病態進展に促進的に働くために，食事由来の鉄を制限することが望ましい．◎**AFP**：15 ng/mL：高値傾向にあり，肝細胞がん発がんリスクの上昇を反映している．PIVKA-Ⅱや画像診断とともに，肝細胞がんスクリーニングに用いられる．◎**Child-Pugh 分類 B**：かなり肝機能が低下していることからも肝性脳症の発症に注意する．

c. 栄養診断：候補コードと選択した（下線）コード

【該当する栄養診断コード】NI-5.3 たんぱく質・エネルギー摂取量不足，<u>**NC-2.1 栄養素代謝異常**</u>，NC-2.2 栄養関連の検査値異常

【PES 報告】低アルブミン血症，浮腫と腹水が認められ，アンモニア値が高値であることから．非代償性肝硬変による肝機能低下を原因とする，栄養素代謝異常である．

C. 食事内容の設定

a. 栄養量の設定

　食事の栄養量は，肝不全用経腸栄養剤（アミノレバン® EN 配合散：エネルギー 213 kcal/包，たんぱく質 13.5 g/包，脂質 3.7 g/包×2 包）との併用により，1 日に必要なエネルギー・栄養素が過不足なく確保されるように設定する．

(1) 標準体重：1.58 m × 1.58 m × 22 kg/m² = 54.9 kg

(2) エネルギー：25 〜 35 kcal/kg 標準体重× 54.9 kg = 1,376 〜 1,922 より，1,800 kcal/日に設定する．

　エネルギー不足による体たんぱく質の分解を予防するため，必要量を確保する．肝不全用経腸栄養剤由来のエネルギーを差し引き，<u>食事として 1,400 kcal</u> と設定する．耐糖能異常が認められる場合は，エネルギー量の調整など血糖をふまえた管理が必要となる．

(3) たんぱく質：1.0 〜 1.5 g/kg 標準体重× 54.9 kg = 54.9 〜 82.4 g より，70 g に設定する．アンモニア値の上昇を防ぐために，高くしないほうがよい．

　肝不全用経腸栄養剤のたんぱく質を差し引き，<u>食事として 40 g</u> と設定する．

(4) 脂質：脂肪エネルギー比率 20 〜 25%（40 〜 50 g/日）を基準として，T-Bil 値が高値であることと，肝不全用経腸栄養剤由来の脂質を考慮し，<u>食事として 30 g</u> を目安にする．

(5) 食塩：浮腫・腹水を増強させるため，食塩制限（5〜7g/日）とするが，食欲低下を招く恐れがあるため，食事摂取量に注意する.

(6) 鉄：鉄の過剰摂取に注意する（7mg/日以下）. 食事量の調整により食事からの鉄摂取量は多くなりにくいが，健康食品・サプリメントの鉄含有量を確認し，鉄を多く含む場合は利用中止を指示する.

(7) 食物繊維：腸管由来のアンモニア吸収を抑制するため，食物繊維を積極的に摂取し，便秘を予防する.

b. 食生活の指示

　低栄養状態の改善と肝性脳症の予防が目標となる. 肝不全用経腸栄養剤との併用による食事療法を導入する患者であり，食事量の調整が必要となる. 食事療法やLESの目的と具体的な方法を説明する. 今後，食欲の変化などにより，エネルギーやたんぱく質摂取量の過不足が生じないよう，肝不全用経腸栄養剤の服用状況，食事摂取量，関連の検査値の動き，排便状況について継続的に確認していくことが必要. あわせて，骨格筋量の低下を予防するため，無理のない範囲で有酸素運動を取り入れる.

D. 食品構成の作成

食品構成表

食品群（代表的な食品）	使用量（g）	エネルギー（kcal）	たんぱく質（g）	脂質（g）
穀類（ごはん）	480	749	9.6	1.0
いも類（じゃがいも）	70	41	0.9	Tr
果実類（バナナ）	100	93	0.7	0.1
魚介類（さけ）	60	74	11.3	2.2
肉類（若どりもも皮なし）	40	45	6.5	1.7
卵類（鶏卵）	25	36	2.8	2.3
豆類（木綿豆腐）	40	29	2.7	1.8
乳類（プレーンヨーグルト）	70	39	2.3	2.0
油脂類（調合油）	15	133	─	14.6
野菜類（ほうれんそう）	100	18	1.7	0.2
（はくさい）	200	26	1.2	Tr
藻類，きのこ類	適量			
砂糖（上白糖）	10	39	─	─
みそ（淡色辛みそ）	10	18	1.1	0.6
エネルギー調整食品（はるさめ）	15	52	─	─
合計		1,393	40.8	26.5

穀類：エネルギーを適正量確保する. 米飯，パン類，麺類を適宜組み合わせ，全量摂取できるように工夫する.

いも類，果実類：並量とする.

魚介類，肉類：たんぱく質の供給源となるが，たんぱく質不耐症の場合，過剰摂取は血中アンモニア上昇の原因となるため，これらの食品を組み合わせて，過不足なく摂取する. 魚類はn−3系脂肪酸の供給源となるため，肉類に偏らないようにする. なお，ビブリオ・バルニフィカス感染予防を目的に，夏季の海産魚介類の生食は避け，適切に加熱調理されたものを摂取する. 鉄を多く含むレバーや赤身肉，内臓ごと食べる魚介類の過剰摂取を避ける.

卵類，豆類，乳類：たんぱく質の供給源となるが，たんぱく質不耐症の場合，過剰摂取は血中アンモニア上昇の原因となる. これらの食品を組み合わせて，過不足なく摂取する.

油脂類：動物性脂質を避け，植物性油脂を用いる.

野菜類：ビタミン・ミネラル・食物繊維の供給源となる. 鉄とたんぱく質を比較的多く含む野菜（えだまめ，グリンピース，さやえんどう，ブロッコリーなど）を摂り過ぎないようにする.

海藻，きのこ類：食物繊維の供給源となるため，鉄の過剰摂取に注意して適宜取り入れる.

E. 食品構成に基づいた献立例

	料理名・食品番号・食品名	可食部（g）	エネルギー（kcal）	たんぱく質（g）	脂質（g）	食塩相当量（g）
朝	**ごはん**					
	01088　精白米　うるち米	160	250	3.2	0.3	0.0
	厚揚げと白菜の煮物					
	04039　生揚げ	30	43	3.1	3.2	0.0
	06233　はくさい	80	10	0.5	Tr	0.0
	17021　かつお・昆布だし	80	2	0.2	Tr	0.1
	03003　上白糖	1	4	—	—	0.0
	16025　みりん	2	5	0.0	Tr	0.0
	17007　こいくちしょうゆ	3	2	0.2	—	0.4
	02034　じゃがいもでん粉	2	7	—	—	0.0
	みそ汁					
	06134　だいこん	30	5	0.1	Tr	0.0
	06153　たまねぎ	10	3	0.1	Tr	0.0
	17021　かつお・昆布だし	130	3	0.3	Tr	0.1
	17045　米みそ　淡色辛みそ	10	18	1.1	0.6	1.2
	06227　葉ねぎ	3	1	0.0	0	0.0
	ヨーグルト					
	13025　ヨーグルト　全脂無糖	70	39	2.3	2	0.1
昼	**ごはん**					
	01088　精白米　うるち米	160	250	3.2	0.3	0.0
	筑前煮					
	11224　若どり　もも　皮なし	40	45	6.5	1.7	0.1
	06084　ごぼう	20	12	0.2	0.0	0.0
	06214　にんじん	20	6	0.1	0.0	0.0
	02003　板こんにゃく	20	1	—	Tr	0.0
	06317　れんこん	20	13	0.3	Tr	0.0
	08013　乾しいたけ	2	5	0.3	0.0	0.0
	06010　さやいんげん	10	2	0.1	0.0	0.0
	14006　調合油	3	27	—	2.9	0.0
	03003　上白糖	3	12	—	—	0.0
	17007　こいくちしょうゆ	5	4	0.3	—	0.7
	16025　みりん	3	7	0.0	Tr	0.0
	17021　かつお・昆布だし	60	1	0.1	Tr	0.1
	焼きなすのポン酢かけ					
	06191　なす	70	13	0.5	Tr	0.0
	06095　しそ　葉	0.5	0	0.0	Tr	0.0
	17137　ぽん酢しょうゆ	8	5	0.3	—	0.6
	小松菜ごま和え					
	06087　こまつな　ゆで	(70→)62	9	0.9	0.1	0
	03003　上白糖	2	8	—	—	0.0
	17007　こいくちしょうゆ	2	2	0.1	—	0.3
	17021　かつお・昆布だし	2	0	0.0	Tr	0.0
	05018　ごま　いり	1	6	0.2	0.5	0.0
	果物					
	07107　バナナ	100	93	0.7	0.1	0.0
夕	**ごはん**					
	01088　精白米　うるち米	160	250	3.2	0.3	0.0
	さけのホイル焼き					
	10134　しろさけ	60	74	11.3	2.2	0.1
	06153　たまねぎ	30	10	0.2	Tr	0.0
	08001　えのきたけ	5	2	0.1	0.0	0.0
	17012　食塩	0.2	0	—	—	0.2
	14017　無発酵バター　有塩	2	14	0.0	1.5	0.0
	07155　レモン	10	4	0.1	0.0	0.0
	じゃがいもの煮物					
	02017　じゃがいも	70	41	0.9	Tr	0.0
	17021　かつお・昆布だし	60	1	0.1	—	0.1
	03003　上白糖	2	8	—	—	0.0
	17007　こいくちしょうゆ	3	2	0.2	—	0.4

料理名・食品番号・食品名		可食部 (g)	エネルギー (kcal)	たんぱく質 (g)	脂質 (g)	食塩相当量 (g)
拌三絲（バンサンスー）						
06065	きゅうり	25	3	0.2	Tr	0.0
06215	にんじん　ゆで	(10→)9	2	0.0	0.0	0.0
02062	普通はるさめ　ゆで	(10→)41	31	0	Tr	0
12004	鶏卵	10	14	1.1	0.9	0.0
14006	調合油	0.5	4	—	0.5	0.0
03003	上白糖	2	8	—	—	0.0
17008	うすくちしょうゆ	3	2	0.1	—	0.5
17016	米酢	5	2	—	—	0.0
14002	ごま油	0.5	4	—	0.5	0.0
合計			1,389	42.4	17.6	5.0

F. 症例2（課題症例）

症例2の栄養管理計画を作成し，その指示を満たした献立をたてる．また栄養食事指導の内容も検討する．

患者氏名	H. K.	生年月日	19XX年5月23日 （61歳）	性別	男性	家族構成・家族歴
職業	無職					
主訴	下肢むくみ，腹部膨満感，倦怠感，食欲不振，便秘					
主病名	肝硬変（NASHから進行）					
既往歴	輸血歴・手術歴なし					
薬剤の服用	肝不全用経腸栄養剤（アミノレバン® EN配合散3包），スピロノラクトン，フロセミド，ラクツロース，ウルソデオキシコール酸，グリチルリチン製剤，ランソプラゾール					同居：妻59歳 別居：長男36歳，次男30歳
臨床所見 （空腹時）	**身長** 170 cm，**体重** 71 kg（最高体重55歳81 kg）， **血圧** 133/82 mmHg，**%AMC** 83%		RBC $3.3 \times 10^6/\mu L$，**Plt** $6.9 \times 10^4/\mu L$，**TP** 6.9 g/dL，**Alb** 2.6 g/dL， **A/G比** 0.89，**プロトロンビン活性値（INR）** 61%，**TC** 124 mg/dL， **ChE** 112 U/L，**AST** 76 U/L，**ALT** 61 U/L，**T-Bil** 2.8 mg/dL， **FBS** 78 mg/dL，（食後2時間血糖 188 mg/dL，2か月前外来受診時） **NH₃** 187（入院時）→ 81 μg/dL，**フェリチン**：156 ng/mL， **PIVKA-Ⅱ**：12 mAU/mL，**腹水**（入院時：中等度→現在：少量），**黄疸**（＋）， **Child-Pugh 分類** グレードC			
現病歴と経緯	30歳で単身赴任となり，外食中心の食事となり肥満体型が持続していた．健康診断で肝機能検査異常を指摘されるも放置．55歳で過栄養による非ウイルス性の肝硬変（NASHから進行）と診断された．59歳で食道静脈瘤の予防的治療を行っている．半年前より，下腿浮腫，腹部膨満感が徐々に増強し，便秘傾向であった．このたび，見当識障害と羽ばたき振戦が出現し，肝性脳症の治療のために，緊急入院となった．BCAA輸液製剤などにより，肝性脳症および腹水は軽快し，経口摂取可能となった．今後は，肝不全用経腸栄養剤（アミノレバン® EN配合散3包，うち1包眠前）を用い，自宅療養の予定である．医師より退院後の食生活について栄養食事指導の依頼があった．					
食事摂取状況と 生活スタイル	単身赴任であったが，定年退職を機に妻と同居．半年前より，倦怠感・上腹部不快感から食欲が徐々に低下し，体重も減少傾向にあった．食事からの1日あたり推定摂取量は，エネルギー1,400 kcal，たんぱく質40 g，脂質30 g，食塩7 g．肝不全用経腸栄養剤は1日に1～2包の服用にとどまり，飲みづらさを理由に就寝前の服用は行っていなかった．半年間，飲酒はしていない．栄養指導を受けた経験はあるが，内容を覚えておらず，栄養療法の目的を理解できていない様子．					

3.11 慢性膵炎患者の栄養管理

A. 症例1

患者氏名	M. M.	生年月日	19XX 年 12 月 10 日 （55 歳）	性別	男性	家族構成・家族歴
職業	販売員（勤務時間不規則，夜勤あり）					
主訴	腹部痛					
主病名	慢性膵炎					
既往歴	なし					
薬剤の服用	現在のところ服用なし					
臨床所見 （空腹時）	**身長** 161 cm，**体重** 49 kg， **血圧** 130/78 mmHg	TP 6.8 g/dL，**Alb** 3.9 g/dL，**FBS** 88 mg/dL，**TG** 102 mg/dL，**TC** 184 mg/dL， **血清アミラーゼ** 285 U/L，**血清リパーゼ** 70 U/L，**脂肪便**（ときに＋），**下痢**（－）， **腹痛**（＋），**胆石**（－）				
現病歴と経緯	約 2 年前，上腹部痛と背部痛を繰り返すために総合病院を受診，精査によって慢性膵炎と診断された．そのときに栄養指導を受けたが，これまでの食習慣とまったく違うために守られないまま放置されていた．しかしその間，腹痛を繰り返し，体重が少しずつ減少してきた．最近，腹痛の頻度も増し，脂肪便が認められることも多くなってきた．食事はしっかり食べているにもかかわらず，さらに体重が減少した．食事のとり方が原因であることは患者も理解しており，このたび本人よりもう一度栄養指導を受けたいと希望があった．				
食事摂取状況と 生活スタイル	若いころから，こってりとした脂っこいものを好んで食べていた．職業がら食事時間は不規則で，食べる量も一定でない．その代わり休憩時間には必ず間食（菓子パン，スナック類，クッキーなど）を摂取していた．アルコールは以前より減ったものの，晩酌で日本酒を毎日 3 合以上飲んでいる．外食の頻度も多く，そのときには必ずアルコールも摂取する．普段は自炊しており，食事療法に関する知識はあるが，なかなか実行に移せず，1 日の脂質摂取量は 60 g 程度である．				

家族構成・家族歴の図：62（黒ぬり男性）と 69（黒ぬり女性）の子として，姉 58，本人 55，弟 54，弟 50

□ 男，〇 女，▣ 男本人，黒ぬりは死亡
■（網掛け）は同居を表す

B. 症例の栄養評価

a. 典型的なことがらおよび特徴的な症状

①男性（発症男女比 4：1），②上腹部痛と背部痛を繰り返す，③食事はしっかり食べているにもかかわらず，さらに体重が減少した，④アルコールは晩酌で日本酒を毎日 3 合以上飲んでいる．

b. 臨床検査値などの評価

◎**栄養素等摂取状況**：本症例は脂質制限（30 g/日以下）が必要であるが，現在も 60 g/日程度摂取しており，かなり多い．また，禁酒が望ましいにもかかわらず，1 日に 3 合以上の日本酒を摂取するなど過剰の状態である．◎**体重 49 kg**：BMI 18.9 kg/m^2 でやせている．膵液が炎症によって分泌されていなければ，栄養素の消化吸収は不十分になる．特に，未消化の脂質が腸管の内容物に残ると，他の栄養素の消化吸収にも影響し，栄養状態は悪化する．◎ **TP 6.8 g/dL，Alb 3.9 g/dL**：基準範囲内ではあるが，体重減少と同じく栄養状態良好とはいえない．◎ **TG 102 mg/dL，TC 184 mg/dL**：基準範囲内である．エネルギー代謝に問題はない．また，膵炎の発症に脂質異常が関与していない．◎**FBS 88 mg/dL**：基準範囲内である．慢性膵炎末期の非代償期になると，膵内分泌能の低下から二次性糖尿病になる．しかし，本症例はまだその可能性は低い．◎**血清アミラーゼ 285 U/L，血清リパーゼ 70 U/L**：ともに基準値以上であることから，膵臓の

炎症を疑う．このことは次項目の脂肪便がときどきみられることからも推測できる．**◎脂肪便（時に＋），下痢（−），腹痛（＋）**：これらの症状は膵外分泌機能の障害を示す重要な兆候であり，脂肪の制限が必要かの判断基準となる．**◎胆石（−）**：原因が胆石によるものではない．本症例の原因はアルコール多飲が考えられる．

c. 栄養診断：候補コードと選択した（下線）コード

【該当する栄養診断コード】NI-4.3 **アルコール摂取量過剰**，NI-5.2 栄養失調，NI-5.6.2 **脂質摂取量過剰**，NC-1.4 消化機能異常，NC-3.2 意図しない体重減少，NB-1.3 食事・ライフスタイル改善への心理的準備不足，NB-1.5 不規則な食事パターン（摂食障害：過食・拒食）

【PES報告】①血清アミラーゼと血清リパーゼの上昇，脂肪便と腹痛があり，体重の減少は，膵臓機能低下に見合わない食事を原因とする，アルコール摂取量過剰である．②血清アミラーゼと血清リパーゼの上昇，脂肪便と腹痛があり，体重の減少から，膵臓機能低下に見合わない食事を原因とする，脂質摂取量過剰である．

C. 食事内容の設定

a. 栄養量の設定

(1) 標準体重：1.61 m × 1.61 m × 22 kg/m^2 = 57.0 kg

(2) エネルギー：30 〜 35 kcal/kg 標準体重× 57.0 kg = 1,710 〜 1,995 kcal

　脂質制限が守られれば，並量の栄養量で十分と考えられる．また，間食とアルコールを控え，1回の食事量のことも考慮して，あまり高い設定は望ましくない．したがって，1,710 〜 1,995 kcal の範囲から <u>1,800 kcal</u> で設定する．

(3) たんぱく質：1.0 〜 1.2 g/kg 標準体重× 57.0 kg = 57.0 〜 68.4 g

　脂質制限ができれば栄養状態の改善のために付加する必要はない．したがって特別な指示はなく，並量とする．目安として <u>60 〜 70 g</u> とする．

(4) 脂質：20 〜 30 g/日で脂質制限を行う．本症例は血清アミラーゼと血清リパーゼが高値を示し，腹痛などの症状も認められるので，厳しい制限が必要である．1日に <u>20 g</u> とする．

b. 食生活の指示

　現時点で普通のかたさの食事をしているので，特別に消化の良いもの（軟菜）にする必要はない．ただし，極端に消化困難な食品（いか，たこ，貝類，ごぼう，たけのこ，など）とアルコールは禁止する．また，膵外分泌の刺激を少なくするために，だらだらと間食することは避け，胃内に内容物がない時間帯をつくる．つまり，3食以外の間食は禁止する．

D. 食品構成の作成

食品構成表

食品群（代表的な食品）	使用量（g）	エネルギー（kcal）	たんぱく質（g）	脂質（g）
穀類（ごはん）	750	1,170	15.0	1.5
いも類（じゃがいも）	100	59	1.3	Tr
果実類（バナナ）	100	93	0.7	0.1
魚介類（かれい）	80	71	14.2	0.8
肉類（にわとりもも皮なし）	80	90	13.0	3.4
卵類（鶏卵）	50	71	5.7	4.7
豆類（木綿豆腐）	100	73	6.7	4.5
乳類（低脂肪牛乳）	200	84	6.8	2.0

食品群（代表的な食品）	使用量（g）	エネルギー（kcal）	たんぱく質（g）	脂質（g）
油脂類	0	0	0	0
野菜類（ほうれんそう）	100	44	2.9	0.2
（はくさい）	200			
藻類，きのこ類	少々			
砂糖（上白糖）	10	39	0	0
みそ（淡色辛みそ）	12	22	1.3	0.7
合計		1,816	67.6	17.9

穀類：脂質制限によって糖質の比率が多くなり，結果的に65%となる．膵炎の状態がさらに厳しい場合，主食は粥など軟らかいものが望ましい．

いも類，果実類：並量でよい．

魚介類，肉類：これらは選ぶ食品によって脂質の量が大きく変わる．本症例では脂質は少なく，消化のことも考えて調理法が煮物や蒸し物に適したものが良い．すなわち，魚はかれい，ひらめ，めばる，たら，すずきなどの白身の魚，肉類はもも（むね）肉などの脂肪なし（皮なし）や鶏肉のささ身などがよい．ただし，白身の魚でも脂質の多いものがあったり，ハムやソーセージなどの加工品は脂質が多いので注意する．

卵類，豆類：鶏卵1個と豆腐（1/4丁）ともに脂質を約5g（小さじ1杯の油脂）も含むので，さらに脂質制限が厳しい場合はこの量も少なくしなければならない．

乳類：低脂肪牛乳や脱脂粉乳などを活用することで脂質を制限する．

油脂類：他の食品中の脂質で20g近く使用するので，調理に用いる植物油やバター，クリームなどは使用できない．

野菜類，藻類，きのこ類：野菜は並量であるが，ごぼうなどの高繊維のものは避け，きのこや海藻類は少量にする．

E. 食品構成に基づいた献立例

	料理名・食品番号・食品名	可食部（g）	エネルギー（kcal）	たんぱく質（g）	脂質（g）
	ごはん				
	01088　精白米　うるち米	250	390	5.0	0.5
	こまつなの卵とじ				
	06086　こまつな	60	8	0.8	0.1
	12004　鶏卵	50	71	5.7	4.7
	17021　かつお・昆布だし	20	0	0.0	Tr
	16025　みりん	1	2	0.0	Tr
	17007　こいくちしょうゆ	5	4	0.3	0.0
	さといものみそ汁				
朝	02010　さといも	30	16	0.4	0.0
	06134　だいこん	30	5	0.1	Tr
	06214　にんじん	10	3	0.1	0.0
	17021　かつお・昆布だし	150	3	0.3	Tr
	17045　米みそ　淡色辛みそ	12	22	1.3	0.7
	06228　こねぎ	5	1	0.1	0.0
	のり				
	09005　あまのり　味付けのり	1	3	0.3	0.0
	牛乳				
	13005　加工乳　低脂肪	200	84	6.8	2.0
	果物				
	07148　りんご	50	27	0.1	Tr
	ごはん				
	01088　精白米　うるち米	250	390	5.0	0.5
昼	鶏肉のホイル焼き				
	11224　にわとり　もも　皮なし	80	90	13.0	3.4
	08031　マッシュルーム	10	2	0.2	0.0
	06247　赤ピーマン	20	6	0.2	0.0

	料理名・食品番号・食品名	可食部（g）	エネルギー（kcal）	たんぱく質（g）	脂質（g）
	17012　食塩	0.8	0	0.0	0.0
	16010　ぶどう酒　白	15	11	0.0	Tr
	07155　レモン	8	3	0.1	0.0
	付け合わせ（ゆで野菜）				
	06264　ブロッコリー　ゆで	(30→)33	10	0.8	0.1
	06215　にんじん　ゆで	(10→)9	3	0.0	0.0
	17012　食塩	0.2	0	0.0	0.0
昼	じゃがいものスープ				
	02017　じゃがいも	50	30	0.7	Tr
	06116　ズッキーニ	30	5	0.3	0.0
	06153　たまねぎ	20	7	0.1	Tr
	17027　固形ブイヨン	2	5	0.2	0.1
	水	150			
	06239　パセリ	1	0	0.0	0.0
	果物				
	07107　バナナ	50	47	0.4	0.1
	ごはん				
	01088　精白米　うるち米	250	390	5.0	0.5
	かれい煮魚				
	10100　まがれい	80	71	14.2	0.8
	06103　しょうが	3	1	0.0	0.0
	水	50			
	16001　清酒　普通酒	2	2	0.0	0.0
	16025　みりん	3	7	0.0	Tr
	17007　こいくちしょうゆ	8	6	0.5	0.0
	木の芽	0.01			
	焼き豆腐煮物				
	04038　焼き豆腐	100	82	7.8	5.2
	06134　だいこん	30	5	0.1	Tr
夕	06214　にんじん	20	6	0.1	0.0
	08013　乾しいたけ	2	5	0.3	0.0
	17021　かつお・昆布だし	50	1	0.1	Tr
	03003　上白糖	2	8	0.0	0.0
	16025　みりん	2	5	0.0	Tr
	17007　こいくちしょうゆ	6	5	0.4	0.0
	06021　さやえんどう　ゆで	(3→)3	1	0.1	0.0
	トマトのお浸し				
	06183　赤色ミニトマト	30	9	0.2	0.0
	06065　きゅうり	20	3	0.1	Tr
	06055　カリフラワー　ゆで	(30→)30	8	0.6	0.0
	17021　かつお・昆布だし	30	1	0.1	Tr
	16025　みりん	2	5	0.0	Tr
	17007　こいくちしょうゆ	6	5	0.4	0.0
	合計		1,874	72.3	18.7

F. 症例 2（課題症例）

症例 2 の栄養管理計画を作成し，その指示を満たした献立をたてる．また栄養食事指導の内容も検討する．

患者氏名	K. H.	生年月日	19XX 年 10 月 15 日（54 歳）	性別	男性	家族構成・家族歴		
職業	自動車工場勤務							
主訴	腹部痛							
主病名	慢性膵炎							
既往歴	胆石症							
薬剤の服用	パンクレリパーゼ，カモスタットメシル酸塩					4 人家族，妻 47 歳，子（女 18 歳，女 15 歳），別居（父，母，弟 1 人）		
臨床所見（空腹時）	**身長** 176 cm，**体重** 54 kg，**血圧** 126/70 mmHg	**TP** 6.3 g/dL，**Alb** 3.6 g/dL，**FBS** 122 mg/dL，**HbA1c** 6.2%，**TG** 155 mg/dL，**TC** 288 mg/dL，**血清アミラーゼ** 242 U/L，**血清リパーゼ** 61 IU/L，**脂肪便**（＋），**下痢**（−），**腹痛**（＋）							
現病歴と経緯	14 年前に胆石症を発症し，数年後に腹痛が持続されるために受診した．CT 検査で石灰化が確認され，ERCP（内視鏡的逆行性胆管膵管造影法）により主膵管と分枝膵管に不整拡張をみとめ，慢性膵炎と診断された．発症前はビール大瓶 1 本と焼酎 3 合以上を毎晩飲み，好きなものを食べたいだけ食べていたが，栄養食事指導を受けてからは脂質制限と禁酒を続けながら通院していた．しかし，職場のストレスから数年前より少しずつ飲酒するようになり，ちょうどそのころ，知人より「ストレスが一番悪いのでストレスを留めないように，アルコールも油料理も制限しないほうがよい」と言われ，食事療法をやめてしまった．最近，脂肪便がいつもみられるようになり，食後に強い上腹部痛がある．次の診察では糖負荷試験を受けるように指示があった．							
食事摂取状況と生活スタイル	夕食時には毎日焼酎のお湯割りを 1 杯（焼酎 40 mL）飲んでいる．また，食事中の脂質も気にしなくなっていた．朝食はトーストとコーヒー，昼食は会社の食堂で定食などを食べる．夕食はある程度バランスよく食べているが，以前より量が増え，間食を含めて 1 日に 2,200 ～ 2,400 kcal は摂取している．夕食後から就寝までに果物，おかき，アイスクリーム，ジュースなどを飲食している．脂質は制限しないようになって，1 日に 50 ～ 60 g の並量摂取になっている．							

G. 発展課題（調理実習）

F で作成した献立を調理する．同一の代表的な献立例を調理してもよい．脂肪制限食を実際に調理することで，より理解を深める．

3. 12 ネフローゼ症候群患者の栄養管理

A. 症例 1

患者氏名	K. M.		生年月日	19XX 年 10 月 6 日 （63 歳）	性別	女性
職業	主婦（専業）					
主訴	全身倦怠感，浮腫					
主病名	膜性腎症					
既往歴	45 歳時に胃潰瘍					
薬剤の服用	フロセミド，ジピリダモール，アスピリン					
臨床所見 （再入院時）	**身長** 154 cm，**体重** 62 kg	**TP** 4.5 g/dL，**Alb** 2.6 g/dL，**TG** 220 mg/dL，**TC** 325 mg/dL，**HDL－C** 50 mg/dL，**BUN** 17.5 mg/dL，**Cr** 0.9 mg/dL，**Ccr** 88.2 mL/分/1.73 m²，**K** 3.9 mEq/L，尿たんぱく質量 4.5 g/日，**血圧** 150/90 mmHg				
現病歴と経緯	1 か月前より下半身の浮腫と倦怠感を自覚し当科を受診した．入院し，腎生検を含む精査の結果，膜性腎症によるネフローゼ症候群と診断された．退院後，外来で利尿薬と抗血小板薬などによる薬物療法と食事療法（食塩制限：6 g/日）により経過観察となった．しかしながら退院から約 2 か月経過した後，体重の急激な増加と浮腫の悪化，全身倦怠感を覚えたため再入院となり，薬物療法が開始となった．					
食事摂取状況と 生活スタイル	専業主婦であることから，家庭での食事は本人が家族の食事を含めて調理している．食事は和食が中心で，朝食は米飯と汁物と漬物程度，昼食は米飯と汁物に加えて昨晩の残り物を少しつまむ程度，夕食は普段は夫（飲食店経営）と自宅で食べるが，月に 2～3 回は外食をしている．自宅での食事は基本的に手作りであるが，これまで食事の間にはせんべいや菓子類など塩辛いものも甘いものもよく摂取していた，家には常に食べるものがある．食事バランスや減塩などにあまり関心もなかった．普段の摂取量は 2,000 kcal 程度で偏りはないが，間食は 300 kcal 程度食べており，食塩摂取量は 10 g 以上と推測される．					

家族構成・家族歴

□ 男，○ 女，◎ 女本人，黒ぬりは死亡
■■ は同居を表す

B. 症例の栄養評価

a. 典型的なことがらおよび特徴的な症状

①膜性腎症，②高度な持続たんぱく質尿（4.5 g/日），③浮腫，④高血圧，⑤高コレステロール血症

b. 臨床検査値などの評価

◎栄養素等摂取状況：和食中心であるが，汁物や漬物を好むようで，6 g/日の食塩制限が必要であるにもかかわらず，現在の 10 g 以上は摂取していると推測される．◎**再入院時の体重 62 kg**：BMI は 26.1 kg/m² と高いが，細胞外液量の増加による浮腫の影響であると考えられる．◎**血圧 150/90 mmHg**：高血圧である．高血圧がこれ以上悪化しないよう，今後も減塩指導を継続する必要がある．◎ **TP 4.5 g/dL，Alb 2.6 g/dL**：基準値以下．ネフローゼ症候群による高度な持続たんぱく質尿の影響と考えられる．この低アルブミン血症による膠質浸透圧の低下が浮腫の原因である．◎ **TG 220 mg/dL，TC 325 mg/dL**：いずれも基準値以上で脂質異常症．高 TC 血症はネフローゼ症候群が原因であると考えられる．◎ **BUN 17.5 mg/dL，Cr 0.9 mg/dL，Ccr 88.2 mL/分/1.73 m²**：これらの腎機能の指標は現在のところ基準範囲内であり，Ccr の値からも濾過機能は正常範囲と考えられる．今後も要経過観察とする．

c. 栄養診断：候補コードと選択した（下線）コード

【該当する栄養診断コード】NI-5.10.2 ミネラル（ナトリウム）摂取量過剰, NC-2.2 栄養関連の検査値異常, NB-1.1 食物・栄養関連の知識不足, NB-1.4 セルフモニタリングの欠如

【PES報告】高度な持続たんぱく質尿，低アルブミン血症，浮腫，食塩摂取量の過多がみられることから，ネフローゼ症候群と診断されたにもかかわらず，十分な栄養食事指導が行われなかったことを原因とする，食物・栄養関連の知識不足である．

C. 食事内容の設定

a. 栄養量の設定

初診時より食塩制限（6 g/日）は行っていたが，再入院時には食塩制限に加えてたんぱく質の制限も必要である．

(1) 標準体重：1.54 m × 1.54 m × 22 kg/m² = 52.2 kg

(2) エネルギー：30 〜 35 kcal/kg 標準体重 × 52.2 kg = 1,566 〜 1,827 kcal

ネフローゼ症候群でたんぱく質の制限を行うことから，35 kcal/kg 標準体重が望ましいが，現体重のことも考慮して，1,600 kcal に設定する．たんぱく質の異化亢進がみられるようであればエネルギーを付加する．

(3) たんぱく質：0.8 g/kg × 52.2 kg = 41.76 g ≒ 40 g

40 g のたんぱく質制限とする．治療用特殊食品（低たんぱく質ごはん）を利用すると，動物性たんぱく質を多く摂取できるので，可能なら利用したい．

(4) 食塩：1日6 g 未満

本症例では基礎疾患として膜性腎症に加えて高血圧を合併していることから，浮腫が軽減したあとも継続的に減塩指導を行う必要がある．

b. 食生活の指示

ネフローゼ症候群では，十分なエネルギー摂取とたんぱく質の管理（軽度制限）ならびに食塩制限が原則であるが，食塩制限については患者本人の嗜好や食習慣に大きく左右されることから，ときにその遵守が困難なことが多い．そのため，減塩指導は実際の検査データに加えて，患者の嗜好や食習慣を十分考慮した内容とすることが重要である．また1日 40 g のたんぱく質制限は，治療用特殊食品を用いなくても普通の食品で十分に構成可能であると思われるが，食品の選択や食事内容の幅が制限されるようであれば，患者本人と相談して治療用特殊食品を利用したい．また外食時には食塩，たんぱく質量が過剰となる恐れがあることを指導する必要がある．

D. 食品構成の作成

食品構成表

食品群（代表的な食品）	使用量（g）	エネルギー（kcal）	たんぱく質（g）	脂質（g）
穀類（低たんぱく質ごはん）	300	468	0.4	1.8
（たんぱく質調整パン）	80	214	0.3	4.7
いも類（じゃがいも）	60	35	0.8	0
果実類（りんご）	60	32	0.1	0
魚介類（まさば）	60	127	10.7	7.7
肉類（豚肉）	60	103	10.1	5.7
卵類（鶏卵）	50	71	5.7	4.7
豆類（水煮大豆）	25	31	3.1	1.6

食品群（代表的な食品）	使用量（g）	エネルギー（kcal）	たんぱく質（g）	脂質（g）
乳類（牛乳）	150	92	4.5	5.3
油脂類（オリーブ油）	20	179	0	19.8
野菜類（緑黄色野菜：トマト）	100	50	1.1	0.1
（淡色野菜：だいこん）	200			
藻類・きのこ類（しめじ）	少々			
砂糖（上白糖）	15	63	0	0
みそ（淡色辛みそ）	12	22	1.3	0.7
エネルギー調整食品	85	150	0	0
合計		1,637	38.1	52.1

穀類：エネルギーを確保するために十分な量を設定する必要がある．しかし，穀類のたんぱく質量を抑えたい場合ははるさめなどをエネルギー調整食品として利用する．また，ごはんとパンではたんぱく質量がかなり違うので，たとえば，習慣的に朝食に献立にパンを使用する場合は食品構成にパンを組み込む必要がある．

低たんぱく質ごはんや低たんぱく質パンが利用できるなら，魚介類や肉類をたくさん利用できるようになり，動物性たんぱく質を増やすことができる．

いも類，果実類：並量でよい．

魚介類，肉類：たんぱく質の制限のために少量しか使用できない．

卵類，大豆類：並量の半分を目安にする．両者のたんぱく質量がほぼ同じなので，鶏卵を倍量（50 g）使用する時は大豆類を摂らなければよい．

乳類：たんぱく質の制限のために少量しか使用できない．

野菜類，海藻類：野菜は並量であり，きのこや海藻類は少量にする．

E. 食品構成に基づいた献立例

	料理名・食品番号・食品名	可食部（g）	エネルギー（kcal）	たんぱく質（g）	脂質（g）	食塩相当量（g）
朝	**トースト**					
	たんぱく質調整食パン	80	214	0.3	4.7	0.6
	ポテトサラダ					
	02019　じゃがいも　水煮	(50→)49	35	0.7	Tr	0.0
	06065　きゅうり	20	3	0.1	Tr	0.0
	06312　レタス	15	2	0.1	Tr	0.0
	12004　鶏卵	50	71	5.7	4.7	0.2
	17043　マヨネーズ　卵黄型	8	53	0.2	5.8	0.2
	17063　こしょう　黒	0.05	0	0.0	0.0	0.0
	（添え）					
	06182　赤色トマト	30	6	0.2	0.0	0.0
	果物					
	07148　りんご	60	32	0.1	Tr	0.0
	牛乳					
	13003　普通牛乳	150	92	4.5	5.3	0.2
昼	**ごはん**					
	1/20 越後ごはんタイプ	150	234	0.2	0.9	0.0
	さばの煮つけ					
	10154　まさば	60	127	10.7	7.7	0.2
	06103　しょうが	3	1	0.0	0.0	0.0
	16001　清酒　普通酒	15	16	0.0	0.0	0.0
	水	40				
	17007　こいくちしょうゆ	6	5	0.4	0.0	0.9
	03003　上白糖	4	16	0.0	0.0	0.0
	ブロッコリーの和え物					
	06264　ブロッコリー　ゆで	(30→)33	10	0.9	0.1	Tr
	06016　えだまめ　ゆで	(5→)5	6	0.5	0.3	0

	料理名・食品番号・食品名	可食部（g）	エネルギー（kcal）	たんぱく質（g）	脂質（g）	食塩相当量（g）
昼	06215　にんじん　ゆで	(20→)17	5	0.1	0.0	0.0
	17058　からし　練り	2	6	0.1	0.3	0.1
	17007　こいくちしょうゆ	3	2	0.2	0.0	0.4
	17021　かつお・昆布だし	5	0	0.0	Tr	0.0
	大根なます					
	06134　だいこん	90	14	0.3	Tr	0.0
	06214　にんじん	10	3	0.1	0.0	0.0
	03003　上白糖	6	23	0.0	0.0	0.0
	17015　穀物酢	10	3	0.0	0.0	0.0
	17012　食塩	0.3	0	0.0	0.0	0.3
夕	ごはん					
	1/20 越後ごはんタイプ	150	234	0.2	0.9	0.0
	豚肉のトマト煮					
	11130　ぶた　もも　脂身つき	60	103	10.1	5.7	0.1
	02034　じゃがいもでん粉	2	7	0.0	0.0	0.0
	14006　調合油	1	9	0.0	1.0	0.0
	06153　たまねぎ	30	10	0.2	Tr	0.0
	06214　にんじん	15	5	0.1	0.0	0.0
	08016　ぶなしめじ	20	5	0.3	0.0	0.0
	06026　グリンピース　水煮　缶詰	15	12	0.4	0.0	0.1
	14001　オリーブ油	5	45	0.0	4.9	0.0
	06184　トマト　缶詰　ホール　食塩無添加	120	25	1.1	0.1	0.0
	17012　食塩	0.1	0	0.0	0.0	0.1
	17063　こしょう　黒　粉	0.05	0	0.0	0.0	0.0
	03003　上白糖	3	12	0.0	0.0	0.0
	17027　固形ブイヨン	1	2	0.1	0.0	0.4
	水	75				
	白菜のごま和え					
	06234　はくさい　ゆで	(60→)43	6	0.3	Tr	0
	05018　ごま　いり	1	6	0.2	0.5	0.0
	03003　上白糖	3	12	0.0	0.0	0.0
	17007　こいくちしょうゆ	3	2	0.2	0.0	0.4
	いんげんとコーンのバターソテー					
	06011　さやいんげん　ゆで	(20→)19	5	0.2	0.0	0
	06215　にんじん　ゆで	(15→)13	4	0.1	0.0	0.0
	06180　スイートコーン　缶詰　ホールカーネルスタイル	10	8	0.2	0.1	0.1
	14017　有塩バター	3	21	0.0	2.2	0.1
	17012　食塩	0.2	0	0.0	0.0	0.2
	17063　こしょう　黒　粉	0.05	0	0.0	0.0	0.0
	ゼリー					
	カップアガロリーりんご	83	150	0.0	0.0	0.0
	合計		1,662	39.1	45.2	4.6

F. 症例 2（課題症例）

症例 2 の栄養管理計画を作成し，その指示を満たした献立をたてる．また栄養食事指導の内容も検討する．

患者氏名	M. M.	生年月日	19XX 年 2 月 15 日 (64 歳)	性別	男性	家族構成・家族歴
職業	職業：無職（以前は大工をしていた）					
主訴	浮腫，全身倦怠感					
主病名	慢性腎臓病，脂質異常症					
既往歴	特筆すべき事項なし					
薬剤の服用	フロセミド，ピタバスタチンカルシウム水和物，プレドニゾロン					父は 10 年前に肺がんで死亡，母は心臓病，妻（57 歳）と二人暮らし
臨床所見（入院時）	**身長** 160 cm，**体重** 70 kg	**TP** 4.2 g/dL，**Alb** 1.4 g/dL，**TC** 387 mg/dL，**TG** 288 mg/dL，**HDL–C** 42 mg/dL，**BUN** 34.1 mg/dL，**Cr** 0.95 mg/dL，**eGFR** 46 mL/分/1.73 m^2，**K** 4.6 mEq/L，**尿たんぱく質量** 5.97 g/日，**尿量** 1,000 mL/日，**血圧** 155/100 mmHg					
現病歴と経緯	数か月前より全身倦怠感と口渇があったが，食欲は低下していなかったことから単なる疲れと思い込んでいた．そのときから下肢に軽度の浮腫を認めていたが，先週あたりから浮腫がひどくなるとともに，倦怠感が強くなってきたため，当院を受診したところ，すでに腎機能は低下しており，現状の治療と今後の治療計画検討のため入院となった．					
食事摂取状況と生活スタイル	これまで比較的重労働の仕事（大工）であったため，高エネルギー・高たんぱく質・高塩分の食事を長らく続けていたが，生来健康であったこともあり，食には無頓着で，好きな物を好きなだけ食べていた．一昨年度，仕事中に足の骨を折る大けがを負ったのを期に現役を退いたが，仕事を辞めた今でも食生活は変わっていない．大食いであり食べるのがはやい．濃い味付けを好む．飲酒は 1 日 3 合程度．たばこは吸わない．患者への聞き取りから，普段のエネルギー摂取量は 2,500 kcal 程度，たんぱく質は 100 g 程度，食塩は 15 g 程度．					

3.13 慢性腎臓病（CKD）患者の栄養管理

A. 症例1

患者氏名	Y. H.	生年月日	19XX年9月6日 （52歳）	性別	男性	家族構成・家族歴
職業	営業					
主訴	倦怠感（＋）					
主病名	慢性腎不全					
既往歴	高血圧					
薬剤の服用	カンデサルタンシレキセチル，フロセミド，ロスバスタチンカルシウム					
臨床所見 （空腹時）	**身長** 168 cm，**体重** 65 kg，**血圧** 160/98 mmHg	**TP** 5.7 g/dL，**Alb** 2.9 g/dL，**TG** 154 mg/dL，**TC** 247 mg/dL，**BUN** 59 mg/dL，**Cr** 3.4 mg/dL，**eGFR** 16.4 mL/分/1.73 m²，**UA** 7.0 mg/dL，**Na** 143 mEq/L，**K** 4.9 mEq/l，**P** 3.9 mg/dL，**尿たんぱく質**（3＋），**尿糖**（－），**潜血**（±）				
現病歴と経緯	若いころから体重が増え続け，5年前から高血圧と尿たんぱく質を指摘されていたが，特に日常生活には支障なく，そのまま放置していた．2年前の健康診断で尿たんぱく質を再度指摘され，その後総合病院で受診をした．その結果，すでに BUN 59 mg/dL，Cr 3.4 mg/dL であり，倦怠感が強く体調が改善しないと訴えたため，腎臓専門医がいる当院に紹介された．喫煙歴はない．仕事中の移動はほとんど車で，運動習慣は特にないので，身体活動量は少ない．					
食事摂取状況と生活スタイル	仕事上，車を使った外回りが多いため，食事時間は不規則であった．食事はほぼ外食であり，早く食べられるカツ丼やパスタなどの丼物や麺類が多かった．接待が週2日以上，ほぼ毎回ビール（500 mL）2杯，焼酎2〜3合は摂取する．自宅で食べる夕食は，漬物が大好きで，果物や野菜はあまり食べない．					

家系図：75□—○73，52■—○49，20□

□男，○女，■男本人，■（網掛け）は同居を表す

B. 症例の栄養評価

a. 典型的なことがらおよび特徴的な症状
①肥満，②高血圧，③たんぱく質尿の指摘を放置

b. 臨床検査値などの評価
◎**栄養素等摂取状況**：接待の時に飲むアルコール量は，エタノール100 g 以上で，また食塩制限が必要であるにもかかわらず，1日の摂取量は10 g 以上と推測され，過剰である．◎**体重65 kg**：BMI 23 kg/m²，体重増加が継続しており，エネルギー摂取量は約2,500 kcal であり，600 kcal の過食と運動不足の状態にある．体重の増加は利尿薬の服用から，浮腫と過食の両方の可能性がある．◎**血圧160/98 mmHg**：降圧薬と利尿薬を服用しているにもかかわらず，Ⅱ度高血圧である．食塩摂取量は約12 g であり，6 g の過剰の状態である．外食や漬物による食塩摂取量が多いことも要因の1つであると考えられる．心血管系疾患においても予後不良の状態と考える．◎ **TP 5.7 g/dL，Alb 2.9 g/dL，尿たんぱく質**（3＋）：尿たんぱく質漏出があり，そのために TP と Alb は基準値以下になっている．たんぱく質摂取量は多いが，たんぱく質栄養状態は不良である．◎**TG 154 mg/dL，TC 247 mg/dL**：高コレステロール血症のため服薬中であるが，いずれの値も基準値を超えていることから，不規則な食事や飲酒・運動習慣も含め，生活習慣の改善が必要である．また，たんぱく質を制限する食事療法では，糖質の摂取比率を増やすために，注意してモニタリングする必要がある．◎ **BUN 59 mg/dL，Cr 3.4 mg/dL，UA 7.0 mg/dL**：いずれの値も基準値以上であり，

腎機能障害に伴い，糸球体濾過量の低下が今後さらに加速していくと考えられる．BUN/Cr が 17.4 であることから，腎機能低下に加えてたんぱく質摂取量も多いことが推測される．◎ eGFR 16.4 mL/分/1.73 m² : 糸球体濾過率は高度低下．CKD ステージは G4 になる．尿たんぱく質（3 +）であることからも，腎機能は著しく低下していると考えられ，尿毒症症状の管理によって，透析導入を遅らせることが重要である．◎ Na 143 mEq/L，K 4.9 mEq/L，P 3.9 mg/dL : いずれも基準値内である．しかし，K が基準値上限であり，たんぱく質の制限とともにカリウムを制限しながら，経過をモニタリングしていく必要がある．

c. 栄養診断 : 候補コードと選択した（下線）コード

【該当する栄養診断コード】NI-4.3 アルコール摂取量過剰，NI-5.10.2 ミネラル（ナトリウム）摂取量過剰，NC-2.2 栄養関連の検査値異常，NC-3.4 意図しない体重増加，**NB-1.3 食事・ライフスタイル改善への心理的準備不足**，NB-2.1 身体活動不足

【PES 報告】BUN，Cr が高値，eGFR の減少，尿たんぱく質（3 +），Ⅱ度高血圧，低アルブミン血症がみられることから，腎機能障害があるにもかかわらず，そのための食生活指導を受けてこなかったことを原因とする食事・ライフスタイル改善への心理的準備不足である．

C. 食事内容の設定

a. 栄養量の設定

(1) 標準体重 : 1.68 m × 1.68 m × 22 kg/m² = 62.0 kg

(2) エネルギー : 25 〜 35 kcal/kg 標準体重× 62.0 kg = 1,550 〜 2,170 kcal

　 BMI23 kg/m² であり，体重が増加していることから，<u>1,900 kcal</u> から経過をみていく．

(3) たんぱく質 : 0.6 〜 0.8 g/kg 標準体重× 62.0 kg = 37.2 〜 49.6 g

　 尿たんぱく質（3 +）の状態であり，BUN，Cr が上昇していることから，今回 <u>40 g</u> に設定する．

(4) 食塩 : 3 g 以上 6 g 未満

　 浮腫の状況と食欲低下に注意し，<u>6 g 未満</u>まで減らす．

(5) カリウム : 1,500 mg 以下

　 K の異常はないが，腎機能の低下に伴い上昇しやすく，エネルギー不足による異化亢進によっても上昇することから，血中カリウム値 5.5 mEq/L 未満を目標に，食事のエネルギーを確保しながら，カリウム制限を継続していく．

b. 食生活の指示

　尿毒症を予防するために，52 歳という年齢も考慮しながら，体たんぱく質の異化をきたさないよう，たんぱく質制限（0.6 〜 0.8 g/kg/日）を行い，適切なエネルギー投与を行う必要がある．高血圧や浮腫がある場合は，簡単にできる外食や漬物の頻度を見直す方向から調整を行う．また，カリウム値が 5.5 mEq/L 以上にならないよう，たんぱく質制限が維持できているか，果物や豆類，種実類，いも類，海藻類の摂取が多くないか，料理方法は適当であるかなどを随時確認していく必要がある．

D. 食品構成の作成

食品構成表

食品群（代表的な食品）	使用量（g）	エネルギー（kcal）	たんぱく質（g）	脂質（g）	カリウム（mg）
穀類（低たんぱく質ごはん）	480	742	0.3	2.6	0
いも類（じゃがいも）	25	27	0.4	0.0	54*
果実類（缶詰）	50	32	0.3	0.1	38
魚介類（たら）	60	43	8.5	0.1	210
肉類（にわとりひき肉）	60	103	8.8	6.6	150
卵類（鶏卵）	25	36	2.8	2.3	33
豆類（絹ごし豆腐）	50	28	2.7	1.6	75
乳類					
油脂類（調合油）	45	399	0.0	43.7	Tr
野菜類（トマト，レタス）　　（ほうれんそう，にんじんなど）	生 50　ゆで 300	62	2.2	0.1	620*
海藻，きのこ類（わかめ）	3	6	0.4	0.1	27
砂糖（上白糖）	10	39	0.0	0.0	0
みそ（淡色辛みそ）	10	18	1.1	0.6	38
エネルギー調整食品	350	0.3	3.7	6	0
合計		1535.3	31.2	63.8	1,245

＊茹でこぼした野菜でおおよその量を見積もったもの.

穀類：たんぱく質の制限がある場合には，体たんぱく質の崩壊を防ぐために十分なエネルギーが必要である．NPC/N 比（非たんぱく質カロリー/窒素比）が 300 〜 500 になるように，腎臓病治療のための治療用特殊食品などを使用する．穀類には，でんぷん製品やたんぱく質調整食品を使用する.

いも類：カリウム含量の高いいも類の摂取は，控えることが望ましいが，少量なら使用してもよい.

果実類：果物はビタミン，ミネラルのほか，たんぱく質を少量含むものがある．また，水分制限の厳しいときには，水分過剰にならないよう注意が必要となる．また，カリウムの多い生は避けて，シロップを含まない缶詰を使用するのがよい．バナナやキウイフルーツ，メロンなど，カリウムの多い生の果物の摂取は，特に摂取過剰とならないよう注意が必要である.

魚介類，肉類：アミノ酸スコアの高い良質の食品を中心に選択するとよい．動物性たんぱく質比率は，60%以上を目標にする．食塩や水分制限が厳しい場合には，加工食品は，できるだけ使用を控える．また，ハムやウインナー，ソーセージなどの食肉加工品には，リンを多く含むもの（食品添加物）があることから，注意が必要である.

乳類：全般的にリンを多く含み，たんぱく質，カリウムも含まれるので，あまり積極的には摂らないようにする.

油脂類：エネルギーを確保するために，脂質のエネルギー比率を 20 〜 25%になるように調整する．食塩制限が厳しい場合には，バターやマーガリンは無塩のものを使用する.

野菜類，藻類，きのこ類：野菜やきのこ類には必要なビタミンやミネラル，食物繊維が含まれるため，たんぱく質含量に注意して摂取する．野菜にはカリウムが多く含まれているので，水さらしをするか，茹でこぼすなど調理法を工夫することにより，カリウムを減らしていく.

エネルギー調整食品：たんぱく質を制限し，エネルギーを確保するため，低甘味ブドウ糖重合体製品（粉あめ），でんぷん製品などを利用し，無〜低たんぱく質含有量でエネルギー含有量の高い腎臓病治療のための治療用特殊食品を使用すると調整がしやすくなる.

E. 食品構成に基づいた献立例

	料理名・食品番号・食品名	可食部（g）	エネルギー（kcal）	たんぱく質（g）	脂質（g）	カリウム（mg）	食塩相当量（g）
	ごはん						
	低たんぱく質ごはん	160	247	0.1	0.9	0	0.0
	豆腐の野菜あんかけ						
	04033 絹ごし豆腐	50	28	2.7	1.6	75	0.0
	11230 にわとり ひき肉	10	17	1.5	1.1	25	0.0
	08014 乾しいたけ ゆで	(1→)6	2	0.1	0.0	12	0
	06212 にんじん	20	7	0.1	0.0	60	0.0
	06278 糸みつば	5	1	0.0	0.0	25	0.0
	14006 調合油	2	18	0.0	1.9	Tr	0.0
	17007 こいくちしょうゆ	5	4	0.3	0.0	20	0.7
	17021 かつお・昆布だし	40	1	0.1	Tr	25	0.0
朝	**キャベツサラダ**						
	06062 キャベツ ゆで	(40→)36	7	0.2	0.0	33	0
	09041 乾燥わかめ 素干し 水戻し	(1→)6	1	0.1	0.0	16	0.0
	07035 うんしゅうみかん 缶詰	50	32	0.3	Tr	38	0.0
	14001 オリーブ油	7	63	0.0	6.9	0	0.0
	17015 穀物酢	5	1	0.0	0.0	0	0.0
	17012 食塩	0.5	0	0.0	0.0	1	0.5
	みそ汁						
	02063 じゃがいも	20	10	0.3	Tr	84	0.0
	06032 オクラ 果実 生	20	5	0.3	0.0	52	0.0
	06103 しょうが	1	0	0.0	0.0	3	0.0
	17046 米みそ 赤色辛みそ	10	18	1.1	0.5	44	1.3
	ゼリー						
	マクトンプチゼリー	25	50	0.0	0.4	1	0.0
	ごはん						
	低たんぱく質ごはん	160	266	0.1	0.8	1	0.0
	鶏肉のマリネ						
	11216 にわとり もも	40	51	7.4	1.7	88	0.0
	14006 調合油	2	18	0.0	1.9	Tr	0.0
	06153 たまねぎ	10	3	0.1	Tr	15	0.0
	06239 パセリ	0.5	0	0.0	0.0	5	0.0
	14001 オリーブ油	7	63	0.0	6.9	0	0.0
	17015 穀物酢	5	1	0.0	0.0	0	0.0
	16010 ぶどう酒 白	5	4	0.0	Tr	3	0.0
	06182 赤色トマト	20	4	0.1	0.0	42	0.0
昼	06312 レタス	15	2	0.1	Tr	30	0.0
	なすのごまあえ						
	06192 なす ゆで	(60→)60	10	0.4	Tr	108	0
	05017 ごま 乾	2	12	0.4	1.1	8	0.0
	17007 こいくちしょうゆ	5	4	0.3	0.0	20	0.7
	17021 かつお・昆布だし	1	0	0.0	Tr	1	0.0
	クッキー						
	マクトンクッキー	9.3	50	0.3	2.8	4	0.0
	紅茶						
	16044 紅茶 浸出液	150	2	0.2	0.0	12	0.0
	03015 粉あめ	35	139	0.0	0.0	Tr	0.0
	13015 クリーム 乳脂肪・植物性脂肪	3	12	0.1	1.2	2	0.0
	ドライカレー						
	低たんぱく質ごはん	160	266	0.1	0.8	1	0.0
	12004 鶏卵	25	36	2.8	2.3	33	0.1
	06153 たまねぎ	25	8	0.2	Tr	38	0.0
	06245 青ピーマン	15	3	0.1	0.0	29	0.0
夕	06103 しょうが	2	1	0.0	0.0	5	0.0
	14001 オリーブ油	13	116	0.0	12.9	0	0.0
	17075 ガーリックパウダー 食塩無添加	0.5	2	0.1	0.0	2	0.0
	17061 カレー粉	0.5	2	0.1	0.1	9	0.0
	17012 食塩	0.5	0	0.0	0.0	1	0.5
	たらのムニエル						
	10205 まだら	60	43	8.5	0.1	210	0.2

	料理名・食品番号・食品名	可食部（g）	エネルギー（kcal）	たんぱく質（g）	脂質（g）	カリウム（mg）	食塩相当量（g）
	17012　食塩	0.3	0	0.0	0.0	0	0.3
	02034　じゃがいもでん粉	5	17	0.0	0.0	2	0.0
	14018　無発酵バター　食塩不使用バター	5	36	0.0	3.9	1	0.0
	06011　さやいんげん　ゆで	(30→)30	8	0.4	0.1	81	0
	06215　にんじん　ゆで	(20→)17	5	0.1	0.0	41	0.0
	もやしのピーナッツ和え						
夕	06290　ブラックマッペもやし　ゆで	(60→)50	7	0.4	Tr	6	0
	05037　ピーナッツバター	6	36	1.2	2.9	39	0.1
	17007　こいくちしょうゆ	6	5	0.4	0.0	23	0.9
	17021　かつお・昆布だし	4	0	0.0	Tr	3	0.0
	ワインかん						
	16011　ぶどう酒　赤	15	10	0.0	Tr	17	0.0
	09027　角寒天	0.7	1	0.0	0.0	0	0.0
	03003　上白糖	6	23	0.0	0.0	0	0.0
	03015　粉あめ	20	79	0.0	0.0	Tr	0.0
	合計		1,610	31.0	51.9	1,394	5.3

F. 症例2（課題症例）

症例2の栄養管理計画を作成し，その指示を満たした献立をたてる．また栄養食事指導の内容も検討する．

患者氏名	A. H.	生年月日	19XX年10月6日（47歳）	性別	女性	家族構成・家族歴
職業	会社員					
主訴	倦怠感（＋）掻痒感（＋）					
主病名	慢性腎不全					
既往歴	肥満，高血圧，脂質異常症					
薬剤の服用	エナラプリルマレイン酸，プラバスタチン					
						夫（50歳），娘（22歳）と同居
臨床所見（空腹時）	**身長** 157 cm，**体重** 65 kg，**血圧** 150/90 mmHg	**TP** 7.6 g/dL，**Alb** 4.5 g/dL，**TG** 160 mg/dL，**TC** 300 mg/dL，**BUN** 34 mg/dL，**Cr** 1.4 mg/dL，**eGFR** 32.9 mL/分/1.73 m^2，**UA** 6.5 mg/dL，**Na** 145 mEq/L，**K** 6.0 mEq/L，**P** 3.7 mg/dL，**尿たんぱく質**（1＋），**尿糖**（−），**潜血**（1＋）					
現病歴と経緯	若いころから体重が増え続け，体重が12 kg増加している．2年前より定期健診で高血圧を指摘され，薬を飲んでいた．その後，体調が徐々に悪くなるうえ，倦怠感を感じるようになり，その後の受診で尿たんぱく質と潜血反応が（1＋）であることがわかった．そして，近医から慢性腎臓病の疑いを指摘され，腎臓専門医に紹介された．喫煙は1日5本しか吸わないが，やめることはできない．現在は，通勤時間に時間がかかり，また，体を動かすことは好まないので，運動する習慣はほとんどない．					
食事摂取状況と生活スタイル	遠距離通勤のため，朝食はほとんど食べず，昼は毎日外食をしている．昼はからあげ定食や豚骨ラーメンなどの定食や麺類が多い．いつも汁をすべて飲み干し，主食や漬物はしっかり食べる．飲酒はないが，夕食後に約250～300 kcalの果物やシュークリームなどのスイーツを食べる習慣がある．これまで調理の経験はほとんどない．患者への聞き取りから，普段のエネルギー摂取量は，2,200 kcal程度，たんぱく質は80 g程度，食塩摂取量は12 g程度．					

G. 発展課題（調理実習）

作成した献立を調理する．同一の代表的な献立を調理してもよい．たんぱく質制限を行った献立を実際に調理することで，より理解を深める．

3.14 糖尿病腎症患者の栄養管理

A. 症例1

患者氏名	E. G.		生年月日	19XX 年 9 月 20 日 (57 歳)		性別	男性
職業	会社員（事務職）						
主訴	全身倦怠感，体重減少						
主病名	糖尿病腎症，増殖前網膜症						
既往歴	糖尿病，高血圧						
薬剤の服用	グリメピリド，カンデサルタンシレキセチル，シルニジピン，シロスタゾール， ポリスチレンスルホン酸カルシウム						
臨床所見 （空腹時）	**身長** 163 cm，**体重** 61 kg（20 歳時の体重 60 kg，最高体重 75 kg（39 歳頃），1 か月前体重 62.5 kg），**血圧** 128/79 mmHg			**TP** 6.8 g/dL，**Alb** 3.8 g/dL，**HbA1c** 7.4%，**TG** 138 mg/dL，**HDL-C** 36 mg/dL，**LDL-C** 111 mg/dL，**BUN** 39.0 mg/dL，**Cr** 3.8 mg/dL，**eGFR** 14 mL/ 分 /1.73 m²，**K** 4.9 mEq/L			
現病歴と経緯	18 年前より他院で，糖尿病・高血圧の服薬治療を行っていた．栄養指導を受けたが，転勤で仕事が忙しくなったためにあまり食事に気を使っていなかった．7 年前より糖尿病腎症の治療開始となり，再度栄養指導を受けたが，たんぱく質と食塩の制限は十分には守れなかった．しばらくは Cr が 1.8 ～ 2.1 mg/dL の間で推移していたが，最近除々に Cr 値が上昇している．同時に倦怠感，体重減少がみられるために，精査および治療のため入院となった．糖尿病網膜症や動脈硬化症も指摘された．今後は，食事管理に気を使い透析導入を避けたいと思っている．						
食事摂取状況と生活スタイル	食事時間は規則正しく，朝食はパン食，昼食は妻の手作り弁当，夕食は和食と焼酎の水割り 2 杯を飲んでいる．週に 3 日ほど仕事の付き合いで外食する機会があり，そのときはたんぱく質と食塩制限の遵守が難しく酒量も増える．間食はほとんどしない．普段の食事は 1,800 kcal 程度，たんぱく質約 80 g，食塩 8 ～ 10 g であるが，外食の日は，たんぱく質 100 g 以上，食塩 10 g 以上は摂取している．						

家族構成・家族歴

65 糖尿病，脳梗塞で死亡
57 54
29 27
3 1

□男，○女，■男本人，△性別不明
黒ぬりは死亡，▨ は同居を表す

B. 症例の栄養評価

a. 典型的なことがらおよび特徴的な症状

①糖尿病発症から 15 年以上経過している，②全身倦怠感と体重減少がある，③網膜症や動脈硬化などさまざまな合併症がみられる．

b. 臨床検査値などの評価

◎**栄養素等摂取状況**：たんぱく質と食塩の制限が必要であるにもかかわらず，現在の摂取量たんぱく質 80 ～ 100 g，食塩 10 g 以上は過剰である．◎**体重 61 kg**：BMI 23.0 より普通体重と判定される．20 歳時の体重とさほど変化はないが，最高体重 75 kg（BMI 28.2）は肥満（1 度）であり，体重の増減が大きい．◎**TP 6.8 g/dL，Alb 3.8 g/dL**：基準範囲内であるが，下限値ぎりぎり．最近，体重減少もあり栄養状態良好とはいえない．◎**TG 138 mg/dL，HDL-C 36 mg/dL，LDL-C 111 mg/dL**：ほぼ基準範囲．エネルギー代謝には問題がない．◎**BUN 39.0 mg/dL，Cr 3.8 mg/dL，eGFR 14 mL/ 分 /1.73 m²**：糖尿病腎症 4 期であり，厳格なたんぱく質コントロール，食塩制限が必要な時期である．とくに eGFR 14 mL/分 /1.73 m² は極めて腎機能が低下しており，透析のことを考えなければならない時期でもある．◎**HbA1c**

7.4%：合併症予防のため血糖コントロールの目標値 7.0%から考えると，もう少し下がるとよい．◎ K 4.9 mEq/L：基準範囲の上限である．腎機能は著しく低下しており，いずれ高値になると予測されるため，観察が必要である．

c. 栄養診断：候補コードと選択した（下線）コード

【該当する栄養診断コード】**NI-5.7.2 たんぱく質摂取量過剰**, NI-5.10.2 ミネラル（ナトリウム）摂取量過剰, NC-3.2 意図しない体重減少, NB-1.3 食事・ライフスタイル改善への心理的準備不足

【PES 報告】意図しない体重減少と倦怠感，Cr の上昇が認められることから，腎機能低下にあわない食事内容を続けていることを原因とする，たんぱく質摂取量過剰である．

C. 食事内容の設定

a. 栄養量の設定（糖尿病腎症第 4 期）

(1) 標準体重：$1.63 \, m \times 1.63 \, m \times 22 \, kg/m^2 = 58.5 \, kg$

(2) エネルギー：$25 \sim 35 \, kcal/kg$ 標準体重 $\times 58.5 \, kg = 1{,}463 \sim 2{,}047 \, kcal$

　仕事はデスクワーク中心で活動量も多くない．また体重は現状維持でよいと考えられる．よって，$1{,}463 \sim 2{,}047 \, kcal$ の範囲から 1,800 kcal と設定する．ただし，体重減少が続けばエネルギー不足が考えられるので再検討が必要となる．

　エネルギー摂取量の $60 \sim 70\%$ は炭水化物より摂取し，ショ糖，果糖などの単純糖質よりも多糖類でたんぱく質の少ないでんぷん製品や治療用特殊食品の利用をすすめる．

(3) たんぱく質：$0.6 \sim 0.8 \, g/kg$ 標準体重 $\times 58.5 \, kg = 35.1 \sim 46.8 \, g$

　厳しいたんぱく質制限が必要な時期であり，40 g とする．

(4) 脂質：$1{,}800 \, kcal \times 25\% / 9 \, kcal = 50 \, g$

　脂質の割合は，動脈硬化性疾患予防のためにエネルギー摂取量の 25%程度とし，植物性もしくは魚油を中心に 50 g 程度とする．

(5) カリウム：糖尿病腎症第 4 期では，カリウム 1,500 mg の制限が必要であるが，本症例は血清カリウム値が基準値上限程度なので，厳しい制限は行わず，2,000 mg 以下とする．血清カリウム値は，腎機能低下に伴い上昇しやすいため血清カリウム値には注意が必要である．

(6) 食塩：厳しい食塩制限が必要であり，浮腫や高血圧を抑制するため，1 日 6 g 未満とする．

b. 食生活の指示

　食事時間は，現在も規則正しいので継続する．厳格な食事療法が必要な時期であり計量は必ず行い，食塩制限に関しても厳格に行う．また，これまで糖尿病の食事療法ではエネルギー制限を指導されていたが，糖尿病腎症では，今までよりエネルギー量が多くなるので，十分な説明が必要である．エネルギー不足は腎機能悪化につながるため，低たんぱく質食品，でんぷん類の利用をすすめる．カリウム制限があるため，いも類，果物，海藻類の摂取量制限，生野菜は水にさらす，茹でこぼすなどの工夫が必要である．

D. 食品構成の作成

例である．さまざまな食品構成例をディスカッションすることが望ましい．

分類		単位	炭水化物 (g)	たんぱく質 (g)	脂質 (g)
表1	A	8	148	12	0
	B				
	C				
	特殊	4	80	0.4	0
表2		1	19	1	0
表3	A	2	2	10	12
	B	1.5	1.5	12	7.5
	C				
表4					
表5	A	3	0	0	27
	B				
表6		1.2	16.8	4.8	1.2
調味料		0.8			
エネルギー調整食品		1			
合計*		22.5	267.3	40.2	47.7

A，B，C はたんぱく質含有量の区分で，A → B → C の順で多くなる．
＊エネルギー調整食品の炭水化物 (g)，たんぱく質 (g)，脂質 (g) を含まず．

表1（穀類，いも，炭水化物の多い野菜と種実，豆（大豆を除く））：食物繊維を含みエネルギー源なので必要量は確保する．でんぷん製品や治療用特殊食品などのたんぱく質調整食品を利用する．

表2（くだもの）：糖質，ビタミン，ミネラル，食物繊維を含むが，カリウム制限があるので指示内に収まるように摂取量と種類に注意する．特にバナナ，メロン，キウイフルーツはカリウムを多く含む．

表3（魚介，大豆とその製品，卵，チーズ，肉）：指示量が少量なため良質たんぱく質を選択し必ず計量する．

表4（牛乳と乳製品（チーズを除く））：たんぱく質を含むため量は指示範囲内とする．表3の単位配分を増やす場合は，表4は0単位になっても仕方ない．

表5（油脂，脂質の多い種実，多脂性食品）：エネルギー補給のため25％のエネルギーを植物油，魚油を中心に確保する．

表6（野菜（炭水化物の多い一部の野菜を除く），海藻，きのこ，こんにゃく）：野菜の中にはたんぱく質の多いものがあり，注意が必要である．また，カリウム制限がある場合は，水さらしをするか茹でこぼすなど調理法に工夫が必要となる．

エネルギー調整食品：エネルギー確保のため，治療用特殊食品（でんぷん類，油脂，粉，もち，麺類，ゼリー類，飲料，菓子）などのエネルギー調整食品の利用がすすめられる．

E. 食品構成に基づいた献立例

	料理名・食品番号・食品名	可食部(g)	表1	表2	表3	表4	表5	表6	調味料	エネルギー調整食品	エネルギー(kcal)	たんぱく質(g)	カリウム(mg)	食塩相当量(g)
朝	**低たんぱく質パン**													
	ゆめベーカリーたんぱく質調整丸パン	100	2.9								292	0.4	17	0.1
	14020 マーガリン 家庭用 有塩	10							1		72	0	3	0.1
	サラダ													
	06361 レタス 水耕栽培	20						*			3	0.1	52	0
	06008 アスパラガス ゆで	(20→)19						*			5	0.3	49	0
	06182 赤色トマト	30						*			6	0.2	63	0
	12004 鶏卵	25			0.5						36	2.8	33	0.1
	17149 乳化液状ドレッシング フレンチドレッシング	10							1		38	0	0	0.6
	果物													
	07012 いちご	50		0.2							16	0.4	85	0
	07097 パインアップル	45		0.3							24	0.2	68	0
	紅茶													
	16044 紅茶 浸出液	150									2	0.2	12	0
	03015 粉あめ	20								1	79	0	Tr	0
昼	**精進揚げ丼**													
	01088 精白米 うるち米	200	4								312	4	58	0
	06215 にんじん ゆで	(10→)9						*			3	0.0	22	0.0
	06153 たまねぎ	40						*			13	0.3	60	0
	06085 ごぼう ゆで	(10→)9						*			5	0.1	19	0
	08028 まいたけ	20						*			4	0.2	46	0
	06093 ししとう	20						*			5	0.3	68	0
	01025 プレミックス粉 天ぷら用	10	0.5								34	0.8	16	0.1
	14006 調合油	10					1				89	0	Tr	0
	17007 こいくちしょうゆ	9									7	0.5	35	1.3
	16025 みりん	6							0.2		14	0	0	0
	のっぺい汁													
	11221 にわとり もも 皮つき	20			0.5						38	3.4	58	0
	04039 生揚げ	30			0.5						43	3.1	36	0
	06135 だいこん ゆで	(30→)26						*			4	0.1	55	0
	06215 にんじん ゆで	(10→)9						*			3	0.0	22	0.0
	08014 乾しいたけ ゆで	(2→)11						*			4	0.2	22	0
	06228 こねぎ	5						*			1	0.1	16	0
	17021 かつお・昆布だし	130									3	0.3	82	0.1
	17012 食塩	0.8									0	0	1	0.8
	17007 こいくちしょうゆ	1									1	0.1	4	0.1
	02034 じゃがいもでん粉	2	0.1								7	0	1	0
	果物													
	07148 りんご	75		0.5							40	0.1	90	0
	牛乳													
	13003 普通牛乳	120				1					73	3.6	180	0.1
夕	**ごはん**													
	01088 精白米 うるち米	200	4								312	4	58	0
	たちうお照り焼き													
	10198 たちうお	60			2						143	8.8	174	0.1
	17007 こいくちしょうゆ	5									4	0.3	20	0.7
	16025 みりん	3							0.1		7	0	0	0
	06095 しそ	1						*			0	0	5	0
	なべしぎ													
	06192 なす ゆで	(60→)60						*			10	0.4	108	0
	06245 青ピーマン	30						*			6	0.2	57	0
	14006 調合油	5					0.5				44	0	Tr	0
	17045 米みそ 淡色辛みそ	8							0.2		15	0.9	30	1
	03003 上白糖	2							0.1		8	0	0	0
	16001 清酒 普通酒	1									1	0	0	0
	トマトおろしあえ													
	06182 赤色トマト	30						*			6	0.2	63	0
	06367 だいこん おろし	(60→)11						*			3	0.1	21	0.0

	料理名・食品番号・食品名	可食部(g)	表1	表2	表3	表4	表5	表6	調味料	エネルギー調整食品	エネルギー(kcal)	たんぱく質(g)	カリウム(mg)	食塩相当量(g)
夕	06228　こねぎ	5						*			1	0.1	16	0
	17015　穀物酢	6									2	0	0	0
	17012　食塩	0.4									0	0	0	0.4
	03003　上白糖	3							0.2		12	0	0	0
	合計		11.5	1	3.5	1	3.5	1.2	0.8	1	1,850	36.8	1,825	5.6

＊野菜 1 単位 300 g が朝・昼・夕食に適宜使用されていることを示す.

F. 症例 2（課題症例）

　症例 2 の栄養管理計画を作成し，その指示を満たした献立をたてる．また栄養食事指導の内容も検討する．なお，食品構成と献立は低たんぱく質食品を使わないものも作成する．

患者氏名	O. S.	生年月日	19XX 年 7 月 10 日（54 歳）	性別	男性	家族構成・家族歴
職業	建築業（社長）					
主訴						
主病名	糖尿病腎症，増殖前網膜症					
既往歴	糖尿病，高血圧					
薬剤の服用	グリメピリド，メトプロロール酒石酸塩，カンデサルタンシレキセチル，アスピリン					2 人家族，妻 53 歳，父は心筋梗塞で死去
臨床所見（空腹時）	**身長** 169 cm, **体重** 79 kg（20 歳時の体重 72 kg，最高体重 96 kg（34 歳ころ），1 か月前体重 79 kg），**血圧** 148/89 mmHg	**TP** 6.4 g/dL, **Alb** 3.8 g/dL, **HbA1c** 8.3%, **TG** 188 mg/dL, **HDL-C** 37 mg/dL, **LDL-C** 122 mg/dL, **BUN** 26.1 mg/dL, **Cr** 1.58 mg/dL, **eGFR** 51 mL/分/1.73 m², **K** 4.8 mEq/L, 持続たんぱく質尿あり				
現病歴と経緯	建築業の社長となってから，接待が多くなり運動不足と遅い夕食のために体重が急激に増加した．34 歳のとき 96 kg となり倦怠感が出現し近医を受診したところ，糖尿病・高血圧の指摘を受けて服薬治療が開始となった．そのときに栄養指導を受け，妻の協力により 1 年間で 15 kg 減量したが，1 日に 40 本吸うたばこは禁煙できなかった．その後も，接待や仕事上のストレスが続き，HbA1c は 8 ～ 9%台で推移し，入院も経験した．父親が 2 年前に心筋梗塞のため他界したにもかかわらず，病識が低く治療に対しても積極的ではないため，教育入院がすすめられた．					
食事摂取状況と生活スタイル	朝食は欠食し，昼食は妻の手作り弁当，夕食は週のうち 5 日は接待があり，ビール大瓶 2 本とつまみ程度にして深夜帰宅後にお茶づけ，ラーメンなどを食べていた．野菜の摂取量は少なく，果物，牛乳は摂取していなかった．間食は，甘い菓子は食べないが，せんべいやピーナッツは好物で毎日食べていた．患者への聞き取りから，普段のエネルギー摂取量は 2,400 kcal 程度，たんぱく質は 90 g 程度，食塩は 15 g 程度．					

3. 15 人工透析患者の栄養管理

A. 症例 1

患者氏名	K. S.	生年月日	19XX 年 12 月 18 日 (62 歳)	性別	男性	家族構成・家族歴
職業	無職					
主訴	発熱（38.5℃）および倦怠感（2+）					
主病名	糖尿病性腎症					
既往歴	糖尿病，脳血栓					
薬剤の服用	シタグリプチンリン酸塩水和物，アラセプリル					□男，○女，□男本人，▨は同居を表す
臨床所見 （空腹時）	身長 165 cm，体重 70 kg（DW：dry weight 67 kg）， 血圧 180/95 mmHg， 脈拍 60/分	TP 5.2 g/dL，Alb 2.9 g/dL，FBS 235 mg/dL，HbA1c 8.0%，BUN 92.6 mg/dL，Cr 7.4 mg/dL，eGFR 8.0 mL/分/1.73 m²，Na 141.0 mEq/L，K 4.7 mEq/L，P 4.5 mg/dL，尿量 約300 mL/日，尿たんぱく質（2+），尿糖（2+），潜血（+/−）				
現病歴と経緯	40 歳ころから糖尿病を指摘されていたが放置していた．ピーク時の体重は 10 年前に 85 kg であった．4 年前に人間ドックにて脳血栓を指摘され，大学病院を受診し，その際，糖尿病腎症と診断された．その当時，Cr は 8.0 mg/dL であった．1 年前に当院腎臓内科を受診し，糖尿病の食事指導を受け血糖と血圧コントロールの両方を行ったが不良であった．このたび，eGFR が 8.0 mL/分/1.73 m² と低下したため血液透析の導入となり，シャント造設を行い，週 3 回の維持透析施行となった．					
食事摂取状況と生活スタイル	現在は無職であるが，以前は会社役員として，会合や外食が頻繁にあった．仕事柄，アルコール摂取は多かった（日本酒換算で 3 合程度/日）．昼食も外食が多く，ラーメン大盛や麺類と丼物の組み合わせを好んで選んでいた．この時期の推定栄養量は，エネルギー 2,600 kcal，たんぱく質 95 g/日，炭水化物 400 g/日程度で，現在もあまり変わっていない．大学病院受診後，栄養指導を受けたが，60 歳の定年までは，同様の生活が続いた．定年後，栄養指導に基づき，たんぱく質制限（65 g/日）を行っていたが，炭水化物は気にせず摂取していた．					

B. 症例の栄養評価

a. 典型的なことがらおよび特徴的な症状

①糖尿病治療を放置，②暴飲暴食，③外食が多い．

b. 臨床検査値などの評価

◎**栄養素等摂取状況**：適切な量が 1,800 kcal であるのに対し，現在の摂取量は，たんぱく質は守られているものの 2,600 kcal と多く，摂取量過剰である．◎**体重 70 kg（DW 67 kg）**：BMI 24.6 kg/m² であるが，透析導入となっているため低エネルギーとすることには注意が必要である．しばらくは，このDW の維持を目標とし，DW を透析時基本体重として除水の目標とする．◎**血圧 180/95 mmHg**：高度の高血圧がみられるため，食塩量の制限を行いつつ，透析時の急激な血圧低下に注意をしながら観察する．◎**TP 5.2 g/dL，Alb 2.9 g/dL**：アルブミンの低下を認めており，適切なエネルギーコントロールとたんぱく質摂取が必要となる．◎**BUN 92.6 mg/dL，Cr 7.4 mg/dL，eGFR 8.0 mL/分/1.73 m²**：末期腎不全（ESRD）の状態であり，透析導入となっている．◎**FBS 235 mg/dL，HbA1c 8.0%**：血糖コントロールがされていない．エネルギー確保と血糖コントロールの両方を調整しながら．炭水化物の量を設定する．◎**Na 141.0 mEq/L，K 4.7 mEq/L，P 4.5 mg/dL**：リンが基準値を超えている．高リン血症は透析療法患者にみられるさまざ

な合併症を引き起こす原因となるので注意が必要である．食事由来のリンを制限する．◎尿量 300 mL/日：乏尿の状態であり，今後の尿量により摂取水分量の設定を検討する必要があり，尿量が少なくなるに従って，水分摂取量を厳しく制限する必要がある．

c. 栄養診断：候補コードと選択した（下線）コード

【該当する栄養診断コード】NI-1.3 エネルギー摂取量過剰，NI-2.2 経口摂取量過剰，NI-4.3 アルコール摂取量過剰，NI-5.8.2 炭水化物摂取量過剰，NC-2.2 栄養関連の検査値異常，NC-3.2 意図しない体重減少，NB-1.3 食事・ライフスタイル改善への心理的準備不足，**NB-2.3 セルフケアの管理能力や熱意の不足**

【PES 報告】エネルギー摂取が 800 kcal の過剰および炭水化物およびアルコールの摂取過多がみられ，血糖コントロールの不良，腎機能の低下がみられることから，栄養食事指導を受けたにもかかわらず，食事療法にかかわる食物・栄養関連の知識不足を原因とする，セルフケアの管理能力や治療に対する熱意の不足である．

C. 食事内容の設定

a. 栄養量の設定

(1) 標準体重：1.65 m × 1.65 m × 22 kg/m^2 = <u>59.9 kg</u>

(2) エネルギー：30 ～ 35 kcal × 59.9 kg = 1,797 ～ 2,096 kcal

　血糖コントロールのことを考えて，<u>1,800 kcal</u> とする

(3) たんぱく質：0.9 ～ 1.2 g/ 標準体重（kg）= 53.9 ～ 71.9 g

　低アルブミン血症を呈していることから 70 g とするが，たんぱく質の摂取は尿素の産生の増加と，リンの増加にもつながることから，血液検査の値をみながら適宜調整する．

(4) 食塩：6 g/日未満とする．高血圧もあるので，<u>できれば 5 g/日以下</u>とする．

(5) カリウム：<u>2,000 mg/日以下</u>とする

(6) 水分：できるだけ少なくする．

　中 2 日間の透析で DW 5%までの体重増加なら除水可能として，1.1 kg/ 日（1,100 mL/日）の増加は可能となる．1 日に排水される水分として，尿 300 mL，便 100 mL，不感蒸泄 900 mL，また，代謝上産生される水分（代謝水）を 300 mL とすると，摂取できる水分は 2,100 mL となる．たとえば，飲水を 900 mL とすれば，食事中の水分は <u>1,200 mL</u> と設定できる．この設定は尿量によって変更していく．

(7) リン：摂取たんぱく質 70 g × 15 mg = 1,050 mg 以下

　できるだけ少なくなるよう制限する．

b. 食生活の指示

　透析時の食事内容は，腎不全保存期の食事内容とは異なることから，十分な説明が必要となる．たんぱく質の制限（0.6 ～ 0.8 g/kg 体重/日）から，適正なたんぱく質量の摂取（1.0 ～ 1.2 g/kg/日）となる．水分コントロールは重要となり，できるだけ少なくなるように調整する．リン，カリウム，食塩については，これまでどおり制限量に注意が必要である．

D. 食品構成の作成

食品構成表

食品群（代表的な食品）	使用量 (g)	エネルギー (kcal)	水分 (g)	たんぱく質 (g)	脂質 (g)	カリウム (mg)	リン (mg)
穀類（ごはん）	450	702	270.0	9.0	0.9	131	153
（小麦粉）	30	105	4.2	2.3	0.4	33	18
いも類							
果実類（りんご）	50	27	42.1	0.1	Tr	60	6
魚介類（しろさけ）	130	161	94.0	24.6	4.8	455	312
肉類（にわとりもも皮つき）	130	247	89.1	22.1	17.6	377	221
卵類（鶏卵）	60	85	45.0	6.8	5.6	78	102
豆類（木綿豆腐）	50	37	43.0	3.4	2.3	55	44
乳類							
油脂類（調合油）	30	267	0.0	0.0	29.2	Tr	Tr
野菜類（トマト，レタス）	生 50	62	277.5	2.2	0.1	620	76
（ほうれんそう，にんじんなど）	ゆで 300						
藻類，きのこ類	少々						
砂糖（上白糖）	10	39	0.1	0.0	0.0	Tr	Tr
みそ（淡色辛みそ）	10	18	4.5	1.1	0.6	38	17
調理水			50.0				
合計		1,750	919.5	71.6	61.5	1,847	949

穀類：適正なエネルギー確保（30〜35 kcal/kg）に必要な摂取量とする．水分制限がある場合は，パンとすることも可能であるが，食塩量に注意が必要となる．

いも類：いも類にはカリウムが多く含まれているため，使用量には注意が必要である．

果実類：カリウムを多く含むため，生食はできる限り避ける必要がある．缶詰の使用も可能だか，シロップは使用しない．

魚介類，肉類，卵類：良質なたんぱく質（動物性たんぱく質）を摂取するように心がける．リンを多く含む食肉加工品は控えるようにする．

乳類：乳類・乳製品にはリンが多く含まれていることから，積極的な摂取は控えるようにする．

油脂類：油脂は 1 g で 9 kcal と効率的にエネルギーを確保できる．飽和脂肪酸，不飽和脂肪酸のバランスを考慮し使用する．

野菜類，藻類，きのこ類：野菜類はカリウムを多く含むため，生食を避ける．包丁で細かく切って水にさらすか，茹でこぼしてカリウムを流出させ，含有量を減らして摂取することが望ましい．海藻やキノコ類はカリウムが抜けにくいので大量の摂取は控える．

エネルギー調整食品：水分・カリウム・リンなどの制限があるため，食事のみでのエネルギー確保が困難な場合，たんぱく質，食塩などを制限したエネルギー調整食品を使用することも可能である．

E. 食品構成に基づいた献立例

	料理名・食品番号・食品名	可食部 (g)	エネルギー (kacl)	水分 (g)	たんぱく質 (g)	脂質 (g)	カリウム (mg)	リン (mg)	食塩相当量 (g)
	ごはん								
	01088　精白米　うるち米	150	234	90.0	3.0	0.3	44	51	0.0
	ツナオムレツ								
朝	10264　まぐろ　缶詰	30	84	16.8	4.6	6.5	57	81	0.3
	06155　たまねぎ　ゆで	(15→)13	4	11.9	0.1	Tr	14	3	0
	12004　鶏卵	60	85	45.0	6.8	5.6	78	102	0.2
	17012　食塩	0.3	0	0.0	0.0	0.0	0	0	0.3

	料理名・食品番号・食品名	可食部 (g)	エネルギー (kacl)	水分 (g)	たんぱく質 (g)	脂質 (g)	カリウム (mg)	リン (mg)	食塩相当量 (g)
	14006　調合油	3	27	0.0	0.0	2.9	Tr	Tr	0.0
	野菜ソテー								
	11129　ぶた　ばら　脂身つき	20	73	9.9	2.6	7.0	48	26	0.0
	06062　キャベツ　ゆで	(50→)45	9	42.2	0.3	0.0	41	9	0
	06215　にんじん　ゆで	(10→)9	3	8.1	0.0	0.0	22	2	0.0
	06245　青ピーマン	10	2	9.3	0.1	0.0	19	2	0.0
	14006　調合油	2	18	0.0	0.0	1.9	Tr	Tr	0.0
	17012　食塩	0.5	0	0.0	0.0	0.0	0	0	0.5
朝	17065　こしょう　白黒混合	0.01	0	0.0	0.0	0.0	0	0	0.0
	中華風和え								
	09041　乾燥わかめ　素干し　水戻し	(2→)12	3	10.8	0.2	0.0	31	6	0.1
	06290　ブラックマッペもやし　ゆで	(50→)42	5	40.2	0.3	Tr	5	7	0
	14002　ごま油	1	9	0.0	0.0	1.0	Tr	0	0.0
	17012　食塩	0.1	0	0.0	0.0	0.0	0	0	0.1
	06172　とうがらし　乾	0.01	0	0.0	0.0	0.0	0	0	0.0
	デザート								
	07067　グレープフルーツ　缶詰	50	30	41.1	0.3	Tr	55	5	0.0
	ごはん								
	01088　精白米　うるち米	150	234	90.0	3.0	0.3	44	51	0.0
	サケのバター焼き								
	10134　しろさけ　切り身	80	99	57.8	15.1	3.0	280	192	0.2
	17012　食塩	0.3	0	0.0	0.0	0.0	0	0	0.3
	17065　こしょう　白黒混合	0.01	0	0.0	0.0	0.0	0	0	0.0
	01015　薄力粉　1等	5	17	0.7	0.4	0.1	6	3	0.0
	14017　有塩バター	3	21	0.5	0.0	2.2	1	0	0.1
	付け合わせ								
	06008　アスパラガス　ゆで	(20→)19	5	17.5	0.3	0.0	49	12	0
	06215　にんじん　ゆで	(10→)9	3	8.1	0.0	0.0	22	2	0.0
昼	17001　ウスターソース	5	6	3.1	0.0	Tr	10	1	0.4
	酢の物								
	06087　こまつな　ゆで	(50→)44	6	41.4	0.6	0.0	62	20	0
	10376　かに風味かまぼこ	30	27	22.7	3.4	0.1	23	23	0.7
	03003　上白糖	3	12	0.0	0.0	0.0	0	Tr	0.0
	17015　穀物酢	5	1	4.7	0.0	0.0	0	0	0.0
	17012　食塩	0.1	0	0.0	0.0	0.0	0	0	0.1
	さやいんげんのピーナッツ和え								
	06011　さやいんげん　ゆで	(30→)28	7	25.7	0.3	0.1	76	12	0
	17065　こしょう　白黒混合	0.01	0	0.0	0.0	0.0	0	0	0.0
	05037　ピーナッツバター	5	30	0.1	1.0	2.4	33	19	0.0
	03003　上白糖	5	20	0.0	0.0	0.0	0	Tr	0.0
	17012　食塩	0.1	0	0.0	0.0	0.0	0	0	0.1
	ごはん								
	01088　精白米　うるち米	150	234	90.0	3.0	0.3	44	51	0.0
	ポークソテー								
	11131　豚　もも　皮下脂肪なし	90	124	64.1	16.2	4.9	324	189	0.1
	17012　食塩	0.1	0	0.0	0.0	0.0	0	0	0.1
	17065　こしょう　白黒混合	0.01	0	0.0	0.0	0.0	0	0	0.0
	02034　じゃがいもでん粉	5	17	0.9	0.0	0.0	2	2	0.0
	14006　調合油	3	27	0.0	0.0	2.9	Tr	Tr	0.0
	付け合わせ								
	06181　ヤングコーン	20	6	18.2	0.3	0.0	46	13	0.0
	06008　アスパラガス　ゆで	(20→)19	5	17.5	0.3	0.0	49	12	0
夕	07155　レモン	10	4	8.5	0.1	0.0	13	2	0.0
	17086　こいくちしょうゆ　減塩	5	3	3.7	0.3	Tr	13	9	0.4
	マカロニサラダ								
	01063　マカロニ・スパゲッティ	(25→)55	83	33.0	2.9	0.4	8	29	0.0
	06065　きゅうり	10	1	9.5	0.1	Tr	20	4	0.0
	06215　にんじん　ゆで	(10→)9	3	8.1	0.0	0.0	22	2	0.0
	06154　たまねぎ　水さらし	(10→)10	2	9.3	0.0	Tr	9	2	0
	17042　マヨネーズ　全卵型	10	67	1.7	0.1	7.3	1	3	0.2
	きのこの白和え								
	08017　ぶなしめじ　ゆで	(15→)13	3	11.8	0.2	0.0	36	12	0
	08002　えのきたけ　ゆで	(10→)9	3	8.0	0.1	0.0	24	10	0
	06087　こまつな　ゆで	(30→)26	4	24.2	0.4	0.0	36	12	0

料理名・食品番号・食品名		可食部 (g)	エネルギー (kcal)	水分 (g)	たんぱく質 (g)	脂質 (g)	カリウム (mg)	リン (mg)	食塩相当量 (g)
夕	04032　木綿豆腐	30	22	25.8	2.0	1.4	33	26	0.0
	03003　上白糖	3	12	0.0	0.0	0.0	0	Tr	0.0
	17012　食塩	0.1	0	0.0	0.0	0.0	0	0	0.1
	17086　こいくちしょうゆ　減塩	5	3	3.7	0.3	Tr	13	9	0.4
	05018　ごま　いり	2	12	0.0	0.4	1.0	8	11	0.0
合計			1,709	935.6	69.1	51.6	1,721	1,027	4.7

F．症例 2（課題症例）

症例 2 の栄養管理計画を作成し，その指示を満たした献立をたてる．また栄養食事指導の内容も検討する．

患者氏名	H. K.		生年月日	19XX 年 7 月 21 日（52 歳）	性別	男性	家族構成・家族歴
職業	会社役員						
主訴	呼吸苦，倦怠感						
主病名	糖尿病性腎症						
既往歴	糖尿病，高血圧，高コレステロール血症						
薬剤の服用	メトホルミン塩酸塩，エナラプリルマレイン酸塩，ロスバスタチンカルシウム，インスリンアスパルト二相性製剤						4 人家族で妻 48 歳，長女 16 歳，長男 14 歳と同居
臨床所見（空腹時）	**身長** 169 cm，**体重** 68 kg，**血圧** 148/85 mmHg	**TP** 5.5 g/dL，**Alb** 3.1 g/dL，**FBS** 118 mg/dL，**HbA1c** 6.5%，**BUN** 81.7 mg/dL，**Cr** 7.4 mg/dL，**eGFR** 8.0 mL/分/1.73 m^2，**Na** 134.0 mEq/L，**K** 4.9 mEq/L，**P** 4.2 mg/dL，**尿量** 約 200 mL/日，**尿たんぱく質**（2+），**尿糖**（2+），**潜血**（+/−），**PD 除水量** 900 mL					
現病歴と経緯	15 年前に空腹時血糖高値を指摘され，他院に教育入院した．8 年前からクリニックでの治療を受けていたが，5 年前に HbA1c 9.1%とコントロール不良のためインスリン導入目的で当院へ紹介された．インスリン自己注射を指導され治療を開始したが，このときすでに顕性たんぱく質尿を認めていた．毎日のように接待の食事が続き，食事療法はあまり守らないまま，徐々に腎機能が低下した．このたび医師より透析導入を説明された．仕事の関係上，週 3 回の血液透析を受けることが困難なため，このたび腹膜透析（CAPD）カテーテル留置術を受け，腹膜透析治療を開始した．						
食事摂取状況と生活スタイル	最近までは，毎日の接待で暴飲暴食が続いていた．この時期の推定栄養量は，エネルギー摂取量 2,600 kcal，たんぱく質 90 g/日，炭水化物 380 g/日程度．栄養食事指導では，エネルギー量 1,600 kcal，たんぱく質 60 g を指導されていたが，栄養摂取量は守れずアルコールも日本酒換算で 2 合程度/日が続いていた．味付けは濃いものを好み，1 日の食塩摂取量は 12 g を超えていた．接待することのない役職となったこともあり，この度，透析導入を機に「これまでの食生活を見直して，食事のルールを守る」と積極的に食事療法に取り組もうとしている．						

3.16 小児腎臓病患者の栄養管理

A. 症例1

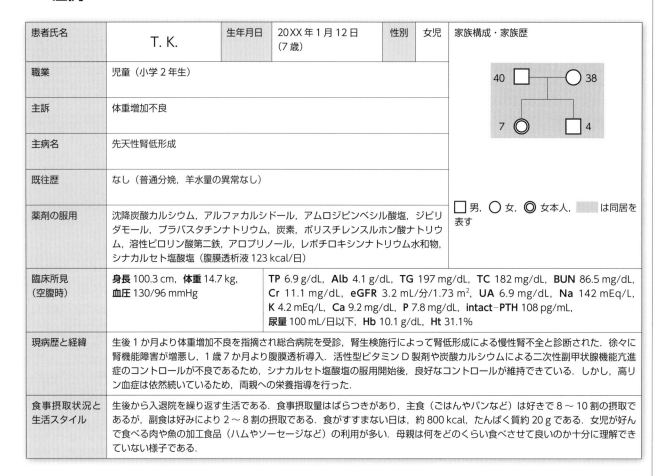

患者氏名	T. K.	生年月日	20XX年1月12日 （7歳）	性別	女児
職業	児童（小学2年生）				
主訴	体重増加不良				
主病名	先天性腎低形成				
既往歴	なし（普通分娩，羊水量の異常なし）				
薬剤の服用	沈降炭酸カルシウム，アルファカルシドール，アムロジピンベシル酸塩，ジピリダモール，プラバスタチンナトリウム，炭素，ポリスチレンスルホン酸ナトリウム，溶性ピロリン酸第二鉄，アロプリノール，レボチロキシンナトリウム水和物，シナカルセト塩酸塩（腹膜透析液123 kcal/日）				
臨床所見 （空腹時）	**身長** 100.3 cm, **体重** 14.7 kg, **血圧** 130/96 mmHg	**TP** 6.9 g/dL, **Alb** 4.1 g/dL, **TG** 197 mg/dL, **TC** 182 mg/dL, **BUN** 86.5 mg/dL, **Cr** 11.1 mg/dL, **eGFR** 3.2 mL/分/1.73 m², **UA** 6.9 mg/dL, **Na** 142 mEq/L, **K** 4.2 mEq/L, **Ca** 9.2 mg/dL, **P** 7.8 mg/dL, **intact-PTH** 108 pg/mL, **尿量** 100 mL/日以下, **Hb** 10.1 g/dL, **Ht** 31.1%				
現病歴と経緯	生後1か月より体重増加不良を指摘され総合病院を受診，腎生検施行によって腎低形成による慢性腎不全と診断された．徐々に腎機能障害が増悪し，1歳7か月より腹膜透析導入．活性型ビタミンD製剤や炭酸カルシウムによる二次性副甲状腺機能亢進症のコントロールが不良であるため，シナカルセト塩酸塩の服用開始後，良好なコントロールが維持できている．しかし，高リン血症は依然続いているため，両親への栄養指導を行った．				
食事摂取状況と 生活スタイル	生後から入退院を繰り返す生活である．食事摂取量はばらつきがあり，主食（ごはんやパンなど）は好きで8〜10割の摂取であるが，副食は好みにより2〜8割の摂取である．食がすすまない日は，約800 kcal，たんぱく質約20 gである．女児が好んで食べる肉や魚の加工食品（ハムやソーセージなど）の利用が多い．母親は何をどのくらい食べさせて良いのか十分に理解できていない様子である．				

家族構成・家族歴

□男，○女，◎女本人，▨は同居を表す

B. 症例の栄養評価

a. 臨床検査値などの評価

◎**栄養素等摂取状況**：食の好みが合わない日は，約800 kcal，たんぱく質約20 gの摂取量は適量の1,200 kcal，たんぱく質約40 gと比べてかなり不足している．◎**体重14.7 kg**：小児の体重評価には，身長・体重SD曲線や身長・体重パーセンタイル曲線などの横断的標準身長・体重曲線を使用する．女児は，身長および体重ともに−2 SD以下である．腹膜透析患児は，十分な栄養にもかかわらず成長障害がみられることが多い．現在，慢性腎不全による低身長（成長ホルモン分泌不全性低身長症）に対し成長ホルモンが投与されているが，十分な成長獲得がみられないため，エネルギーおよびたんぱく質の摂取が不足していると考えられる．成長期における適切なエネルギー摂取およびたんぱく質摂取が不可欠である．◎**血圧130/96 mmHg**：高血圧．食事療法と薬物療法の併用による継続した管理が必要である．◎**TP 6.9 g/dL, Alb 4.1 g/dL**：基準範囲内である．この値を維持するためにも適切な栄養摂取が必要である．◎**TG 197 mg/dL, TC 182 mg/dL**：脂質異常症．成長期でもあり過剰な脂質制限などが必要となる値ではないが，薬物療法と併用して食事バランスに注意する．◎**BUN 86.5 mg/dL, Cr 11.1 mg/dL, eGFR 3.2 mL/分**

/1.73 m², **尿量 100 mL/日以下**：腎機能低下（慢性腎臓病ステージ 5D：eGFR ＜ 15）に伴い，腎代替療法が必要である．**◎ UA 6.9 mg/dL**：高尿酸血症．小児では 2.9 〜 6.2 mg/dL を目安とする．成長期でもあり薬物療法と併用して食事バランスに注意する．**◎ Na 142 mEq/L, K 4.2 mEq/L, Ca 9.2 mg/dL, P 7.8 mg/dL, intact-PTH 108 pg/mL**：カリウムは薬物療法により適正範囲内で管理されている．高リン血症状態にある．高リン血症は，二次性副甲状腺機能亢進症だけでなく，異所性石灰化や骨代謝異常も生じるため，適切なリンの摂取管理が必要である．現在，intact-PTH は薬物療法によって管理目標内（目標値 100 〜 300 pg/mL）となっている．**◎ Hb 10.1 g/dL, Ht 31.1%**：腎性貧血に対して ESA 製剤（赤血球造血刺激因子製剤）および鉄剤により管理する（目標値 Hb 11.0 g/dL）．

b. 栄養診断：候補コードと選択した（下線）コード

【該当する栄養診断コード】NI-5.3 たんぱく質・エネルギー摂取量不足，NI-5.10.2 ミネラル摂取量過剰，NC-2.2 栄養関連の検査値異常，NB-2.3 セルフケアの管理能力や熱意の不足

【PES 報告】低身長低体重，血清リン値の上昇があることから，腎不全に伴う成長障害に加え，偏食によって十分な主菜量が確保できていないことを原因とするたんぱく質・エネルギー摂取量不足である．

C. 食事内容の設定

a. 栄養量の設定

（1）エネルギー：1,000 〜 1,350 kcal

　小児慢性腎臓病のエネルギーの設定においては，日本人の食事摂取基準（2020 年版）を基に個々に応じて調整することを基本とする．6 〜 7 歳女児（身体活動レベルⅡ）の推定エネルギー必要量は 1,450 kcal であり，透析液からの糖吸収によるエネルギー付加分（123 kcal）を考慮すると約 1,350 kcal となる．しかし，症例女児の体重は，日本人の食事摂取基準（2020 年版）の 6 〜 7 歳の参照体重 21.9 kg に対して少ない．現体重を用いた場合，41.9 kcal/kg 体重/日（基礎代謝基準値）× 14.7 kg × 1.75（身体活動レベルⅡ）＋ 20 kcal（エネルギー蓄積量）− 123 kcal（透析液からの糖吸収によるエネルギー付加分）≒ 1,000 kcal となる．実体重を考慮した十分なエネルギー摂取をめざし，1,200 kcal で設定する．

（2）たんぱく質：40 g

　小児腹膜透析研究会によるたんぱく質摂取推奨量 2.0（g/kg/日）および日本人の食事摂取基準（2020 年版）における 6 〜 7 歳のたんぱく質推奨量から，推奨量は 30.0 g とされる．さらに，栄養素比率（％エネルギー比率 13 〜 20%）を考慮し，40 g を目安にする．

（3）脂質：1,200 kcal × 20 〜 30%／9 kcal/g ＝ 26.7 〜 40.0 g で，35 g を目安にする．

（4）食塩：4.5 g/日未満

　高血圧が認められる．日本人の食事摂取基準（2020 年版）の目標量を上限とし，女児の食事摂取状況を確認しながら制限を調整する．

（5）水分：溢水はみられないため，水分の量は現在の量を続ける．

（6）リン：800 mg/日

　日本人の食事摂取基準（2020 年版）の目安量を用い，血清リン値 3.9 〜 5.8 mg/dL を目標範囲とする．

b. 食生活の指示

　成長・発達に伴うエネルギーとたんぱく質を十分に確保する．たんぱく質は不可欠（必須）アミノ酸に配慮し，動物性たんぱく質食品の摂取を優先させる．小児腎臓病では，成長・発達を重視するためたんぱく質制限を行わないが，過剰なたんぱく質摂取は血清リン濃度の上昇を招く．そのため，適切なたんぱく質食品

の選択とともに，食品添加物（無機リン）が使用されている菓子類や乳製品類，嗜好飲料類，加工食品の摂取を避けることを指導する．なお，適切なたんぱく質摂取管理は，カリウム管理にもつながる．

D. 食品構成の作成

食品構成表

食品群（代表的な食品）	使用量 (g)	エネルギー (kcal)	たんぱく質 (g)	脂質 (g)	炭水化物 (g)	カリウム (mg)	リン (mg)	食塩相当量 (g)
穀類（ごはん）	240	374	4.8	0.5	83.0	70	82	0
（クロワッサン）	60	244	3.5	11.6	30.7	66	39	0.8
いも類（さつまいも）	20	25	0.2	0.0	5.7	96	9	0
果実類（りんご）	40	22	0.0	0.0	5.1	48	5	0
魚介類（あじ）	40	45	6.7	1.4	1.3	144	92	0.1
肉類（ぶたもも脂身つき）	50	86	8.5	4.8	2.3	175	100	0.1
卵類（鶏卵）	50	71	5.7	4.7	1.7	65	85	0.2
豆類（木綿豆腐）	20	15	1.3	0.9	0.2	22	18	0
乳類（牛乳）	100	61	3.0	3.5	4.4	150	93	0.1
油脂類（調合油）	6	53	—	5.8	0.2	Tr	Tr	0
（バター）	2	14	0.0	1.5	0.1	0	0	0
野菜類（ほうれんそう，はくさい）	230	55	3.0	0.2	7.2	650	92	0
藻類，きのこ類	少々							
砂糖（上白糖）	4	16	—	—	4.0	0	Tr	0
（はちみつ）	10	33	0.0	Tr	8.2	7	1	0
みそ（淡色辛みそ）	6	11	0.7	0.4	1.1	23	10	0.7
エネルギー調整食品	9	36	0	0	8.7	Tr	0	0
合計		1,161	34.4	35.3	163.6	1,516	626	2.0

穀類：主食で十分なエネルギーを確保する．パン類は食塩量に注意しなければならない．

いも類：カリウムを多く含むため，できるだけ控える．

果実類：食事の楽しみを損なわないために，生のくだものは量に注意しながら使用する．缶詰を使用する場合は，シロップは捨てる．

魚介類，肉類，卵類：アミノ酸スコアを考慮し，たんぱく質源として動物性たんぱく質食品を確保する．リン制限があるため，ハムやソーセージ，練り製品などの加工食品はできるだけ控える．

豆類，乳類：リン摂取制限のため，できるだけ控える．

野菜類，藻類，きのこ類：野菜類は，下処理（水にさらすか，茹でこぼす）をしてカリウム含有量を減らす．野菜類からのビタミン，ミネラルの摂取も不可欠であることから，調理方法を工夫し，摂取量が少なくならないように注意する．

エネルギー調整食品：カリウムやリン，食塩を抑えながらエネルギー補給に利用できる特殊食品を使用する．

E. 食品構成に基づいた献立例

	料理名・食品番号・食品名	可食部 (g)	エネルギー (kcal)	たんぱく質 (g)	脂質 (g)	炭水化物 (g)	カリウム (mg)	リン (mg)	食塩相当量 (g)
	パン								
	01209　クロワッサン	60	244	3.5	11.6	30.7	66	39	0.8
	03022　はちみつ	10	33	0.0	Tr	8.2	7	1	0
	野菜オムレツ								
朝	12004　鶏卵	50	71	5.7	4.7	1.7	65	85	0.2
	06153　たまねぎ	15	5	0.1	Tr	1.0	23	5	0
	06214　にんじん	5	2	0.0	0.0	0.3	14	1	0.0
	06245　青ピーマン	5	1	0.0	0.0	0.2	10	1	0
	17012　食塩	0.3	0	—	—	0	0	0	0.3
	17065　こしょう　混合	0.02	0	0.0	0.0	0.0	0	0	0

料理名・食品番号・食品名		可食部 (g)	エネルギー (kcal)	たんぱく質 (g)	脂質 (g)	炭水化物 (g)	カリウム (mg)	リン (mg)	食塩相当量 (g)
朝	14018　食塩不使用バター	2	14	0.0	1.5	0.1	0	0	0
	付け合わせ								
	06264　ブロッコリー　ゆで	(15→)17	5	0.4	0.0	0.4	36	13	Tr
	17042　マヨネーズ　全卵型	4	27	0.1	2.9	0.1	1	1	0.1
	ミルクティ								
	13003　普通牛乳	100	61	3.0	3.5	4.4	150	93	0.1
	16044　紅茶　浸出液	100	1	0.0	—	0.1	8	2	0
	03015　粉あめ	9	36	—	—	8.7	Tr	0	0
昼	ごはん								
	01088　精白米　うるち米	120	187	2.4	0.2	41.5	35	41	0
	八宝菜								
	11130　ぶた　もも　脂身つき	50	86	8.5	4.8	2.3	175	100	0.1
	06103　しょうが	1	0	0.0	0.0	0.0	3	0	0
	17008　うすくちしょうゆ	1	1	0.0	0	0.1	3	1	0.2
	06150　たけのこ　ゆで	15	5	0.4	0.0	0.5	71	9	0
	06233　はくさい	40	5	0.2	Tr	0.8	88	13	0
	06214　にんじん	10	3	0.1	0.0	0.6	27	3	0.0
	06227　葉ねぎ	3	1	0.0	0.0	0.1	8	1	0
	06103　しょうが	2	1	0.0	0.0	0.1	5	1	0
	14006　調合油	3	27	—	2.9	0.1	Tr	Tr	0
	17093　顆粒中華だし	1	2	0.1	0.0	0.4	9	2	0.5
	17008　うすくちしょうゆ	1.5	1	0.1	0	0.1	5	2	0.2
	16001　清酒　普通酒	1.5	2	0	0	0.1	0	0	0
	03003　上白糖	1	4	—	—	1.0	0	Tr	0
	02034　じゃがいもでん粉	1	3	—	—	0.8	0	0	0
	酢の物								
	06065　きゅうり	30	4	0.2	Tr	0.6	60	11	0
	17012　食塩	0.2	0	—	—	0	0	0	0.2
	06290　ブラックマッペもやし　ゆで	(20→)17	2	0.1	Tr	0.3	2	3	0
	06178　スイートコーン　カーネル　冷凍	5	5	0.1	0.1	0.8	12	4	0
	17015　穀物酢	5	1	—	—	0.1	0	0	0
	03003　上白糖	2	8	—	—	2.0	0	Tr	0
	17012　食塩	0.2	0	—	—	0	0	0	0.2
	17008　うすくちしょうゆ	0.5	0	0.0	0	0.0	2	1	0.1
	果物								
	07176　りんご　皮つき	40	22	0.0	0.0	5.1	48	5	0
夕	ごはん								
	01088　精白米　うるち米	120	187	2.4	0.2	41.5	35	41	0
	魚のフライ								
	10003　まあじ　皮つき	40	45	6.7	1.4	1.3	144	92	0.1
	17012　食塩	0.2	0	—	—	0	0	0	0.2
	17065　こしょう　混合	0.02	0	0.0	0.0	0.0	0	0	0
	01015　薄力粉　1等	3	10	0.2	0.0	2.2	3	2	0
	12004　鶏卵	3	4	0.3	0.3	0.1	4	5	0.0
	水	1.5							
	01079　パン粉　乾燥	3	11	0.4	0.2	1.9	5	4	0.0
	14006　調合油	3	27	—	2.9	0.1	Tr	Tr	0
	付け合わせ								
	06313　サラダな	7	1	0.1	0.0	0.0	29	3	0
	06183　赤色ミニトマト	10	3	0.1	0.0	0.6	29	3	0
	07155　レモン	5	2	—	0.0	0.3	7	1	0
	青菜のごま和え								
	06268　ほうれんそう　ゆで	(45→)32	7	0.7	0.1	0.4	157	14	0
	03003　上白糖	0.5	2	—	—	0.5	0	Tr	0
	17007　こいくちしょうゆ	2	2	0.1	0	0.2	8	3	0.3
	17021　かつお・昆布だし	3	0	0.0	Tr	0.0	2	0	0.0
	05018　ごま　いり	1.5	9	0.3	0.8	0.1	6	8	0
	味噌汁								
	04032　木綿豆腐	20	15	1.3	0.9	0.2	22	18	0
	02006　さつまいも	20	25	0.2	0.0	5.7	96	9	0
	06227　葉ねぎ	2	1	0.0	0.0	0.1	5	1	0
	17021　かつお・昆布だし	100	2	0.2	Tr	0.4	63	13	0.1

	料理名・食品番号・食品名	可食部 (g)	エネルギー (kcal)	たんぱく質 (g)	脂質 (g)	炭水化物 (g)	カリウム (mg)	リン (mg)	食塩相当量 (g)
夕	17045　米みそ　淡色辛みそ	6	11	0.7	0.4	1.1	23	10	0.7
	合計		1,234	38.7	39.4	170.0	1,571	665	4.4

F. 症例 2（課題症例）

症例 2 の栄養管理計画を作成し，その指示を満たした献立をたてる．また栄養食事指導の内容も検討する．

患者氏名	S. H.	生年月日	20XX 年 3 月 8 日 (13 歳)	性別	女性	家族構成・家族歴
職業	生徒（中学 2 年生）					
主訴	肉眼的血尿					
主病名	IgA 腎症					
既往歴	なし					
薬剤の服用	プレドニゾロン，アザチオプリン，ジピリダモール，ワルファリンカリウム					
						父（50 歳），母（49 歳）と 3 人暮らし
臨床所見 (空腹時)	**身長** 159.1 cm，**体重** 44.8 kg，**血圧** 112/72 mmHg	**TP** 6.7 g/dL，**Alb** 4.1 g/dL，**TG** 94 mg/dL，**TC** 155 mg/dL，**BUN** 10.7 mg/dL，**Cr** 0.5 mg/dL，**Ccr** 151 mL/min，**UA** 4.1 mg/dL，**Na** 143 mEq/L，**K** 4.4 mEq/L，**Ca** 9.3 mg/dL，**P** 4.8 mg/dL，**CRP** 0.3 mg/mL 未満，**尿比重** 1.030，**尿たんぱく質** 30 mg/dL，**尿糖**（−），**潜血**（3＋），**Hb** 14.8 g/dL，**Ht** 43.9%				
現病歴と経緯	1 年前に間欠的な腹痛が出現．1 週間後に肉眼的血尿がみられたため，近医を受診したところ，尿たんぱく質（2＋），潜血（3＋）であることから当院を紹介された．腎生検の結果，IgA 腎症と診断．多剤併用療法（カクテル療法）が開始された．主治医から食塩制限を意識した食事を行うように指示があり，本人と両親に栄養指導を行うこととなった．					
食事摂取状況と生活スタイル	好き嫌いは特にない．全体的に食事量は少なく，朝食はパンと牛乳のみ，昼食は弁当，夕食は茶碗軽く 1 杯と主菜である．推定摂取栄養素量は，エネルギー 1,400 〜 1,600 kcal，たんぱく質 50 g，食塩 8 〜 10 g であった．運動はあまりしていない．					

3.17 | 嚥下障害患者の栄養管理

A. 症例 1

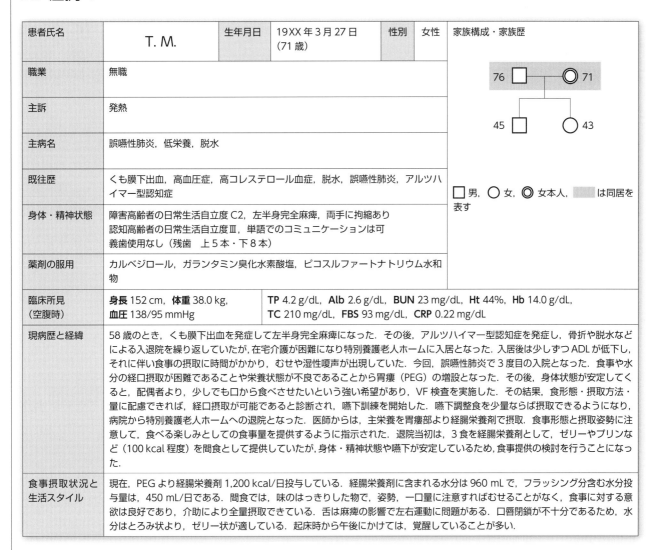

患者氏名	T. M.	生年月日	19XX 年 3 月 27 日 (71 歳)	性別	女性
職業	無職				
主訴	発熱				
主病名	誤嚥性肺炎, 低栄養, 脱水				
既往歴	くも膜下出血, 高血圧症, 高コレステロール血症, 脱水, 誤嚥性肺炎, アルツハイマー型認知症				
身体・精神状態	障害高齢者の日常生活自立度 C2, 左半身完全麻痺, 両手に拘縮あり 認知高齢者の日常生活自立度Ⅲ, 単語でのコミュニケーションは可 義歯使用なし（残歯　上 5 本・下 8 本）				
薬剤の服用	カルベジロール, ガランタミン臭化水素酸塩, ピコスルファートナトリウム水和物				

家族構成・家族歴

□男, ○女, ◎女本人, ▨ は同居を表す

臨床所見 （空腹時）	**身長** 152 cm, **体重** 38.0 kg, **血圧** 138/95 mmHg	**TP** 4.2 g/dL, **Alb** 2.6 g/dL, **BUN** 23 mg/dL, **Ht** 44%, **Hb** 14.0 g/dL, **TC** 210 mg/dL, **FBS** 93 mg/dL, **CRP** 0.22 mg/dL
現病歴と経緯	58 歳のとき, くも膜下出血を発症して左半身完全麻痺になった. その後, アルツハイマー型認知症を発症し, 骨折や脱水などによる入退院を繰り返していたが, 在宅介護が困難になり特別養護老人ホームに入居となった. 入居後は少しずつ ADL が低下し, それに伴い食事の摂取に時間がかかり, むせや湿性嗄声が出現していた. 今回, 誤嚥性肺炎で 3 度目の入院となった. 食事や水分の経口摂取が困難であることや栄養状態が不良であることから胃瘻（PEG）の増設となった. その後, 身体状態が安定してくると, 配偶者より, 少しでも口から食べさせたいという強い希望があり, VF 検査を実施した. その結果, 食形態・摂取方法・量に配慮できれば, 経口摂取が可能であると診断され, 嚥下訓練を開始した. 嚥下調整食を少量ならば摂取できるようになり, 病院から特別養護老人ホームへの退院となった. 医師からは, 主栄養を胃瘻部より経腸栄養剤で摂取. 食事形態と摂取姿勢に注意して, 食べる楽しみとしての食事量を提供するように指示された. 退院当初は, 3 食を経腸栄養剤として, ゼリーやプリンなど（100 kcal 程度）を間食として提供していたが, 身体・精神状態や嚥下が安定しているため, 食事提供の検討を行うことになった.	
食事摂取状況と生活スタイル	現在, PEG より経腸栄養剤 1,200 kcal/日投与している. 経腸栄養剤に含まれる水分は 960 mL で, フラッシング分含む水分投与量は, 450 mL/日である. 間食では, 味のはっきりした物で, 姿勢, 一口量に注意すればむせることがなく, 食事に対する意欲は良好であり, 介助により全量摂取できている. 舌は麻痺の影響で左右運動に問題がある. 口唇閉鎖が不十分であるため, 水分はとろみ状より, ゼリー状が適している. 起床時から午後にかけては, 覚醒していることが多い.	

B. 症例の栄養評価

a. 典型的なことがらおよび特徴的な症状

①麻痺により舌運動や口唇閉鎖に影響がある, ②義歯を使用していないため, 食塊形成が困難である, ③はっきりした味付けを好む, ④誤嚥性肺炎

b. 臨床検査値などの評価

◎栄養素等摂取状況：胃瘻（PEG）より経腸栄養剤を, 1,200 kcal/日投与している. さらに, 食べる楽しみとして, 味のはっきりしたゼリーやプリンなど（100 kcal 程度）を提供している. 介助によって残すことなく食べられており, 食欲はある. ◎**体重 38.0 kg**：BMI は 16.4 kg/m^2 と低体重である. しかし, 活動量が少ないことや体圧による褥瘡の予防をふまえて, 増量をしないで現状維持できるようにする. ◎**TP 4.2 g/dL, Alb 2.6 g/dL**：基準値以下であり, 低栄養状態である. 脱水状態や血液採取時の姿勢, 肝機能なども

ふまえ，継続してチェックする．◎ **BUN 23 mg/dL，Ht 44%，Hb 14.0 g/dL，TC 210 mg/dL**：BUN，Ht がやや高めであるのは必要水分量が 1,600 mL/日であるが，約 1,400 mL/日の摂取であるための脱水によると考えられる．Hb, TC は基準範囲内である．◎ **FBS 93 mg/dL**：基準範囲内である．◎ **CRP 0.22 mg/dL**：基準範囲内である．体内での炎症はなく，誤嚥による肺炎は治っていると考えられる．

c. 栄養診断：候補コードと選択した（下線）コード

【該当する栄養診断コード】NI-3.1 水分摂取量不足，NC-1.1 嚥下障害，NI-5.2 栄養失調，NC-3.1 低体重，NB-2.1 身体活動不足

【PES 報告】低体重，低アルブミン血症，誤嚥性肺炎がみられることから，嚥下障害によって栄養摂取量不足が長期間続いたことを原因とする栄養失調である．

C. 食事内容の設定

a. 栄養量の設定

(1) 標準体重：$1.52 \text{ m} \times 1.52 \text{ m} \times 22 \text{ kg/m}^2 = 50.8 \text{ kg}$

(2) エネルギー：ハリス–ベネディクトの式より求められた基礎代謝量は 1,052 kcal

生活活動係数は日常生活自立度 C2 の寝たきりであるため，1.1 とする．認知症でありストレス係数を 1.1 とするため，$1,052 \text{ kcal} \times 1.1 \times 1.1 = 1,273 \text{ kcal}$ から 1,300 kcal に設定する．

(3) たんぱく質：1.0 〜 1.2 g/kg 標準体重 × 50.8 kg = 50.8 〜 61.0 g

特別な指示はなく，50.0 g に設定する．（経腸栄養剤に含まれる量は低い）

(4) 脂質：エネルギー比 20 〜 25% とする．

1,200 kcal × 20 〜 25%／9 kcal/g 26.7 〜 33.3 g より 30 g に設定する．

(5) 水分：30 mL/kg 標準体重 × 50.8 kg = 1,524 mL

特別な指示はなく，1,600 mL に設定し，この量を最低ラインとして胃瘻部と経口を併用して十分な水分摂取をめざす．

b. 食生活の指示

日中の覚醒などを考慮して，昼食と間食の提供とするため，約 400 kcal の食事提供を行う．味付けはメリハリをつけると嚥下反射が起こりやすい．身体状態や姿勢を確認して食事を開始するが，疲れや傾眠がみられる場合は食事を中止して，胃瘻部より不足している栄養量を補足する．

D. 食品構成の作成

嚥下障害食（試験食）なので食品構成表は作成しない．ただし，用いる食材は下記に注意して使用する．

穀類，いも類：でんぷんを多く含む食品は，ペースト状にすると粘性が強まるため危険が伴うことが多い．酵素系の介護食用増粘剤を使用するとよい．

果実類：ジュースやゼリーを活用する．

魚介類，肉類：部位や種類により，ペースト状にしても繊維が残りやすい場合があるため，食材を選択する．

卵類，豆類：調理方法の工夫により，介護食用増粘剤を使用しなくてもよい場合もあるため，魚介類や肉類の代替品として多めに設定してもよい．

乳類：牛乳は，料理や菓子などの調理加工をすることで安全に摂取できる．ヨーグルトは，離水に注意する．

油脂類：乳化したものが摂取しやすい．

野菜類，藻類，きのこ類：野菜ジュースの活用も有効である．

その他：重度な嚥下障害の食事形態は，ペースト状にした食材に介護食用増粘剤を使用して粘性をつける．片栗粉は，軽度な場合に使用することもあるが，時間経過により物性が変化するため使用しない．介護食用増粘剤は，ゾルタイプ（とろみ状）とゲルタイプ（ゼリー状）があり，嚥下状態のレベルに合わせて使い分ける．

E. 献立例

	料理名・食品番号・食品名	可食部（g）	エネルギー（kcal）	たんぱく質（g）	脂質（g）
昼	**全粥ペースト**				
	01093　[水稲全かゆ] 精白米	250	163	2.3	0.3
	酵素系ゲル化剤	適宜			
	麻婆豆腐				
	04033　絹ごし豆腐	80	45	4.2	2.6
	17025　中華だし	50	2	0.4	0
	17007　こいくちしょうゆ	3	2	0.2	0
	03003　上白糖	2	8	0	0
	16001　清酒　普通酒	2	2	0.0	0
	17046　米みそ　赤色辛みそ	2	4	0.2	0.1
	11163　ぶた　ひき肉	15	31	2.4	2.4
	06226　根深ねぎ	3	1	0.0	Tr
	嚥下食用増粘剤	適宜			
	玉子豆腐				
	12004　鶏卵	30	43	3.4	2.8
	17131　かつおだし　本枯れ節	30	1	0.1	0
	17008　うすくちしょうゆ	3	2	0.1	0
	16025　みりん	2	5	0.0	Tr
	17012　食塩	0.5	0	0	0
	ヨーグルトサラダ				
	06399　野菜ミックスジュース	80	17	0.6	0.1
	嚥下食用ゲル化剤	適宜			
	13025　ヨーグルト　全脂無糖	40	22	1.3	1.1
	17042　マヨネーズ　全卵型	5	33	0.1	3.6
	03003　上白糖	1	4	0	0
	嚥下食用増粘剤	適宜			
間食	**ぶどうゼリー**				
	07118　ぶどう　ストレートジュース	100	54	0.3	0.1
	03003　上白糖	2	8	0	0
	嚥下食用増粘剤	適宜			
	合計		447	15.6	13.1

F. 症例 2（課題症例）

症例 2 の栄養管理計画を作成し，その指示を満たした献立をたてる．また栄養食事指導の内容も検討する．

患者氏名	Y. I.	生年月日	19XX 年 1 月 25 日（87 歳）	性別	女性	家族構成・家族歴
職業	無職					
主訴	むせが頻回に起こるようになる，食欲低下					
主病名	嚥下障害および脱水の疑い					
既往歴	脳梗塞，高血圧症，パーキンソン病					
身体・精神状態	障害高齢者の日常生活自立度 A2，右片麻痺 認知高齢者の日常生活自立度 II a，総義歯					
薬剤の服用	アスピリン，ファモチジン，ニフェジピン，レボドパ・ベンセラジド配合，経腸栄養剤（エンシュアリキッド（1 缶））					夫は死亡，長男は別居しており，次男（54 歳）家族と同居．次男妻は 52 歳，孫 22 歳女性
臨床所見（空腹時）	身長 148 cm，体重 51 kg，血圧 115/80 mmHg	TP 7.2 g/dL，Alb 3.5 g/dL，BUN 15 mg/dL，Ht 38%，Hb 12.0 g/dL，TC 190 mg/dL，FBS 120 mg/dL，CRP 0.22 mg/dL				
現病歴と経緯	78 歳のときに脳梗塞を発症．現在，デイサービスやショートステイを利用して在宅生活を送ってきた．最近，食事摂取量が減少したため，かかりつけ医からエンシュアリキッドが処方された．利用先の施設では，食事中にむせることが多くなり，機能訓練指導員が改定水飲みテストと頸部聴診法で嚥下評価を行った．結果，嚥下反射のタイミングの障害が軽度〜中等度であったため，水分は 0.5 〜 1％のとろみをつけて，食塊形成しやすい食事の対応が必要と判断された．家庭でも食事の配慮が必要なため，家族に栄養指導を行うことになった．					
食事摂取状況と生活スタイル	食事は自己摂取していた．かたくて噛み切り難い食材は，咀嚼後に吐き出していた．むせ始めると，食事の手が止まってしまい，1 時間近くかかってしまうことがあり，このときはこれ以上食事ができなくなる．以前のショートステイでは，1,600 kcal/ 日の食事を全量摂取できていたが，現在は，6 割程度の摂取しかできなくなった．むせは，水分だけでなく，離水した粥や料理のだし汁も原因になっていた．食事の後は，よく湿性嗄声が出現していた．患者への聞き取りから，ここ最近のエネルギー摂取量は 800 〜 900 kcal 程度．					

3.18 高齢者低栄養患者（フレイル）の栄養管理

A. 症例1

患者氏名	K. K.	生年月日	19XX 年 6 月 6 日 (75 歳)	性別	女性	家族構成・家族歴
職業	なし					
主訴	体力低下					
主病名	サルコペニア，フレイル					
既往歴	転倒，部分入れ歯					□男，○女，◎女本人，▨は同居を表す
介護状況	要支援 1					
薬剤の服用	なし					
臨床所見 （空腹時）	**身長** 150 cm，**体重** 45 kg，**筋肉量**（BIA 法）10.8 kg，**SMI** 4.8 kg/m^2（BIA 法），**脂肪量**（BIA 法）17.5 kg，**下腿周囲長** 30 cm，**血圧** 135/82 mmHg，**歩行速度** 0.7 m/秒			**TP** 6.6 g/dL，**Alb** 3.8 g/dL，**eGFR** 91 mL/分/1.73 m^2，**FBS** 98 mg/dL，**HbA1c** 5.5%		
現病歴と経緯	若いころから運動をしていなかった．70 歳の時，近所をウォーキングしないかと友人に誘われ，数回参加した．その際，大事には至らなかったが，転倒してしまった．それ以降，転倒するのが怖くなってウォーキングを中断した．日常は近くのスーパーで買い物をする程度で，家にいて座っている時間が長い．最近は歩行時に杖を使用するようになり，徒歩 5 分のスーパーマーケットへの移動はシルバーカー（手押し車）に頼っている．階段は手すりを持ってゆっくり上るのがやっとである．ペットボトルのふたを開けられないことがある．少しの動作でも疲労を感じる．					
食事摂取状況と生活スタイル	食事調査の結果，1 日約 1,100 kcal であり，ここ 1 年間で体重が 48 kg から 45 kg に減少した．魚は週に 2 〜 3 回，肉はかたいので週に 1 〜 2 回食べる程度でたんぱく質の摂取量は約 35 g である．乳製品は嫌いではないが，飲食する習慣はない．健康によいと聞いて野菜をたくさん食べるようにしている．最近は料理することが以前よりも面倒になり，主菜らしい料理を作らなくなってきた．昼食はほぼ毎日うどんと果物で，間食は甘い菓子類を楽しみにしている．夕食は夫がおかずを作るが，自分は 3 口程度で満足し，野菜とごはんは食べている．					

B. 症例の栄養評価

a. 典型的なことがらおよび特徴的な症状

①65 歳以上である，②体重が 6%減少，③歩行速度が遅い，④身体活動量が少ない，⑤疲労感がある

b. 臨床検査値などの評価

◎**栄養素等摂取状況**：適切な摂取量は 1,600 kcal，たんぱく質 50 g（サルコペニアを考慮すると 75 g）であるのに対し，現在の摂取量 1,100 kcal，たんぱく質 35 g であり，500 kcal，たんぱく質は 20 〜 40 g 不足している．◎**体重 45 kg，骨格筋肉量 10.8 kg，脂肪量 17.5 kg**：BMI は 20.0 kg/m^2 で目標とする BMI の下限（21.5）よりも少なく，筋肉量もかなり少ない．**歩行速度 0.7 m/秒**：サルコペニア新診断基準（AWGS 2019）とされる 1.0 m/秒以下である．さらに SMI は 4.8 kg/m^2（5.7 kg/m^2 未満がサルコペニアの基準）であることから，サルコペニアであると考えられる．◎**TP 6.6 g/dL，Alb 3.8 g/dL**：標準値の下限に近い値であり，これ以上低くならないように注意する．◎**血圧**：正常である．◎**eGFR 91 mL/分/1.73 m^2**：腎機能は

正常である．◎ FBS 98 mg/dL，HbA1c 5.5%：糖代謝は正常である．

c. 栄養診断：候補コードと選択した（下線）コード

【該当する栄養診断コード】NI-5.3 たんぱく質・エネルギー摂取量不足，NC-1.2 噛み砕き・咀嚼障害，NB-2.1 身体活動不足．

【PES 報告】筋肉量の低下と血清アルブミン値の低下がみられることから，たんぱく質の適正量にかかわる食物・栄養に関連した知識不足を原因とする，たんぱく質摂取量不足である．

C. 食事内容の設定

a. 栄養量の設定

(1) 目標体重の設定：筋量は 1 年間で 5%増加（11.5 kg）を目標とする．日本人の食事摂取基準（2020 年版）によると，65 歳以上の目標とする BMI の下限は 21.5 であることから，体重は筋量増加を考慮して 45.5 kg とする．

(2) エネルギー：国立健康・栄養研究所の式に代入すると，基礎代謝量は 922 kcal．身体活動レベルは 1.75 ～ 1.80 とした．922 kcal × 1.75 ～ 1.80 ≒ 1,600 ～ 1,650 kcal とする．

(3) たんぱく質：サルコペニアであることを考慮して 49.5 kg（標準体重）× 1.5 g/kg = 74.3 であり，腎機能に異常はみられないため，75 g とする．

(4) ビタミン D：日本人の食事摂取基準（2020 年版）の目安量は 8.5 μg，耐容上限量は 100 μg．
骨粗しょう症の予防と治療ガイドライン 2015 年の推奨する 10 ～ 20 μg を目標とする．

(5) カルシウム：日本人の食事摂取基準（2020 年版）の推奨量は 650 mg，耐容上限量は 2,500 mg．
骨粗しょう症の予防と治療ガイドライン 2015 年では，食品から 700 ～ 800 mg 摂取することを推奨している．

b. 食生活の指示

体たんぱく質合成を促すためには，たんぱく質を十分に摂取することとエネルギー量が不足しないように

運動の指示

本症例の骨格筋量低下は，加齢によるもののほかに，極端に運動量が少ない生活スタイルも大きく影響しており，二次性サルコペニアとも考えられる．運動できない身体的障害があるわけではないため，少しずつ筋肉を使うトレーニングを開始する．

筋肉増量や筋力強化のためには，運動を継続して行うことが重要である．特に筋力トレーニングが有効である．しかし，初めから高負荷の運動をするのではなく，イスに座った状態でのその場足踏みや足上げなど低負荷高反復の運動や，ラジオ体操などを 1 か月程度実施して運動に慣れるとよい．その後，自宅で筋力トレーニングを行う場合は転倒しないように注意する．5 ～ 10 回の反復を 1 セットと数え，1 日に 2 ～ 3 セットを週に 3 回以上行う．たとえば，椅子の背をつかんで 20 ～ 60 秒ずつ片足立ちをしたり，足の曲げ伸ばしをしたりする．運動のやり方がわからない場合は，ディサービスなどを利用して専門家の指導を受け，機器を使った運動を実施するのがよい．転倒したことで中断したウォーキングであるが，水中ウォーキングであれば，転倒の危険性は低く足腰の負担も少なく，上肢も鍛えることができる．

運動を継続させるためには，セルフモニタリング，目標設定など認知行動療法を活用するとよい．また，仲間といっしょに運動をすると継続しやすくなる．いずれの場合もその日の体調をチェックしてから始める．体調を崩していたり足腰に痛みがあったりしたときには運動は行わない．

することが大切である．部分入れ歯でかたいものが苦手であることから，食品を小さく切ったり，軟らかく煮たりといった工夫が必要となる．料理するのが面倒になってきたようなので，出来合いのおかず（中食）や冷凍食品などを上手に取り入れるとよい．

D. 食品構成の作成

食品構成表

食品群（代表的な食品）	使用量（g）	エネルギー(kcal)	たんぱく質（g）	カルシウム（mg）	ビタミンD（μg）
穀類（ごはん）	300	468	6.0	9	0
（食パン）	60	149	4.4	13	0
いも類（じゃがいも）	50	30	0.7	2	0
果実類（みかん）	100	49	0.4	21	0
魚類（さけ）	100	124	18.9	14	32.0
肉類（ぶたロース脂身つき）	80	239	17.4	4	0.1
卵類（鶏卵）	50	71	5.7	23	1.9
豆類（生揚げ）	80	114	8.2	192	0
乳類（牛乳）	250	153	7.5	275	0.8
油脂類（調合油）	15	133	0	Tr	0
野菜類（ほうれんそう）	150	27	2.6	74	0
（だいこん）	200	30	0.8	48	0
藻類，きのこ類（乾しいたけ）	3	8	0.4	0	0.5
砂糖（上白糖）	15	59	0	0	0
みそ（淡色辛みそ）	12	22	1.3	12	0
合計		1,676	74.3	687	35.3

穀類，いも類，油脂類：たんぱく質異化を防ぐためには，糖質や脂質からの，適切なエネルギーを確保することが大切である．

魚介類，肉類，卵類，豆類：良質のたんぱく質を確保するために，肉類や魚類，乳製品を中心にそのほかのたんぱく質源である卵類，大豆・大豆製品のいずれかを主菜として毎食摂取する．カルシウムの吸収や骨代謝と関連のあるビタミンDや，骨格筋増強効果が期待されるn-3系脂肪酸の豊富な魚類を1日1回は取り入れる．

乳類：乳類を積極的に取り入れてたんぱく質とカルシウム摂取量を増やす．

野菜類：1日350gを目安に摂取する．

E. 食品構成に基づいた献立例

	料理名・食品番号・食品名	可食部（g）	エネルギー（kacl）	たんぱく質（g）	カルシウム（mg）	ビタミンD（μg）
朝	**トースト**					
	01026　食パン	60	149	4.4	13	0.0
	14017　無発酵バター　有塩バター	5	35	0.0	1	0.0
	13040　プロセスチーズ	18	56	3.9	113	Tr
	目玉焼き					
	12021　鶏卵　目玉焼き	50	103	6.4	30	2.0
	14006　調合油	2	18	0.0	Tr	0.0
	17001　ウスターソース	5	6	0.0	3	0.0
	付け合わせ					
	06312　レタス	30	3	0.2	6	0.0
	06183　赤色ミニトマト	30	9	0.2	4	0.0
	06065　きゅうり	20	3	0.1	5	0.0
	17039　和風ノンオイルドレッシング	10	8	0.3	1	0
	カフェオレ					
	16046　インスタントコーヒー	3	9	0.2	4	0.0
	03003　上白糖	6	23	0.0	0	0.0
	13003　普通牛乳	150	92	4.5	165	0.5

	料理名・食品番号・食品名	可食部（g）	エネルギー（kacl）	たんぱく質（g）	カルシウム（mg）	ビタミンD（μg）
	ごはん					
	01088　精白米　うるち米	130	203	2.6	4	0.0
	みそ汁					
	09041　乾燥わかめ　素干し　水戻し	(2→)12	3	0.2	16	0
	06226　根深ねぎ	10	4	0.1	4	0.0
	04032　木綿豆腐	30	22	2.0	28	0.0
	17045　米みそ　淡色辛みそ	12	22	1.3	12	0.0
	17019　かつおだし　荒節	150	3	0.3	3	0.0
	冷しゃぶ					
昼	11125　ぶた　ロース　脂身つき　ゆで	(50→)39	117	8.5	2	0.0
	06065　きゅうり	30	4	0.2	8	0.0
	06288　だいずもやし　ゆで	(30→)26	7	0.6	6	0
	17098　ごまだれ	10	28	0.7	22	Tr
	煮物					
	04039　生揚げ	40	57	4.1	96	0.0
	11220　にわとり　むね　皮なし	20	21	3.8	1	0.0
	06134　だいこん	30	5	0.1	7	0
	06011　さやいんげん　ゆで	10	3	0.1	6	0.0
	06214　にんじん	20	6	0.1	5	0
	02002　こんにゃく　精粉	20	39	0.6	11	0.0
	08014　乾しいたけ　ゆで	(2→)11	4	0.2	0	0.2
	17019　かつおだし　荒節	50	1	0.1	1	0.0
	17007　こいくちしょうゆ	4	3	0.2	1	0.0
	16025　みりん	3	7	0.0	0	0.0
間食	**ヨーグルト**					
	13025　ヨーグルト　全脂無糖	80	45	2.6	96	0.0
	04030　きな粉　黄大豆　脱皮大豆	3	14	1.0	5	0.0
	03003　上白糖	3	12	0.0	0	0.0
	ごはん					
	01088　精白米　うるち米	130	203	2.6	4	0.0
	鮭のムニエル					
	10134　しろさけ	70	87	13.2	10	22.4
	07156　レモン　果汁	5	1	0.0	0	0.0
	01015　薄力粉　1等	5	17	0.4	1	0.0
	17012　食塩	1	0	0.0	0	0.0
	14017　無発酵バター　有塩バター	5	35	0.0	1	0.0
	02019　じゃがいも　水煮	(30→)29	21	0.4	1	0
夕	06077　クレソン	20	3	0.3	22	0.0
	ほうれんそうと春菊のお浸し					
	06268　ほうれんそう　ゆで	(40→)28	6	0.6	19	0
	06100　しゅんぎく　ゆで	(30→)24	6	0.5	29	0
	10056　しらす干し　半乾燥品	20	37	6.6	104	12.2
	17007　こいくちしょうゆ	3	2	0.2	1	0.0
	ぬかみそ漬け					
	06043　かぶ　ぬかみそ漬　葉	5	2	0.2	14	0.0
	06044　かぶ　ぬかみそ漬　根　皮つき	20	5	0.3	11	0.0
	果物					
	07027　うんしゅうみかん	100	49	0.4	21	0.0
	合計		1,618	75.3	917	37.3

F. 症例2（課題症例）

症例2の栄養管理計画を作成し，その指示を満たした献立をたてる．また栄養食事指導の内容も検討する．

患者氏名	K. Y.	生年月日	19XX 年6月6日 (80歳)	性別	男性	家族構成・家族歴
職業	無職					
主訴						
主病名	フレイル，サルコペニア					
既往歴	なし					
						妻死去，独居
介護状況	要支援2					
薬剤の服用	なし					
臨床所見 (空腹時)	**身長** 155 cm，**体重** 45 kg，1年で体重が2 kg 減少，**下腿周囲長** 30 cm，**握力** 18 kg			**TP** 7.0 g/dL, **Alb** 3.5 g/dL, **eGFR** 70 mL/分/1.73 m², **HbA1c** 5.1%		
現病歴と経緯	妻が1年前に急逝し，それからひとり暮らし．息子夫婦は遠方に住んでいて，来訪は1か月に1回程度．1日中家にこもっていることが多く，時々スーパーマーケットかコンビニエンスストアに行ってお弁当を買っている．週2回来るヘルパーと話す程度で，人との会話はほとんどない．					
食事摂取状況と生活スタイル	1人で食事をすることが多い．朝食はパンとコーヒーくらいで，時々欠食する．昼食はカップ麺，夕食はスーパーのお弁当が多い．本人はこれまで料理したことはほとんどなかった．ヘルパーが来た日は料理を作ってもらっている．1日約1,200～1,300 kcal，たんぱく質摂取量は35～40 g．日常生活はほぼ自立していて咀嚼や嚥下に問題はない．歩行時は杖を使用している．					

3.19 在宅高齢者（糖尿病）の栄養管理

A. 症例1

患者氏名	M. S.	生年月日	19XX年8月6日 （76歳）	性別	女性	家族構成・家族歴
職業	無職					
主訴	全身倦怠感，血糖コントロール不良					
主病名	2型糖尿病					
既往歴	甲状腺機能低下症，関節リウマチ，人工膝関節置換術					80 □──○ 76
身体・精神状態	要支援1					
薬剤の服用	チラージンS錠，ジャヌビア錠，レベミル注イノレット（300単位/3 mL），グリメピリド錠					□ 男，◎ 女本人，▨ は同居を表す
臨床所見 （空腹時）	**身長** 152 cm，**体重** 43 kg，**BMI** 18.6 kg/m²，**血圧** 135/75 mmHg	**Alb** 4.2 g/dL，**FBS** 204 mg/dL，**HbA1c** 8.4%，**TG** 259 mg/dL，**HDL-C** 38 mg/dL，**LDL-C** 125 mg/dL，**BUN** 21.1 mg/dL，**Cr** 0.67 mg/dL，**eGFR** 65.6 mL/分/1.73 m²，**尿たんぱく質**（1＋），**尿糖**（3＋），**尿潜血**（－），**尿ケトン体**（－）.				
現病歴と経緯	40歳代でリウマチ，2型糖尿病，甲状腺機能低下症を発症し総合病院で治療を受けている．60歳代で椅子から転倒し，右大腿骨頸部骨折し歩行障害が生じたため，人工膝関節置換術を施行した．リウマチと右膝人工関節であるため室内の歩行は可能であるが，外出時は長時間の歩行は疲れるため，車いすを使用することもある．関節リウマチにより手指の変形があり，家事に支障をきたす．最近，体のだるさが続いており全身倦怠感の訴えがある．					
食事摂取状況と生活スタイル	専業主婦であり足に障害があるため自宅にいることが多い．外出は夫と買い物に出かけるぐらいである．食事は作っているが，リウマチによる手指の変形により，力を加える調理工程ができず，絞ること，野菜の下処理ができない，固い食材は包丁で切ることができない．さらに長時間の立位も難しく，炒めるなど簡単な調理工程で対応．野菜の料理が作れないことで悩んでいる．食事記録より食物繊維の摂取量は多い日でも10 g以下であった．肉料理は一切食べることができないため，たんぱく質源は大豆製品，卵，魚で摂っている．最近は夕食後に食べる間食の量が多くなっている．毎日夕食後にビスケット，クッキーを6～8枚程度食べている． 現在介入している職種：主治医（総合病院），介護支援専門員．					

B. 症例の栄養評価

a. 典型的なことがらおよび特徴的な症状

①全身倦怠感，②血糖コントロール不良（30年以上糖尿病の既往歴がある），③関節リウマチ

b. 臨床検査などの評価

◎**栄養素等摂取状況**：患者が悩んでいる野菜の摂取量が少ないために，食物繊維の摂取量は10 g以下である．望ましい量を20 gとしても10 g以上不足している．◎**体重43 kg**：BMI 18.6 kg/m²より低体重であるが，Alb 4.2 g/dLと栄養状態は良好．体重減少はとくになく43 kgは維持できている．今の栄養状態が維持できるよう食事量の摂取量低下などに注視する．◎ **FBS 204 mg/dL，HbA1c 8.4%**：インスリン（持効型溶解）と経口血糖降下薬を2種類内服しているが，血糖コントロールが不良である．倦怠感の訴えあり．最近間食の量が増えており，ビスケット，クッキーが原因であると考えられる．◎ **TG 259 mg/dL，HDL-C 38 mg/dL，LDL-C 125 mg/dL**：TGのみ高いため間食の影響も考えられる．さらに，リウマチ

により手が不自由であるため調理工程はできることが限られている．特に野菜の下処理，お浸し（湯がいたものを絞る）は負担がかかることから，野菜の摂取不足も数値の上昇の要因と考えられる．◎ BUN 21.1 mg/dL，Cr 0.67 mg/d L，eGFR 65.6 mg/分/1.73 m^2，尿たんぱく質（1＋）：CKD ステージは G2 ではあるが，血糖コントロール不良が続くことで数値の低下も懸念される．特に食塩の摂取量を把握する必要性がある．

c. 栄養診断：候補コードと選択した（下線）コード

【該当する栄養診断コード】 NI‐5.8.2 炭水化物摂取量過剰，<u>NI‐5.8.5 食物繊維摂取量不足</u>，NB‐2.4 食物や食事を準備する能力の障害

【PES 報告】 FBS 204 mg/dL，HbA1c 8.4％，TG 259 mg/dL が高値であり，血糖，脂質コントロール不良の根拠に基づき，リウマチの影響で野菜の調理が限られていること，野菜の摂取量が少ないことが原因となった，食物繊維摂取量不足である．

C. 食事内容の設定

a. 栄養量の設定

(1) 標準体重：1.52 m × 1.52 m × 22 kg/m^2 ＝ 50.8 kg

(2) エネルギー：25 ～ 30 kcal/kg ×標準体重（50.8 kg）＝ 1,270 ～ 1,524 kcal

　日々の活動量は自宅にいるため少ないが，BMI 18.6 kg/m^2 が低値であることを考慮し，1,440 kcal で設定する．

(3) たんぱく質：1.0 ～ 1.2 g/kg 標準体重× 50.8 kg ＝ 50.8 ～ 61.0 g

　血糖コントロール不良であることから腎症予防のために，52 g 程度を目安に摂取する．

(4) 脂質：設定エネルギー量の 20 ～ 25％とし，38 g とする．中性脂肪が高値であるため，脂質に関しては不飽和脂肪酸 n － 3 系を優先的に摂るように勧める．

(5) 食物繊維：血糖値が高値であるため積極的に摂取できるよう，1 日 20 g 以上は摂取するよう配慮した，手軽に野菜がとれる献立の提案を行う．

(6) 食塩：血圧は高くないが，合併症予防を含めて 1 日 6 g 未満で調整を行う．

b. 食生活の指示

　1 日 3 食をしっかり摂取することが重要である．血糖コントロール不良は間食（クッキー，ビスケット）を夕食後に摂取することが大きな要因かと考えられるため，まずは夕食後の間食を控える．リウマチの影響もあり複雑な調理工程や長時間の立位が難しいため，フライパンや鍋など 1 つで簡単に調理ができる方法，夫にも家事を手伝ってもらうために，夫ができる献立や調理方法を提案する必要がある．調理の作業工程には，たとえば野菜料理は，お浸しは絞るのではなく，煮浸しにするなど調理工程を変えた内容で提案を行う．

D. 食品構成の作成

食品構成表

分類	単位	炭水化物（g）	たんぱく質（g）	脂質（g）
表 1	2	26.5	4.4	2.2
	3	54.8	4.2	0.5
	3	54.8	4.2	0.5
表 2	1	17.4	1.0	0.3
表 3	4.5	8.8	28.0	21.6
表 4	1.5	8.2	6.0	5.0

表5	1	1.1	0.6	5.4
表6	1.2	8.8	5.2	0.6
調味料	0.8	7.3	0.7	0.3
合計	18	187.7	54.3	36.4

表1（穀類，いも，炭水化物の多い野菜と種実，豆（大豆を除く））：1日5単位設定を行う．さつまいも，じゃがいも，かぼちゃなどのいも類は調理作業工程で切ることができず使用はできない．そのため，居宅療養管理指導の調理指導のときに使用する．

表2（くだもの）：間食で菓子の量が増えているため，果物に変更して菓子の摂取量を減らす．血糖上昇につながるため1単位の範囲内で設定とする．

表3（魚介，大豆とその製品，卵，チーズ，肉）：毎食たんぱく質を確保する．卵は茹でる調理，肉，魚などは蒸す，煮る，焼く，炒める調理法で使用する．調理工程が楽になるよう，フライパン1つで調理できる提案を行う．

表4（牛乳と乳製品（チーズを除く））：ヨーグルト（全脂無糖）のものを使用し，菓子類の摂取量を控えるために朝食と間食で補う．

表5（油脂，脂質の多い種実，多脂性食品）：調理法が蒸す，煮る等多いため油の使用量が少なくなる．炒める調理法も取り入れて油脂を活用する．

表6（野菜（炭水化物の多い一部の野菜を除く），海藻，きのこ，こんにゃく）：野菜は切りやすい食材を使用する．ほうれん草など青菜の野菜は煮浸しにする．ごぼう，にんじんは切ることが困難であり普段使用できない．居宅療養管理指導の訪問時に調理指導で活用する．きのこ，海藻などは汁物でとれるよう献立提案を行う．きのこは蒸す，炒める，汁物で活用し，食物繊維摂取量を増やす．

調味料（みそ，みりん，砂糖など）：血糖コントロールのために，みりん，砂糖の使用量を調整する．

E. 食品構成に基づいた献立例

	料理名・食品番号・食品名	可食部 (g)	表1	表2	表3	表4	表5	表6	調味料	エネルギー (kcal)	たんぱく質 (g)	脂質 (g)	炭水化物 (g)	食塩相当量 (g)
朝	トースト													
	01026　食パン	60	2							149	4.4	2.2	26.5	0.7
	14017　有塩バター	2				0.2				14	0.0	1.5	0.1	0.0
	ゆで卵													
	12004　鶏卵	50			1.0					71	5.7	4.7	1.7	0.2
	サラダ													
	06361　レタス	60						60		8	0.4	0.1	1.2	0.0
	06183　赤色ミニトマト	30						30		9	0.2	0.0	1.7	0.0
	06264　ブロッコリー　ゆで	(40→)44						40		13	1.1	0.1	1.0	Tr
	17039　和風ドレッシング	5				0.25				4	0.2	0.0	0.9	0.4
	果物													
	07107　バナナ	50		0.5						47	0.4	0.1	10.6	0.0
	ヨーグルト													
	13025　ヨーグルト　全脂無糖	90				0.75				50	3.0	2.5	3.4	0.1
昼	ごはん													
	01088　[水稲めし] 精白米	150	3							234	3.0	0.3	51.9	0.0
	はくさいと生あげの煮物													
	04039　生揚げ	60			1.0					86	6.2	6.4	0.7	0.0
	06233　はくさい	80						80		10	0.5	Tr	1.6	0.0
	06226　根深ねぎ	10						10		4	0.1	Tr	0.6	0.0
	10092　かつお削り節	1			0.05					3	0.6	0.0	0.1	0.0
	17021　かつお・昆布だし	50								1	0.1	Tr	0.2	0.1
	16025　みりん	6							0.17	14	0.0	Tr	2.6	0.0

料理名・食品番号・食品名	可食部(g)	表1	表2	表3	表4	表5	表6	調味料	エネルギー(kcal)	たんぱく質(g)	脂質(g)	炭水化物(g)	食塩相当量(g)
昼 17007　こいくちしょうゆ	6								5	0.4	0.0	0.5	0.9
きのこの電子レンジ蒸し													
08028　まいたけ	50						50		11	0.6	0.2	0.9	0.0
08001　えのきたけ	20						20		7	0.3	0.0	1.0	0.0
17007　こいくちしょうゆ	6								5	0.4	0.0	0.5	0.9
03003　上白糖	1.5							0.08	6	0.0	0.0	1.5	0.0
17015　穀物酢	6								2	0.0	0.0	0.1	0.0
05018　ごま　いり	2					0.13			12	0.4	1.0	0.2	0.0
間食 ヨーグルトキウイフルーツ和え													
13025　ヨーグルト　全脂無糖	90				0.75				50	3.0	2.5	3.4	0.1
07054　キウイフルーツ	75		0.5						38	0.6	0.2	7.1	0.0
夕 ごはん													
01088　[水稲めし] 精白米	150	3							234	3.0	0.3	51.9	0.0
ぶりの照り焼き													
10241　ぶり	80			2.6					178	14.9	10.5	6.2	0.1
17007　こいくちしょうゆ	6								5	0.4	0.0	0.5	0.9
16025　みりん	6							0.17	14	0.0	Tr	2.6	0.0
16001　清酒　普通酒	6								6	0.0	0.0	0.3	0.0
14002　ごま油	3					0.3			27	0.0	2.9	0.1	0.0
もやしとこまつなの煮びたし													
06086　こまつな	60						60		8	0.8	0.1	0.5	0.0
06291　りょくとうもやし	30						30		5	0.4	0.0	0.5	0.0
10092　かつお削り節	1			0.05					3	0.6	0.0	0.1	0.0
17021　かつお・昆布だし	50								1	0.1	Tr	0.2	0.1
16025　みりん	6							0.17	14	0.0	Tr	2.6	0.0
17007　こいくちしょうゆ	6								5	0.4	0.0	0.5	0.9
まいたけとはくさいのみそ汁													
06233　はくさい	40						40		5	0.2	Tr	0.8	0.0
08028　まいたけ	20						20		4	0.2	0.1	0.4	0.0
17021　かつお・昆布だし	200								4	0.4	Tr	0.8	0.2
17046　米みそ　赤色辛みそ	6							0.15	11	0.7	0.3	1.1	0.8
合計		8	1	4.7	1.5	0.88	440	0.74	1,377	53.7	36.0	189.1	6.4

F. 症例 2（課題症例）

症例2の栄養管理計画を作成し，その指示を満たした献立を立てる．また，栄養指導の内容も検討する．

患者氏名	K. M.		生年月日	19XX年12月13日 （80歳）	性別	男性	家族構成・家族歴
職業	無職						
主訴	食欲不振，全身倦怠感，低栄養						
主病名	2型糖尿病，心不全						
既往歴	食道がん術後，低栄養状態						妻（75歳）と2人暮らし
介護状況	要介護度2						
薬剤の服用	バップフォー錠，フロセミド錠，スピロノラクトン錠，ベルソムラ錠，ロゼレム錠，アクトス錠，トルリシティ皮下注						
臨床所見 （空腹時）	身長 161 cm, 体重 42.5 kg, BMI 16.4 kg/m², 血圧 89/55 mmHg		TP 4.9 g/dL, Alb 2.4 g/dL, FBS 351 mg/dL, HbA1c 7.4 %, TG 27 mg/dL, HDL‐C 63 mg/dL, LDL‐C 38 mg/dL, BUN 8.8 mg/dL, Cre 0.61 mg/dL, eGFR 95 mL/分/1.73 m², NT‐proBNP 420 pg/dL					
現病歴と経緯	72歳まで会社員として勤めた．海外勤務が多く単身赴任で食事は外食が多かった．60歳代のときに食道がんの手術を受けた．術後体調は良好であったが，体重は10 kg程度減量した（60 kgから50 kg）．さらに定年退職後から食事が食べられなくなることが多くなり，近医で点滴加療を受けることが多くなった．しかし，体調は戻らず歩行も不安定になり，転倒し状態悪化で総合病院へ緊急搬送された．心不全の悪化と診断され，退院に向けて介護認定審査を申請し要介護2となった．退院後は，近医へ通院することが困難となり在宅医療開始となった．退院後，全身倦怠感，食欲不振は続いていた．						
食事摂取状況と 生活スタイル	専業主婦の妻と二人暮らしである．海外勤務で単身赴任をしていたこともあり，72歳までは自宅で食事をとることはほとんどなかった．食事について単身赴任時は好きなものを食べる生活であった．退職後は好きなものは食べるが（和食，刺身，揚げ物など），嫌いなもの（洋食）は食べない生活を送っていた．趣味は海外赴任が長いこともあり，語学を活かしてボランティアで住民に外国語を教え，近所の方と積極的に付き合いをしていた．車で妻と出かけることも多かったが，体調不良が続いたため車を売却したことによりさらに外へ出かける機会が少なくなり，自宅で過ごすことが多くなった．そのころから徐々に食欲低下になり体調不良となった．入院前の食事量はエネルギー 500 kcal, たんぱく質 10 g程度の摂取量であった． 現在介入している職種：主治医（在宅医療），介護支援専門員，訪問看護師．						

臨床栄養学実習 第3版 索引

編者紹介

塚原　丘美
1993 年　徳島大学医学部栄養学科卒業
1995 年　徳島大学大学院栄養学研究科博士前期課程修了
現　在　名古屋学芸大学管理栄養学部 教授

木戸　慎介
1997 年　徳島大学医学部栄養学科卒業
2003 年　徳島大学大学院栄養学研究科博士課程後期修了
現　在　近畿大学農学部 准教授

NDC 590　　　177 p　　　30 cm

栄養科学シリーズ NEXT

臨床栄養学実習　第 3 版
2023 年 2 月 27 日　第 1 刷発行
2024 年 1 月 17 日　第 3 刷発行

編　者　塚原丘美・木戸慎介
発行者　森田浩章
発行所　株式会社　講談社
　　　　〒 112-8001　東京都文京区音羽 2-12-21
　　　　　　販　売　(03)5395-4415
　　　　　　業　務　(03)5395-3615
編　集　株式会社　講談社サイエンティフィク
　　　　代表　堀越俊一
　　　　〒 162-0825　東京都新宿区神楽坂 2-14　ノービィビル
　　　　　　編　集　(03)3235-3701
印刷所　株式会社双文社印刷
製本所　大口製本印刷株式会社